大橋 淳　山本啓司 著

柔道整復師
国家試験必修問題対策

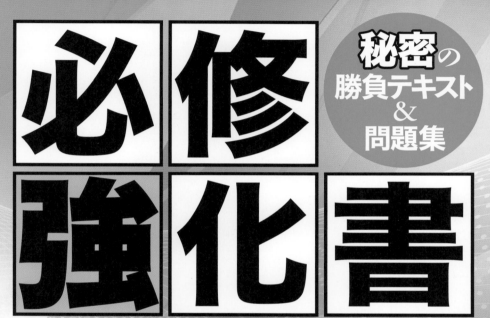

必修
強化書

秘密の
勝負テキスト
&
問題集

JN003032

医歯薬出版株式会社

This book is originally published in Japanese
under the title of :
Judo Seifukushi Kokkashiken Hisshumondai Taisaku
Hisshu Kyoukasho — Himitsu-No Shoubu Text & Mondaishu
(Judo Therapist National Examination Core Questions Guidebook)

Ohashi, Jun
  Professor, Faculty of Health Promotional Sciences, Tokoha University
Yamamoto, Keiji
  Principal, Yoneda Judo Seifuku Therapy Vocational School

© 2023 1st ed.

ISHIYAKU PUBLISHERS, INC.
  7-10, Honkomagome 1 chome, Bunkyo-ku,
  Tokyo 113-8612, Japan

序 文

　本書は，柔道整復師国家試験出題基準の第二次改訂である「柔道整復師国家試験出題基準2022年版」に準拠し，必修問題の出題範囲を「大項目または中項目」で区分し，それぞれの「小項目」について医療系国家資格の国家試験過去問題を分析して出題の要点をまとめ，一問一答形式および多肢選択問題にて国家試験に対応できる"解答力"を強化するためのテキスト&問題集です．

　「必修問題対策として，何を学修したらよいのかわからない」という学生を想定して，①各単元における出題の要点をテキストで学修し，②学修の理解度を「確認問題」で自己評価して学修を振り返り，③問題集の問題を解き，解説（解法の決め手）にて"解答力"を強化する，という学修プロセスに基づいて設計してあります．すなわち，必修問題の出題ポイントを独学で学べ，さらに知識を強化できるように設計してあります．

　本書の特長は以下の通りです．
1. **医師や看護師，鍼灸師，あんまマッサージ指圧師等の国家試験過去問題を分析**して，「倫理・コミュニケーション」「患者の権利」「リスクマネジメント」「医療事故と医療過誤」「社会保障制度」「社会福祉制度」「国民医療費」に関する国家試験出題ポイントをわかりやすく編纂しました．
2. とくに柔道整復理論においては，**類書とは異なる観点から描いたイラストを多用**することで，より一層理解を深められるよう工夫しました．
3. 柔道整復理論で学修する内容は，そのまま**認定実技審査にも応用できるよう工夫**しました．
4. 各単元の理解度を確認するために**全570問の一問一答形式の問題**を作成しました（間違った問題や理解が不足していると思う箇所があれば□□□にチェックを入れて，テキストへ戻り，該当箇所を復習しましょう）．
5. 系統的に学修した知識をさらに強化するために，**全200問の多肢選択問題**を作成し，その問題に対する**解法の決め手を詳述**しました．
6. 巻末に**「徒手検査法一覧」を掲載**し，すぐに調べられるようにしました．

　本書の問題集がクリアできたら，国家試験過去問題にチャレンジしてください．これにより本書による学修の自己評価が行われ，実践した学修方法が学修成果に効果的であったのかがわかります．もし学修成果に進歩がみられないと自己評価したときには，学修課題を細かく見つけ出し，再度本書にて課題解決を図ってみてください．また，在籍する学校の教員や仲間に援助を求めたり，あるいは協力したりしながら，それぞれの知識の相互作用によって課題解決を図ることもお勧めします．あなたのクラスやグループにおけるポジティブな雰囲気も国家試験に向けた学修にプラスとなるはずです．

　本書が国家試験対策として活用されることにより学生諸氏が国家試験に合格し，柔道整復師として自己実現を果たし，他者貢献・社会貢献されることを念願してやみません．

　最後になりましたが，本書の企画から上梓までご尽力いただきました医歯薬出版株式会社の各位に謹んで感謝の意を表します．

2023（令和5）年7月

大橋　淳

もくじ

テキスト編

解答・解説編

必修強化書
テキスト編

1 柔道整復師と柔道

1．柔道の歴史

創始者	嘉納治五郎師範
創始年	1882（明治 15）年
発祥の地	永昌寺（東京下谷北稲荷町） ※講道館は地名ではない
嘉納師範が修業した主な柔術流派と師匠	天真真楊流柔術（抑込技，固技，当身技が中心）：福田八之助，磯正智 起倒流柔術（投技が中心）：飯久保恒年

※ 攻撃，防御を強調した柔術を整理，体系化し，術だけでなく，心身の調和的な発達と人格の陶冶を目指す「道」であることを目的として「柔道」と名付け，その道を講ずるところという意味で「講道館」とした

2．柔道の理念

● 講道館柔道の目的

単なる勝負のみに止めず，攻撃防御の中から「体育」（健全な身体），「勝負」（実践力），「修心」（健全な心）を養い，社会に貢献すること

※ 柔道を通じて強さと健康を得て，日常生活に応用する ▶ これを「強・健・用」という

※ 柔道修業は主に「形（順序よく攻防）」，「乱取り（自由に攻防）」の 2 様式の稽古で行われている

● 嘉納治五郎師範遺訓

柔道とは，心身の力を最も有効に使用する道である．その修業は攻撃防御の練習によって，身体精神を鍛練修養し，軌道の神髄を体得することである．そうして是によって己を完成し，世を補益するのが柔道修業の究竟の目的である

● 嘉納治五郎師範の考え・言葉

精力善用	自己の精力を及ぶ限り大なる効力を世に顕すことであり，さらには広く世のために尽くすこと
自他共栄	人間関係を把握して，多数の人と話し合い助け合いながら共同の目的を達成すること
尽己竢成	じんきしせい，おのれをつくしてなるをまつ 自分の全精力を尽くして努力した上で，成功・成就を期待すべきである
順道制勝	じゅんどうせいしょう，道に順（したが）いて勝ちを制す 勝っても負けても道に順うことに価値を見出す 負けても道に順って負ければ，道に背いて勝ったより価値がある
相助相譲	互いに助け合い，譲り合って互いの心の手をつなぐこと
成己益世	己を成して世を益す 自分が立派になるように努力し，社会に貢献すること

※ 柔道の練習を通して，心身の力をもっとも有効に働かせることを身につけて自分を完成させ，その自分を使って社会の発展に貢献することが根本原理である

※ 根本原理を要約して精力善用・自他共栄という

3．礼 法

・礼は，人と交わるにあたり，まずその人格を尊重し，これに敬意を表することに発し，人と人との交際をととのえ，社会秩序を保つ道であり，礼法は，この精神をあらわす作法である精力善用・自他共栄を学ぶ柔道人は，内に礼の精神を深め，外に礼法を正しく守ることが肝要である

・敬礼，拝礼の 2 種類があり，それぞれに立礼と座礼がある

立 礼 <1>

【敬礼】
・礼をする方向に正対して直立姿勢をとる
・上体を自然に前に曲げる（約30度）
・両手の指先が膝頭の上・握り拳約一握りくらいのところまで身体に沿わせて滑り下ろし，敬意を表する
・肘は真っ直ぐに伸ばす
・指先を閉じる，踵はしっかりつける，背中は真っ直ぐにする，頭は下げない
・この動作の後，おもむろに上体を起こし，元の姿勢にかえる
・この間の時間は通常呼吸で約一呼吸（約4秒）である

【拝礼】
身体を前に約45度に曲げ，両手は膝頭まで滑り下ろし敬意を表する

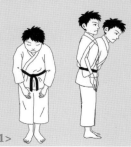

<1>

座 礼 <2>

【敬礼】
・礼をする方向に向かって正座する
・両肘を開くことなく両手を両膝の前で握り拳二握りのところに示指と示指とが約6cmの間隔で自然に向き合うようにおき，前額が両手の上約30cmの距離に至る程度に上体を静かに曲げて敬意を表する
・手の位置は大腿部の延長線上につく
・背中は真っ直ぐにする，頭は下げない
・この動作の後，静かに上体を起こし，もとに正座の姿勢に戻る
・上体を前に曲げるとき，殿部があがらないように留意する

【拝礼】
両手の示指と示指，母指と母指とが接するようにし前額を両手の甲に接するまで身体を曲げ，両肘をつけ敬意を表する

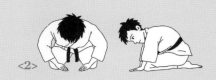

<2>

※ 直立姿勢：両踵をつけ，足先を約60度に開き，膝を軽く伸ばす
頭を正しく保ち，口を閉じ，眼は正面の眼の高さを直視する
両腕を自然に垂れ，指は軽くそろえて伸ばし体側につける

正座の仕方 <3>

・直立の姿勢から，まず左足を約一足長半ひいて，身体を大体垂直に保ったまま，左膝を左足先があった位置に下ろす（爪立てておく）
・右足を同様にひいて爪立てたまま右膝を下ろす（この場合，両膝の間隔は大体握り拳二握りとする）
・両爪先を伸ばし，両足の親指と親指とを重ねて殿部を下ろし，身体をまっすぐに保って座る
・足は重ねない
・両手は両大腿の付け根に引きつけて指先をやや内側に向けておく

正座からの立ち方 <3>

・まず上体を起こして両足先を爪立てる
・座るときと反対に，右膝を立て右足を右膝頭の位置に進め，次いで右足に体重を移して立ち上がり，左足を右足にそろえて直立の姿勢に復する

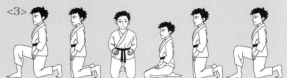

<3>

No.	問題	チェック	解説	解答
1	柔道の創始年は明治14年である	□□□	1882（明治15）年に永昌寺（東京下谷北稲荷町）というお寺で指導を開始したのが始まりである．	×
2	嘉納師範が修業した柔術流派は起倒流と天真真楊流である	□□□	天真真楊流柔術（抑込技，固技，当身技が中心）を福田八之助，磯正智に学び，その後，起倒流柔術（投技が中心）を飯久保恒年に学んだ．	○
3	柔道発祥の地は講道館である	□□□	柔道発祥の地は永昌寺である．柔道は心身の発達と人格の陶冶を目指す「道」であり，その道を講ずるところという意味で「日本傳講道館柔道」と名付けられた．	×
4	自己の精力を及ぶ限り大なる効力を世に顕すことを精力善用という	□□□	「精力善用」とは，自己の精力を及ぶ限り大なる効力を世に顕すことであり，さらには広く世のために尽くすことである．	○
5	自分の全精力を尽くして努力した上で成功を期待するべきということを尽己竢成という	□□□	自分の全精力を尽くして努力した上で，成功・成就を期待すべきであるということを，「じんきしせい」，「おのれをつくしてなるをまつ」という．	○
6	自分が立派になるように努力し社会に貢献するということを自他共栄という	□□□	自分が立派になるように努力し，社会に貢献することを，「己を成して世を益す」という．	×
7	負けても道に順っているのであれば，道に背いて勝ったことより価値があるということを順道制勝という	□□□	勝っても負けても道に順（したが）うことに価値を見出すことを，「じゅんどうせいしょう」，「道に順（したが）いて勝ちを制す」という．	○
8	攻撃防御の中から教育，体育，修心を養うことが目的である	□□□	単なる勝負のみに止めず，攻撃防御の中から「体育」（健全な身体），「勝負」（実践力），「修心」（健全な心）を養うことを目的とする．	×
9	形とは投技や固技を用いて順序良く攻防するものである	□□□	形とは，予め組み立てられた理論に従って順序良く攻防するもの．乱取りとは，投技や固技を用いて自由に攻防し合うもの．	×
10	立礼では両手を大腿部前面中央まで滑りおろす	□□□	立礼では，肘は真っ直ぐに伸ばし，指先を閉じ，両手の指先が膝頭の上・握り拳約一握りくらいのところまで体に沿わせて滑り下ろし，敬意を表する．	×
11	座礼では畳と前額の距離を約15cmとする	□□□	座礼では，前額が両手の上約30cmの距離に至る程度に上体を静かに曲げて敬意を表する．	×
12	立礼（敬礼）時の上体をなす角度は約45°である	□□□	立礼（敬礼）時の上体をなす角度は約30°である．拝礼の場合は身体を前に約45度に曲げ，両手は膝頭まで滑り下ろす．	×
13	座礼では示指と示指との間隔は約6cmとする	□□□	座礼では，両肘を開くことなく両手を両膝の前で握り拳二握りのところに，示指と示指とが約6cmの間隔で自然に向き合うようにおく．	○
14	柔道修業の稽古様式として寝技がある	□□□	柔道修行の主な稽古様式として，「形」，「乱取り」が行われている．その他，「講義」，「問答」もある．	×
15	立礼を始めてから終わるまでの時間は約6秒である	□□□	立礼を始めてから終わるまでの時間は，通常呼吸で約一呼吸（約4秒）である．	×

2 倫理・コミュニケーション

1．医療倫理の四原則

自律尊重	患者自身の決定や意思を大切にして，患者の行動を制限したり，干渉したりしない
無危害	患者に危害を及ぼさない，危害のリスクを負わせない
善行	患者の利益のために最善を尽くす
正義	患者を平等かつ公正に扱う

原則	道徳規則	例
自律尊重	1）真実を語る 2）他人のプライバシーを尊重する 3）秘守情報を保護する 4）侵襲のための同意を得る 5）依頼を受けた場合は，他人が重要な決定を下す援助をする	・治療法や治療のプロセス等について説明をして，患者が十分理解した上で，患者の自由意志に基づき合意する ・インフォームド・コンセントを受けた上で，患者が治療を受けないと決定した場合はその意思を尊重する
無危害	1）殺さない 2）苦痛や苦悩を引き起こさない 3）能力を奪わない 4）不快を引き起こさない 5）他人の人生から良いものを奪わない	・体に侵襲が少ない（傷つけない・影響が少ない）治療方法を可能な限り選択する ・糖尿病によって足趾が壊疽したが，足全体に壊疽が広がらないよう切断する
善行	1）他人の権利を保護・擁護する 2）他人に危害が及ぶのを防ぐ 3）他人に危害をもたらすと考えられる条件を取り除く 4）障害者を援助する 5）危機に瀕した人を援助する	・患者の症状に合った治療方法があれば，できうる最良の治療をする
正義 （公正）	同等の者は同等に扱う 利益・負担を公平に分配する	・大事故や災害の際に，一度に多くの患者が発生した場合，重症度に従って，優先順位を決める（トリアージ）

2．ヒポクラテスの誓い

紀元前4世紀頃，医師の倫理・任務等についての，ギリシャ神への宣誓文

主な内容として，「患者の利益の優先」，「安楽死の否定」，「堕胎の否定」，「医師の倫理」，「守秘義務」，「患者の差別否定」等

医師の父権主義的（パターナリズム）な倫理観

▶ 医師が，患者の意思に関係なく，患者に利益があると考えて治療する

check 医の倫理と患者の権利

医の倫理		患者の権利	
ヒポクラテスの誓い	医師の倫理	ニュルンベルグ綱領	被験者の人権保護
ジュネーブ宣言	医師の倫理（現代版）	ヘルシンキ宣言	医学研究の倫理原則
		リスボン宣言	患者の権利

3．柔道整復師の倫理綱領

1987（昭和62）年に（社）日本柔道整復師会と（社）全国柔道整復学校協会によって制定された

1．柔道整復師の職務に誇りと責任をもち，仁慈の心を以て人類への奉仕に生涯を貫く

2．日本古来の柔道精神を涵養し，国民の規範となるべく人格の陶冶に努める

3．相互に尊敬と協力に努め，分をわきまえ法を守り，業務を遂行する

4．学問を尊重し技術の向上に努めると共に，患者に対して常に真摯な態度と誠意を以て接する

5．業務上知りえた秘密を厳守すると共に，人種，信条，性別，社会的地位等にかかわらず患者の回復に全力を尽くす

倫理行動の正誤

正しい倫理行動	誤った倫理行動
十分な情報の提供	患者や家族の要求優先
患者のQOLの向上	施術者の利益優先
施術内容の記録保持	パターナリズム
援助者としての立場をとる	指導者・管理者としての立場をとる
個人情報の保護	患者と従属関係を築く
守秘義務を守る	一元的医療（医療者側）の考え

4．患者中心の医療（患者の意向の尊重）

患者を全人的に理解し，患者や家族の生命・健康・QOL・幸福を尊重しながら対話を通じて治療の目的や方法をともに見出し，お互いが役割を果たしていくという考え方

医療倫理（生物医学モデル）	生命倫理（患者中心モデル）
医師中心の医療	患者中心の医療
疾患中心の思考に基づく（伝統的診断）	患者中心の思考に基づく（全体的診断）
Disease（疾患：生物医学的な構造や機能の不全）	Illness（病い：個人が病気に関してもつ意味）
父権主義，権威主義	パートナーシップ

5．患者とのコミュニケーション

● コミュニケーションの分類

言語的コミュニケーション	言葉や文字を用いた情報のやり取り
準言語的コミュニケーション	声の大きさ，高さ，イントネーション，速さ等話すときの調子による情報のやり取り
非言語的コミュニケーション	話し手の表情，アイ・コンタクト，しぐさ（ボディーランゲージ），立ち居振る舞い，服装，化粧等文字以外で伝わる情報

● 医療面接時の質問法

中立的質問	・答えが1つしかない質問 ・患者背景を尋ねるときに用いられる ・患者さんに話を続けてもらうことを促す質問も含まれる	ご職業はなんですか ご兄弟は何人ですか
開放型質問	・患者さんが自由に話すことのできる質問 ・1つの質問で様々な情報が得られ，患者さんの満足感にもつながる ・話がまとまらず間延びすることもある	今日はどうされましたか どのように痛みますか
閉鎖型質問	・「はい」「いいえ」で答えられるような質問 ・有用な情報を確実に得られるが，情報量は少ない ・多用すると患者さんの満足感が少なくなる	痛みはありますか 膝が痛むのですね
重点的質問	・特定の話題に焦点をあてる質問 ・訴えの曖昧な部分を明確にする	その膝痛についてもっと詳しく教えていただけますか
多項目質問	・選択肢を提示して選んでもらう質問 ・患者さんの答えが要領を得ないとき等に用いられる	膝が痛むのは右ですか，左ですか，それとも両方ですか

● 施術者の態度

施術者の態度として適切なのは，理解的態度，共感的態度，支持的態度である

理解的態度	患者の感情や考え方等をありのままに理解しようとする態度	患者：痛みが引かないのは悪い病気なのでは 施術者：そうですか，悪い病気かどうか心配なのですね
共感的態度	患者が感じることを自分のこととして感じようとする態度	患者：痛みが引かないのは悪い病気なのでは 施術者：経過が長くなっていますから，そのように思われるのも無理ないでしょうね
支持的態度	患者が感じている不安や心配を当然のこととして支持し，励ますような態度	患者：間食していないのですが，なかなか体重が減りません 施術者：間食をせずによく頑張っていますね
評価的態度	患者の感じ方，考え方に対して施術者がその善悪，適否等を判断する態度	患者：検査のことが気になって，どうも落ち着かないんです 施術者：神経質になってはダメですよ

6

解釈的態度	患者の訴えに対して解釈を下し，説明しようとする態度	患者：最近疲れやすくて困ります 施術者：ストレスじゃないですか
調査的態度	より多くの情報を得ようとして矢継ぎ早に根掘り葉掘り尋ねるような態度	患者：なかなか体重が減りません 施術者：食生活は，運動は，間食は，ストレスは？

● 社会的支援

情緒的支援	傾聴，共感，支持，尊重等による感情への支援
道具的支援	形のある物やサービスの提供による支援
情報的支援	患者の問題解決に役立つアドバイスや情報の提供による支援
評価的支援	肯定的な評価による支援

6．生活の質：QOL（Quality of Life）

・不快に感じることを最大限に軽減し，できるだけその人がこれでいいと思えるような生活が送れるようにすることを目指した医療の考え方 ▶ 患者中心の医療の基礎となる概念である

・QOL が高いかどうかは，個人それぞれの価値観によって左右され，その人の持つ主観的満足感の程度が影響する

　　▶ QOL を評価する項目で最も重要なのは本人の満足感である

・患者が望まない延命治療は QOL の考え方から遠いといえる

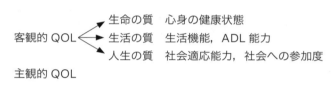

```
　　　　　　　　生命の質　　心身の健康状態
客観的 QOL ←→ 生活の質　　生活機能，ADL 能力
　　　　　　　　人生の質　　社会適応能力，社会への参加度

主観的 QOL
```

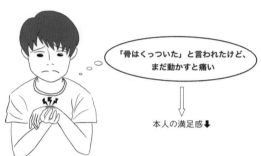

「骨はくっついた」と言われたけど，まだ動かすと痛い

↓

本人の満足感↓

7．ノーマライゼーション

・障害があっても健常者と同様の生活・権利が保障される社会を実現するという考え方

・障害の有無にかかわらず地域の中で共に生活するということ

・ノーマライゼーションを実現するための手法として，バリアフリー，ユニバーサルデザインがある

● ノーマライゼーションの 8 つの原理

生活リズムやサイクルに関する原理	経済，環境，自己決定等に関する原理
1 日のノーマルなリズムを提供すること	本人の選択や願い，要求が可能な限り十分に配慮され，尊重されなければならないこと
1 週間のノーマルなリズムを提供すること	男女が共に住む世界に暮らすこと
1 年のノーマルなリズムを提供すること	一般市民と同じ経済水準が与えられること
ライフサイクルにおけるノーマルな発達的経験をする機会を持つこと	一般市民と同じように，望む地域で望む家に住み，地域の人達と交流すること

倫理・コミュニケーション

No.	問 題	チェック	解 説	解答
1	患者に利益をもたらす医療を提供するのは「善行」である	□□□	医療倫理原則にある「善行」とは，所属する組織や医療従事者に利益がある決定をするのではなく，患者の利益につながる行動をすることである.	○
2	重症患者を優先して治療ができるようにトリアージをするのは「善行」である	□□□	トリアージ（重症度に従って治療優先順位を決める）の考え方は，配分的正義を実現するための医療倫理原則を表現したものである.	×
3	ヒポクラテスの誓いでは安楽死を肯定している	□□□	ヒポクラテスの誓いの主な内容は，「患者の利益の優先」，「安楽死の否定」，「堕胎の否定」，「医師の倫理」，「守秘義務」，「患者の差別否定」等である.	×
4	施術者の行為としてパターナリズムは適切である	□□□	施術者の指示で患者の意思決定なく，患者に利益があると考えて治療するという倫理観がパターナリズムであり，「患者中心の医療」の対極で不適切である.	×
5	インフォームド・コンセントはヘルシンキ宣言で提唱された	□□□	ヘルシンキ宣言（1964）とはヒトを対象とする医学研究の倫理原則であり，この宣言の改正版（1975）でインフォームド・コンセントという表現が導入された.	○
6	ジュネーブ宣言は患者の権利に関する宣言である	□□□	ジュネーブ宣言は，第二次世界大戦での非人道的な医学実験の反省として，1948年に採択された医師の倫理に関する宣言である.	×
7	一元的医療の考えは施術者の倫理として正しい	□□□	一元的医療とは施術者中心の医療のことである．パートナーシップを構築し，「疾患」のみならず，患者の「病い」の経験をも受け止める必要がある.	×
8	施術者の態度として評価的態度は不適切である	□□□	評価的態度とは，患者の感じ方，考え方に対して施術者がその善悪，適否等を判断する態度であり，患者の満足感が得られにくい.	○
9	患者の要求に従うのは施術者の倫理として正しい	□□□	患者の意見に従うのではなく，患者の自己決定権を尊重するためにも，インフォームド・コンセントを忠実に実施することが倫理的に求められる.	×
10	施術手技を研鑽することは施術者の倫理として正しい	□□□	専門的知識・技術を高めるよう自己研鑽に努めることは，安心かつ安全な施術を提供することであり，医療倫理原則の「無危害」につながる.	○
11	高齢者のADLを維持することはQOLを高めることにつながる	□□□	ADLとQOLは密接な関係にある．高齢者のADLを維持することは，介護されない自立生活を維持することでもあり，本人の満足感に直結する.	○
12	患者とのコミュニケーションでは患者の表情よりも言語による表現を重視する	□□□	文字以外で伝わる情報の方が他者に与える影響は大きい．施術者の非言語的情報は常に患者に着目されている.	×
13	QOLを評価する上で最も重要なのは本人の満足感である	□□□	QOLが高いかどうかは，個人それぞれの価値観によって左右され，その人の持つ主観的満足感の程度が影響する（最も重要なのは本人の満足感である）.	○
14	ノーマライゼーションの原理として身体的機能の正常化がある	□□□	身体機能の正常化は医療であり，ノーマライゼーション（障害の有無にかかわらず地域の中で共に生活するという考え方）とは異なる.	×
15	施設への入所はノーマライゼーションの考え方に含まれる	□□□	施設への入所ではなく，障害者が自立し，住み慣れた家庭や地域で普通の生活が送れる社会を目指した概念がノーマライゼーションである.	×

3 患者の権利

1．日本国憲法の基本的人権

平等権	生まれによる差別，性別による差別を受けることのない権利	法の下の平等（14条）
社会権	社会を生きていく上で人間らしい生活を送るために必要となる権利	生存権（25条），教育を受ける権利（26条） 勤労権（27条），労働基本権（28条）
自由権	個人の自由が国家権力によって侵害されることのない権利	思想・良心の自由（19条），信教の自由（20条） 苦役からの自由（18条），黙秘権（38条） 職業選択の自由（22条）
参政権	直接または政治家を通じて間接的に政治に参加する権利	選挙権，被選挙権（15条） 国民審査権（79条）
請求権	人権を保障するために国に特定の要求を行う権利	請願権（16条），国家賠償請求権（17条） 刑事補償請求権（40条）

第14条（法の下の平等）
1　すべて国民は，法の下に平等であって，人種，信条，性別，社会的身分又は門地により，政治的，経済的又は社会的関係において，差別されない．
2　華族その他の貴族の制度は，これを認めない．
3　栄誉，勲章その他の栄典の授与は，いかなる特権も伴はない．栄典の授与は，現にこれを有し，又は将来これを受ける者の一代に限り，その効力を有する．

第25条（生存権）
1　すべて国民は，健康で文化的な最低限度の生活を営む権利を有する．
2　国は，すべての生活部面について，社会福祉，社会保障及び公衆衛生の向上及び増進に努めなければならない．

2．リスボン宣言（患者の権利宣言）

良質の医療を受ける権利	・差別されることなく適切な医療を受ける権利 ・いかなる外部干渉も受けていない医師からの治療を受ける権利 ・医療を継続して受ける権利
選択の自由	・病院や医師等を自由に選択し変更する権利 ・他の医師の意見を求める権利（セカンドオピニオン）
自己決定権	・医師から説明を受け，自分で治療方針を決定する権利（インフォームド・コンセント） ・医学研究に参加することを拒絶する権利
意識喪失患者の取り扱い	・法律上の権限を有する代理人から，可能な限りインフォームド・コンセントを得なければならない
法的無能力者の取り扱い	・未成年あるいは法的無能力者の場合，法律上の権限を有する代理人の同意が必要であるが，患者の能力が許す限り，その意思決定に関与する権利
患者の意思に反する処置・治療	・診断上の処置あるいは治療は，特別に法律が認めるか医の倫理の諸原則に合致する場合にのみ，例外的に行える
情報に関する権利	・医療上の記録や症状について十分な説明を受ける権利 ・情報を知らされない権利 ・自分に代わって情報を受ける人を選択する権利
秘密保持に関する権利	・患者に関するすべての情報は，患者の死後も秘密が守られなければならない
健康教育を受ける権利	・十分な情報を与えられたうえで自己の健康に関する選択が可能となるような健康教育を受ける権利
尊厳性への権利	・苦痛を緩和される権利 ・人間的な終末期ケアを受ける権利 ・尊厳を保ち，かつ安楽に死を迎えるためのあらゆる助力を与えられる権利
宗教的支援を受ける権利	・信仰する宗教の聖職者による支援を含む，精神的，道徳的慰問を受けるか受けないかを決める権利

覚え方（先頭の2文字を文章にしたもの）
・自己意識で良質の健康
・患者の尊厳を法的に選択
・宗教の秘密情報

3．患者への説明と同意

● インフォームド・コンセント

・医療従事者から医療行為の内容，危険性，効果，他の選択肢等について適切かつ十分な説明を受けた上で，患者がそれを理解し自発的に同意・不同意を選択すること

・ヘルシンキ宣言で導入された

・法的には努力義務規定である ▶ 医療法第1条第4項

・目的は患者の人権（自律尊重の原則，患者の知る権利，自己決定権）を尊重すること

・患者の主体性を重んじて行う行為である ▶ 最も重要なのは患者による意思決定である

・一度同意したものであっても，いつでも変えることができる

・患者が詳しい病状説明を希望しなければその意向に従う

・患者には「知る権利」と「知らされない権利」がある

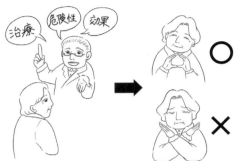

● インフォームド・アセント

・「アセント」とは，法的規制を受けない子どもからの了承である

・医療従事者が子どもに理解できるように発達段階に合わせてわかりやすく説明し，その内容に対して子どもの納得を得ること

・子どもの不安や恐怖をやわらげ，心の準備を支援することを「プレパレーション」という

● セカンドオピニオン

・患者が納得のいく治療法を選択できるように，現在診療を受けている担当医とは別に，違う医療機関の医師に「第2の意見」を求めること ▶ 患者の権利に基づくものである

・セカンドオピニオンに関して規定されている法律はない ▶ リスボン宣言に規定されている

4．プライバシー保護

● プライバシー

・他人の干渉を許さない，各個人の私生活上の自由 ▶ 自分が他人に知られたくない情報

・プライバシーの権利 ▶ 私生活をみだりに公開されないという法的権利（保障）

・法律の規定はないが，裁判上で確立された権利である

・個人情報を保護することはプライバシーの権利に含まれる

・個人情報保護法の目的はプライバシー保護ではない

5．個人情報の保護

● 個人情報保護法

個人の権利と利益の保護と個人情報の有用性とのバランスを図ることを目的とする

罰則規定がある ▶ 6か月以下の懲役又は30万円以下の罰金

Check 保護が必要な情報	
個人情報	生存する特定の個人を識別できる情報 個人識別符号
個人データ	個人情報のうち，紙媒体，電子媒体を問わず，特定の個人情報を検索できるように体系的に構成したもの（データベース等）に含まれる個人情報
保有個人情報	個人データのうち，開示，訂正，消去等の権限を有し，かつ，6か月を越えて保有するもの（行政機関が保有するデータベース）

● 個人情報取扱事業者

・個人情報データベース等を事業の用に供している者のこと

・接骨院は個人情報取扱事業者である

・国の機関，地方公共団体，独立行政法，地方独立行政法人は個人情報取扱事業者から除外されている
　▶ 別途用意された行政機関個人情報保護法等の適用対象となっている

 2015（平成 27）年法改正（平成 29 年完全施行）
保有する個人情報の取り扱い件数 5000 以上の事業者が法規制の対象であった
法改正により上記の要件が撤廃された ▶ 個人情報を 1 件でも取り扱うすべての事業者が対象

● 個人情報取扱事業者の義務

・個人情報を取り扱うに当たっては利用目的をできる限り特定し，原則として利用目的の達成に必要な範囲を超えて個人情報を取り扱ってはならない

・個人情報を取得する場合には，利用目的を通知・公表しなければならない．なお，本人から直接書面で個人情報を取得する場合には，あらかじめ本人に利用目的を明示しなければならない

・個人データを安全に管理し，従業員や委託先も監督しなければならない

・第三者に提供するには，あらかじめ本人から同意を得なければならない

・事業者の保有する個人データに関し，本人からの求めがあった場合には開示を行わなければならない

・事業者が保有する個人データの内容が事実でないという理由で本人から個人データの訂正や削除を求められた場合，訂正や削除に応じなければならない

・個人情報の取扱いに関する苦情を，適切かつ迅速に処理しなければならない

● 個人情報

・生存する個人に関する情報

・特定の個人を識別できる情報

・紙媒体，電子媒体を問わず，映像や音声による情報も含まれる

・法令に基づく保健所への届出に関して本人の同意は不要である

・医療分野では死者の診療情報も安全管理や開示に関する保護が必要である

・施術録に記載されている柔道整復師の評価や判断も患者の保有個人データである

 匿名処理をしない限り個人情報にあたるもの

施術録	診療録（カルテ）	検査結果	レントゲン写真
検　体	紹介状	レセプト	処方せん
調剤録	ケアプラン	福祉サービスまたは保健医療サービスの利用状況等の記録	

個人情報を取得するときの基本的なルール
・あらかじめ利用目的をできる限り特定する
・取得する際には利用目的の通知・公表等を行う
・利用目的の範囲内で個人情報を取り扱う
・個人情報は適正な方法で取得する

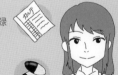

● 個人識別符号

個人の身体的特徴や個人に割り当てられた番号をコンピューター等で読み取れるように変換した文字・番号・記号等のこと

身体的特徴を変換した符号	個人に割り当てられた符号
DNA	マイナンバー
顔	運転免許証番号
虹　彩	旅券番号
声　紋	基礎年金番号
歩行の態様	健康保険証番号
手指の静脈	住民票コード
指紋・掌紋	

● 要配慮個人情報

不当な差別，偏見その他の不利益が生じないように取扱いに配慮を要する情報として，個人情報保護法に定められた情報

人種	「在日〇〇人」，「〇〇地区・〇〇部落出身」，「日系〇世」
信条	信仰する宗教，政治的・倫理的思想
社会的身分	「非嫡出子」，「被差別部落の出身」等の本人の努力で覆すことが困難な社会的身分
病歴	「ハンセン病を患っている」，「統合失調症で通院している」
犯罪の経歴（前科）	刑務所に収容された事実，刑務所を出所した事実，有罪判決が確定した事実
犯罪被害の事実	「詐欺被害に遭った」，「殴られてケガをした」
身体障害，知的障害，精神障害等の障害があること	・医師等から，身体的，精神的な障害があると診断されている ・障害者手帳や精神障害者保健福祉手帳等の交付を受けている ・本人の外見から，明らかに身体上の障害が認められる
健康診断その他の検査の結果	労働安全衛生法に基づいて行われた健康診断，ストレスチェックの結果
保健指導 診療・調剤情報	・健康診断等の結果に基づいて，医師等が行った保健指導の内容及び保健指導をした事実 ・病院等における診察の過程の中で医師等が知り得た患者に関する全ての情報 ・薬剤師が調剤の過程の中で知り得た患者に関するすべての情報
本人を被疑者又は被告人として，逮捕，捜索等の刑事事件の手続が行われたこと	・逮捕，勾留，起訴されたものの無罪になった場合 ・不起訴処分等で釈放された経歴
本人を非行少年又はその疑いがある者として，保護処分等の少年の保護事件に関する手続が行われたこと	少年法に基づく非行少年として，調査や保護処分の手続が行われた事実

● 匿名加工情報

個人情報を特定の個人と認識できないように加工し，さらにその個人情報を復元できないようにした情報

個人情報には該当しない ▶ そのため本人の同意は不要

No.	問　題	チェック	解　説	解答
1	日本国憲法第 25 条で国民の平等権が定められている	□□□	平等権は日本国憲法第 14 条（法の下の平等）で定められている．第 25 条では国民の生存権が定められている．	×
2	国の義務として公衆衛生の向上に努めなければならないと規定されている	□□□	日本国憲法第 25 条第 2 項で，「国は，すべての生活部面について，社会福祉，社会保障及び公衆衛生の向上及び増進に努めなければならない」と定めている．	○
3	国民の生存権は日本国憲法第 26 条に定められている	□□□	国民の生存権は日本国憲法第 25 条で定められている．第 26 条では教育を受ける権利および義務教育について定められている．	×
4	セカンドオピニオンは患者の権利として正しい	□□□	選択の自由の権利では，「患者はいかなる治療段階においても，他の医師の意見を求める権利を有する」と規定している．	○
5	患者の権利宣言をヘルシンキ宣言という	□□□	日本では患者の権利に関するリスボン宣言のことを「患者の権利宣言」と呼ぶ．ヘルシンキ宣言とはヒトを対象とする医学研究の倫理原則である．	×
6	患者が同意をした施術の責任は患者にある	□□□	患者が同意をした治療でも施術行為は行った施術者の責任がある．	×
7	患者の権利宣言に苦痛を緩和される権利がある	□□□	尊厳に対する権利に「患者は，最新の医学知識に基づき苦痛を緩和される権利を有する」と規定されている．	○
8	患者は自分の病状に関して知りたいと思わなくても説明を受けなければいけない	□□□	患者が自分の病状に関して知りたくないと希望があれば説明できない．患者には「知る権利」と「知らされない権利」がある．	×
9	患者は一度同意した治療方針を拒否できない	□□□	患者は自分の治療方針を選択できる権利があり，一度同意したものであっても変えることができる．	×
10	施術者が最終的な治療方法を決定する	□□□	最終的には患者が同意・不同意を選択する．インフォームド・コンセントは，患者の知る権利，自己決定権，自律の原則を尊重する行為である．	×
11	インフォームド・コンセントで最も重要なのは医療従事者のサポートである	□□□	インフォームド・コンセントは患者の主体性を重んじて行う行為であるため，患者による意思決定が最も重要である．	×
12	インフォームド・コンセントの目的は患者の人権を尊重することである	□□□	インフォームド・コンセントは，自律尊重の原則，患者の知る権利，自己決定権を尊重することを目的とした行為である．	○
13	プライバシーの権利に検査や処置について説明を受ける権利が含まれる	□□□	検査や処置について説明を受ける権利は，プライバシーの権利ではなく自己決定権に含まれる．	×
14	地方公共団体は個人情報取扱事業者である	□□□	国の機関，地方公共団体，独立行政法，地方独立行政法人は個人情報取扱事業者からは除外されている．	×
15	携帯電話番号は個人識別符号に該当しない	□□□	携帯電話番号は個人識別符号に該当しない．他の情報と容易に照合でき，結果，特定個人を識別できることとなる場合，個人情報に該当することがある．	○

4 リスクマネジメント

1. インシデント・アクシデントと報告書

● インシデント（ヒヤリ・ハット）
医療事故（アクシデント）には至らなかったが，事故につながる可能性があった出来事のこと
▶ ある医療行為が患者には実施されなかったが，仮に実施されたとすれば何らかの被害が予測される場合
　　　　　　患者に実施されたが，結果的に被害がなく，またその後の観察も不要であった場合

● アクシデント
間違ったことが実行され医療事故（有害事象）に至ってしまった出来事のこと
インシデントに気づかない，適切な処置が行われないと傷害を引き起こし医療事故となる

● インシデントレポート
目的：起こった事実を確認して，原因を究明し，再発を防止すること
▶ 個人を罰する，責任追及することではない
・自主性，匿名性，セキュリティ，免責性を保証することが前提となる
・5W1Hを報告する
・当事者以外が報告してよい
・法令で書式が統一されているわけではない
・異なる職種間で内容を共有できる

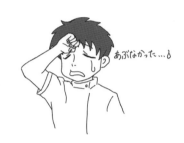
あぶなかった…♪

	レベル0	間違ったことが発生したが，患者には実施されなかった
インシデント	レベル1	間違ったことが実施されたが，患者への実害はなかった（何らかの影響を与えた可能性は否定できない）
	レベル2	処置や治療は行わなかった（患者観察の強化，バイタルサインの軽度変化，安全確認のための検査等の必要性は生じた）
	レベル3a	簡単な処置や治療を要した（消毒，湿布，皮膚の縫合，鎮痛剤の投与等）
アクシデント	レベル3b	濃厚な処置や治療を要した（バイタルサインの高度変化，人工呼吸器の装着，手術，入院日数の延長，外来患者の入院，骨折等）
	レベル4a	永続的な障害や後遺症は残ったが，有意な機能障害や美容上の問題は伴わない
	レベル4b	永続的な障害や後遺症が残り，有意な機能障害や美容上の問題を伴う
	レベル5	事故が死因となった

（国立大学付属病院医療安全管理協議会による影響度分類を参考に作成）

2. 事故防止対策（ハインリッヒの法則）

1件の重大事故の背景には，多くの軽微な事故とヒヤリ・ハットが存在する

1：29：300の法則
A接骨院が1件の重大事故を起こしたとすると，
その背後には29件の軽微な事故，
さらにその背後には300件のヒヤリ・ハットが存在する

事故は多くのインシデントが集積した結果として発生する

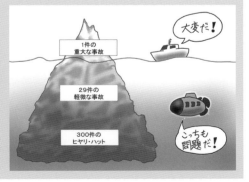
大変だ！
1件の重大な事故
29件の軽微な事故
300件のヒヤリ・ハット
こっちも問題だ！

3．医療安全支援センター

目的：医療に関する患者・住民の苦情・心配や相談に対応する
　　　医療機関，患者・住民に対して，医療安全に関する助言および情報提供等を行う

医療法（第6条の13）に規定されている

都道府県，保健所設置市，特別区は医療安全支援センターを設けることが定められている（努力義務）

4．医療事故調査制度

目的：医療の安全を確保するために医療事故の再発防止を行うこと

医療法（第6条の11）に規定されている

●医療事故調査・支援センター

・医療事故調査制度における医療事故の報告先である

・報告により収集した情報の整理・分析を行う ▶ 結果を，報告した病院等の管理者に報告する

・医療事故調査に従事する者に対し医療事故調査に係る知識・技能に関する研修を行う

・医療事故調査の実施に関する相談に応じ，必要な情報提供，支援を行う

・医療事故の再発防止に関する普及啓発等を行う

・遺族または医療機関の依頼があれば，事故調査を行うことができる

柔道整復業務における安全
・施術所のハード面（転倒，落下 ▶ 段差や配線，手すり，床の状態）
・業務範囲か否かの正確な評価
・患者への十分な説明（施術の方針，指導管理，再発防止，保険請求の意義）
・知識・技術の習得（骨折を捻挫と誤診，押圧やストレッチによる骨折）
・患者の年齢の考慮（整復法によっては骨折リスク，固定に伴う拘縮）
・物理療法機器の選択（皮膚損傷 ▶ 火傷，凍傷，かぶれ）
・患者の物品の破損（メガネ，スマートフォン，衣服，アクセサリー）

医療事故と医療過誤

1．医療事故，医療過誤

医療事故	医療行為の過程で起こった事故
医療過誤	医療事故のうち，医療従事者の医療行為に過失があるもの

2．柔道整復師に課せられる義務

施術は委任者（患者）と受任者（柔道整復師）との間の契約（民法に規定される準委任契約）に基づいて行われると考えられている

▶ これにより柔道整復師は患者に対し民法上，「説明義務」と「注意義務」を負うことになる

● 説明義務（民法第645条）

疾患名，施術計画，施術に付随する危険性，他の療法の可能性等の説明義務

● 善管注意義務（善良なる管理者としての注意義務：民法第644条）

柔道整復師として最善の注意をもって，法令を遵守し，施術を適正に行う義務

・結果予見義務 ▶ 後遺症等の結果が生じうることを予見する義務

・結果回避義務 ▶ 後遺症等の結果が起きないようにする義務

※ 危険な結果の発生を予見し，回避することを怠った場合に，過失（注意義務違反）が認定される

　　　→　債務不履行あるいは不法行為という

債務不履行	施術契約上の義務（債務）が果たされなかったこと
不法行為	故意または過失によって他人の権利または法律上保護される利益を侵害すること

故意：どのような結果が起こるのか理解していながら，わざとする行為のこと

過失：どのような結果が起こるのか予想しておらず，不注意で起きたミスのこと

3．医療過誤の法的責任

医療過誤の法的責任として，民事責任，刑事責任，行政責任がある ▶ ほとんどが民事責任である

民　事	責任	患者が追及する施術所の責任
	罰	民法による損害賠償
刑　事	責任	捜査機関が追及する柔道整復師の責任
	罰	刑法による主刑（死刑，懲役，禁錮，罰金，拘留，科料）
行　政	責任	国が追及する施術所の責任
	罰	柔道整復師法による免許の取り消し，業務の停止

※ 罰金以上の刑に処せられた者は行政処分の対象となる ▶ 柔道整復師法第8条

● 使用者責任

施術所が雇用する柔道整復師が業務中に不法行為を行ったことで患者に損害を与えてしまった場合，民法（第715条）に基づき施術所も損害賠償責任を負う必要がある

● 損害賠償

債務不履行や不法行為等の民事上違法な行為に基づいて患者に損害が生じた場合に，これによって生じた損害を賠償すること

● 補填対象

債務不履行や不法行為等に基づいて発生した不利益を補填することを損失補償という

積極損害	医療過誤によって現実に支出した，または支出することになる損害 （治療費，通院交通費，入院雑費等）	
消極損害	医療過誤がなければ得られたであろう利益を失ったことによる損害 （休業損害，後遺障害による逸失利益等）	
精神的損害	医療過誤によって被害者が感じた苦痛や不快感のこと （入通院慰謝料，後遺障害慰謝料）	

 医療過誤を原因とする損害賠償請求を行う場合の法律上の根拠
・債務不履行責任（民法 415 条）
・不法行為責任（民法 709，715 条）

確認問題 医療の安全

No.	問 題	チェック	解 説	解答
1	ヒヤリ・ハット事例とは軽微な医療過誤である	□□□	ヒヤリ・ハットとは，医療事故には至らなかったが，事故につながる可能性があった出来事のことである．	×
2	インシデントレポートは責任追及のために使用される	□□□	インシデントレポートは再発防止等に活かすためのものであり，責任追及のために使用されることはない．	×
3	1 つの重大事故の背景には，多くの軽微な事故とヒヤリ・ハットが存在する	□□□	1 件の重大事故の背景には，29 件の軽傷事故，300 件のヒヤリ・ハットが存在すると考えられている（ハインリッヒの法則）．	○
4	医療安全支援センターでは患者またはその家族からの医療に関する苦情・相談に応じる	□□□	医療安全支援センターの業務は，医療に関する患者・住民の苦情や相談への対応，医療安全に関する助言および情報提供等を行うことである．	○
5	医療事故調査制度の目的は医療安全に関する助言および情報提供である	□□□	医療事故調査制度の目的は医療安全を確保するために，医療事故の再発防止を行うことである．	×
6	医療従事者が患者に用いた注射針を自らの指先に誤刺してしまった場合は医療過誤である	□□□	基本的に医療過誤による被害者は患者であるため，この場合は医療事故である．医療事故は医療従事者が被害者となるケースも含まれる．	×
7	医療行為の過程で起こった事故を医療過誤という	□□□	医療行為の過程で起こった事故を医療事故といい，そのうち，医療従事者の医療行為に過失があるものを医療過誤という．	×
8	医療事故が発生した場合，第三者委員会による調査を実施しなければならない	□□□	第三者委員会ではなく医療機関の管理者による調査を実施しなければならない．医療事故等支援団体に調査を行うために必要な支援を求めることはできる．	×
9	医療事故（予期せぬ死亡事故）が発生した場合は医療安全支援センターに報告しなければならない	□□□	医療事故調査制度における医療事故（予期せず死亡事故）の報告先は医療事故調査・支援センターである．	×
10	医療事故調査・支援センターでは医療事故の再発防止に関する普及啓発を行う	□□□	医療事故調査制度における医療事故の報告先であり，報告を受けて情報の整理・分析や再発防止に関する普及啓発等を行う．	○
11	事故の程度にかかわらず業務停止の処分を受ける	□□□	事故の程度にかかわらず業務停止になるのではなく，処分について審議・答申を経てどのような行政処分となるか決定される．	×
12	民事責任として業務上過失傷害罪に問われる	□□□	業務上過失傷害罪に問われるとしたら，民事責任ではなく刑法による刑事責任を問われる．	×
13	医療過誤の法的責任はほとんどが民事責任である	□□□	医療過誤の法的責任として，民事責任，刑事責任，行政責任があるが，ほとんどが民事責任である．	○
14	罰金以上の刑に処せられた者は行政処分の対象となる	□□□	柔道整復師法第 8 条（免許の取消し等）より，罰金以上の刑に処せられた者は，免許の取り消し又は業務の停止の行政処分が下りる可能性がある．	○
15	雇用する柔道整復師が医療過誤を起こした場合，民法に基づき所属施術所も使用者責任を問われる	□□□	医療過誤を起こした柔道整復師はもちろん，民法に基づき，雇用する柔道整復師所属施設も使用者責任を問われる．	○

社会保険制度

1．社会保障制度

日本国憲法第 25 条が謳う生存権の保障を実現する大きな柱の 1 つが社会保障制度である

個人の力ではどうしようもない生活上のリスクに対して，社会全体で助け合い，支えようとする仕組み

社会保険	国民が病気，ケガ，出産，死亡，老齢，障害，失業等生活の困難をもたらすいろいろな事故に遭遇した場合に一定の給付を行い，その生活の安定を図ることを目的とした強制加入の保険制度 ①医療，②年金，③雇用，④労災，⑤介護
社会福祉	障害者，母子家庭等社会生活をする上でさまざまなハンディキャップを負っている国民が，そのハンディキャップを克服して，安心して社会生活を営めるよう，公的な支援を行う制度 ①高齢者福祉，②母子福祉，③児童福祉，④障害者福祉
公的扶助	生活に困窮する国民に対して，最低限度の生活を保障し，自立を助けようとする制度 生活保護法の 8 種の扶助 ①生活，②住宅，③医療，④教育，⑤生業，⑥出産，⑦葬祭，⑧介護
保健医療・公衆衛生	国民が健康に生活できるようさまざまな事項についての予防，衛生のための制度 ①保健サービス，②医療供給，③環境衛生，④学校保健，⑤労働衛生

2．社会保険制度

医療保険	・すべての居住者が加入（皆保険） ・原則，現物給付（医療サービス），一部，現金給付あり
年金保険	・20 ～ 60 歳までのすべての居住者が国民年金に加入（皆年金） ・原則，65 歳から老齢給付を支給，障害給付，遺族給付についても支給
雇用保険	・原則，すべての被用者が加入 ・失業した場合，教育訓練を受けた場合に給付 ・保険料は事業主と労働者が負担
労災保険	・原則，労働者を使用するすべての事業者が加入 ・業務災害・通勤災害が発生した場合に，労働者に対して給付（現物給付，現金給付） ・保険料は事業主が全額負担
介護保険	・原則，40 歳以上のすべての居住者が加入 ・原則，現物給付（介護サービス） ・65 歳以上で要介護状態，要支援状態の人に給付（第 1 号被保険者） ・40 ～ 64 歳で特定疾患により要介護状態，要支援状態の人に給付（第 2 号被保険者）

3．医療保険制度

● 地域保険：被用者保険に加入していない人が，住まいのある地域で加入するもの ▶ 国民健康保険

地域の職種ごとに健康保険組合を設立して加入するもの ▶ 国民健康保険組合

● 職域保険：会社等に雇われている人（被用者）が勤務先（職域）で加入するもの ▶ 被用者保険

協会けんぽ，組合健保，共済組合，船員保険

	種類	保険者	被保険者
地域保険	国民健康保険	都道府県 市町村（特別区） 国民健康保険組合	下記以外の人とその扶養家族 ・被用者保険の加入者 ・後期高齢者医療の加入者 ・生活保護受給者
被用者保険 （職域保険）	健康保険 協会管掌健康保険 （協会けんぽ）	全国健康保険協会	独自の健康保険組合を持たない企業の従業員やその扶養家族
	組合管掌健康保険 （組合健保）	各健康保険組合	独自の健康保険組合を持つ企業（大企業）の従業員やその扶養家族
	共済組合	各共済組合	公務員，私立学校教職員やその扶養家族
	船員保険	全国健康保険協会	船舶の船員やその扶養家族
後期高齢者医療		医療広域連合	・75 歳以上の人 ・65 歳以上で障害のある人

● 医療費の自己負担割合

2022 年 10 月から，75 歳以上（一般）でも一定以上の所得がある人は自己負担割合を 2 割へ引き上げ

	一般所得者	現役並み所得者
75 歳以上	1 割または 2 割負担	3 割負担
70 〜 74 歳	2 割負担	
6 〜 69 歳	3 割負担	
5 歳以下	2 割負担	

4．国民健康保険法（地域保険）

保険者	①全国の都道府県及び市町村（特別区） ②国民健康保険組合（同業の者が都道府県知事の認可を受けて設立した組合団体）
被保険者	被用者保険，後期高齢者医療の加入者，生活保護受給者以外の人とその扶養家族 ・自営業者，農林漁業，自由業，無職者
保険給付	療養の給付，療養費，高額療養費，出産育児一時金，埋葬料等

5．健康保険法（被用者保険）

● 協会管掌健康保険（協会けんぽ）

保険者	全国健康保険協会
被保険者	独自の健康保険組合を持たない企業の従業員やその扶養家族
保険給付	療養の給付，療養費，高額療養費，出産育児一時金，埋葬料，傷病手当等

● 組合管掌健康保険（組合健保）

保険者	各健康保険組合
被保険者	常時 700 人以上を雇用し，独自の健康保険組合を持つ企業の従業員やその扶養家族
保険給付	療養の給付，療養費，高額療養費，出産育児一時金，埋葬料，傷病手当等

● 共済組合

保険者	各共済組合
被保険者	公務員，私立学校教職員やその扶養家族
保険給付	療養の給付，療養費，高額療養費，出産育児一時金，埋葬料，傷病手当等

● 船員組合

保険者	全国健康保険協会
被保険者	船舶の船員やその扶養家族
保険給付	療養の給付，療養費，高額療養費，出産育児一時金，埋葬料，傷病手当等

6．後期高齢者医療制度

保険者	医療広域連合
被保険者	75 歳以上の人，または一定の障害と認定された 65 歳以上の人
保険給付	療養の給付，療養費，高額医療費，入院時食事・生活療養費，訪問看護療養費等

財源構成：公費（約 5 割），現役世代の支援（約 4 割），保険料（約 1 割）

区 分	自己負担割合	判定基準
現役並み所得者	3 割	世帯内に住民税課税所得が 145 万円以上の被保険者がいる場合
一定以上所得の ある者	2 割 （令和 4 年 10 月 に追加）	以下の両方に該当する場合 1．世帯内に住民税課税所得が 28 万円以上 145 万円未満の被保険者がいる 2．世帯内の被保険者の「年金収入」＋「その他の合計所得金額」の合計額が以下に該当する ・被保険者が 1 人 ———— 200 万円以上 ・被保険者が 2 人以上 ———— 合計 320 万円以上
一般所得者等	1 割	世帯内に住民税課税所得が 28 万円以上の被保険者がいない場合 または上記 1 に該当するが 2 には該当しない場合

7．医療保険の保険給付

医療給付	療養の給付	医療費の一部負担（割合は年齢や収入で異なる）で医療サービスが給付される
	入院時食事療養費	入院中は1食あたり460円の自己負担で食事が給付される
	入院時生活療養費	療養病床に入院する65歳以上の人は，370円の自己負担で居住費（温度，照明，給水等）が給付される
	訪問看護療養費	訪問看護療養費の3割の自己負担（年齢や収入で異なる）で訪問看護サービスが給付される
	療養費	やむを得ない事情で，診療費を全額自己負担した場合には，健康保険の基準料金から一部負担相当を除いた金額が還付される
	高額療養費	ひと月の医療費の自己負担には限度額があり，一定額を超えた金額が還付される
現金給付	出産育児一時金	子どもを1人出産すると，出産した本人もしくは配偶者が属する医療保険から，原則42万円が給付される
	埋葬料	被保険者やその家族が亡くなると，埋葬を行った家族等に5万円が給付される
	傷病手当金	病気やけがで療養のため3日以上会社を休んでその間報酬がなければ，4日目以降に給与の2/3相当が支給される（最長1年6か月） ※ 会社員や公務員のみ（自営業者には支給されない）

※ 保険給付はあくまで業務外で起こった病気やケガに対して給付される
　→　仕事中や通勤途中のケガ等は労災保険の範囲となる

8．労働災害補償保険法

保険者	国（厚生労働省，各都道府県労働局，労働基準監督署）
被保険者	保険関係の成立している事業に雇用され，かつ賃金を支払われている人 ・アルバイトやパートタイマー等の雇用形態は関係ない ・公務員は労災保険の適用除外になっている ▶ 公務員災害補償制度
保険給付	以下の種類があり，業務災害は補償給付，通勤災害は給付と区別される

● 保険給付の種類

療養補償給付（療養給付）	必要な療養の給付または必要な療養費の全額が給付される
休業補償給付（休業給付）	休業4日未満の場合は事業主が補償，4日以上の場合は国が補償する 休業4日目から，休業1日につき給付基礎日額の6割相当額が給付される
傷病補償年金（傷病年金）	療養後1年6か月を経過しても傷病が治らない場合，その傷病の程度に応じて給付される
障害補償給付（障害給付）	障害が残ってしまった場合，障害の程度に応じて給付される
介護補償給付（介護給付）	常時または随時介護が必要になった場合に給付される
遺族補償給付（遺族給付）	被災労働者が死亡した場合に給付される
葬祭料（葬祭給付）	被災労働者の葬祭を行うときに給付される
二次健康診断等給付	定期健康診断等の結果，脳血管・心臓疾患に関連する一定の項目について異常の所見があるときに，二次健康診断及び特定保健指導が給付される

9．介護保険法

保険者	市町村（特別区を含む）
被保険者	第1号被保険者，第2号被保険者
保険給付	介護給付：要介護度に応じた介護サービスが給付される 予防給付：要支援度に応じた介護予防サービスが給付される

・介護サービス：施設サービス，居宅サービス，地域密着型サービス，福祉用具のレンタル，住宅改修等
・介護予防サービス：介護予防サービス，地域密着型介護予防サービス，福祉用具のレンタル，住宅改修等
※ 予防給付のサービスには「予防」という言葉が入っている
・介護サービス利用にあたっては要介護認定が行われる
　　Step1：一次判定（心身の状況調査，主治医意見書により要介護認定等基準時間を推計）
　　Step2：二次判定（市町村に設置される介護認定審査会における要介護・要支援状態の審査）
　　Step3：「要介護1〜5」「要支援1〜2」の判定結果に基づき市町村が認定を行う

● 被保険者

	第1号被保険者	第2号被保険者
対象者	65歳以上の人	40～64歳の医療保険加入者
受給条件	要介護・要支援状態にある	加齢に伴う疾病（特定疾患）により要介護・要支援状態にある
介護保険料	・年金からの天引き（特別徴収） ・口座振替，納付書による納付（普通徴収）	健康保険として給与から天引き
自己負担割合	1割・2割・3割負担 （本人の前年の合計所得金額による）	1割負担

※ 財源構成：公費（約5割），保険料（約5割）▶ 3年ごとに見直される

10. 公的年金

● 日本に住んでいる20歳以上60歳未満のすべての人が加入する国民年金（基礎年金）と，会社員や公務員等が加入する厚生年金の2階建てになっている <1>

● 現役世代が納める保険料を，その時の年金受給者に充てる

　　▶ 賦課方式（積立方式ではない）

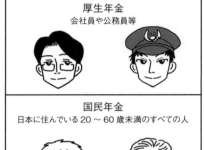

厚生年金
会社員や公務員等

2階

国民年金
日本に住んでいる20～60歳未満のすべての人

1階

<1>

11. 国民年金（基礎年金）

被保険者	強制加入被保険者：第1号被保険者，第2号被保険者，第3号被保険者がある 任意加入被保険者：老齢基礎年金の受給資格を満たしていない場合，海外在住者等
給付	老齢基礎年金：65歳に達したときに支給が開始される 障害基礎年金：病気やけがによって一定程度の障害が残った人に支給される 遺族基礎年金：国民年金の被保険者，老齢基礎年金の受給権者が死亡した時に一定の遺族に支給される
保険料	第1号被保険者の保険料は，所得にかかわらず一定である 第2号被保険者，第3号被保険者は個別に国民年金保険料を負担する必要はない 生活保護を受けても支給は停止されない 学生については申請により在学中の保険料の納付が猶予される（免除はされない）
財政負担	国民年金と厚生年金の保険料収入，国庫負担 ▶ 保険料が主要財源である

● 強制加入被保険者

	第1号被保険者	第2号被保険者	第3号被保険者
対象者	第2号被保険者，第3号被保険者のいずれにも該当しない人	厚生年金保険の適用事業所に勤務する人	第2号被保険者が扶養する配偶者で20歳以上60歳未満の人
	自営業者とその家族，学生，無職者等	会社員，公務員，私学教員，船員	第2号被保険者の妻や子
加入する制度	国民年金のみ	国民年金と厚生年金	国民年金のみ

12. 厚生年金

被保険者	適用事業所に常時使用される70歳未満の人
給付	老齢厚生年金：厚生年金に加入していた人が65歳に達したときに支給が開始される 障害厚生年金：厚生年金への加入期間に病気やけがによって一定程度の障害が残った人に支給される 遺族厚生年金：厚生年金の被保険者，老齢厚生年金の受給権者が死亡した時に一定の遺族に支給される
保険料	標準報酬月額，標準賞与額に保険料率を乗じて決定される
財政負担	事業主（勤務先）が保険料の半額を負担している（労使折半）

※ 財政検証：社会・経済の変化を踏まえ，適切な年金数理に基づいて，長期的な年金財政の健全性を定期的（5年ごと）に検証すること

No.	問 題	チェック	解 説	解答
1	会社に雇われている人が勤務先で加入するものを地域保険という	☐☐☐	会社等に雇われている人（被用者）が勤務先（職域）で加入するものを被用者保険（あるいは職域保険）という.	×
2	国民健康保険の保険者は都道府県と市町村（特別区含む）及び国民健康保険組合である	☐☐☐	国民健康保険は，都道府県及び市町村（特別区を含む）が保険者となる市町村国保と地域の業種ごとに組織される国民健康保険組合によって運営されている.	○
3	自営業者は国民健康保険の被保険者に該当する	☐☐☐	被用者保険及び後期高齢者医療保険に加入していない人が，住まいのある地域で加入するものが国民健康保険であり，自営業者や無職者等が該当する.	○
4	無職者は共済組合の被保険者に該当する	☐☐☐	共済組合の被保険者は，公務員，私立学校教職員やその扶養家族である．無職者は国民健康保険に該当する.	×
5	国民健康保険組合の設立には厚生労働大臣の認可が必要である	☐☐☐	国民健康保険組合は，国民健康保険の一種で，同業の者が都道府県知事の認可を受けて設立する健康保険組合団体である.	×
6	大企業（700 人以上）の従業員を対象としている保険者は協会けんぽである	☐☐☐	大企業（700 人以上）の従業員を対象としている医療保険の保険者は，組合管掌健康保険（組合健保）である.	×
7	協会管掌健康保険（協会けんぽ）は被用者保険である	☐☐☐	被用者保険（職域保険）には，協会けんぽ，組合健保，共済組合，船員保険がある.	○
8	国民健康保険，被用者保険，後期高齢者医療には高額療養費制度がある	☐☐☐	医療保険には，ひと月の医療費の自己負担には限度額があり，一定額を超えた金額が還付される「高額療養費制度」がある.	○
9	就学前児童の自己負担割合は 3 割である	☐☐☐	就学前児童（5 歳以下）の自己負担割合は 2 割である.	×
10	75 歳以上（現役並み所得者）の自己負担割合は 3 割である	☐☐☐	後期高齢者医療保険における現役並み所得者（世帯内に住民税課税所得が 145 万円以上の被保険者がいる場合）の自己負担割合は 3 割である.	○
11	70 歳以上 75 歳未満（現役並み所得者を除く）の自己負担割合は 1 割である	☐☐☐	令和 4 年 10 月 1 日から新たに「2 割」が追加され，一定以上所得のある方は，現役並み所得者を除いて，自己負担割合が 2 割となった.	×
12	後期高齢者医療の保険者は医療広域連合である	☐☐☐	都道府県ごとに，すべての市町村が加入する「後期高齢者医療広域連合」が保険者である.	○
13	後期高齢者医療制度の財源の一部を現役世代が支援している	☐☐☐	後期高齢者医療制度の財源は，公費が 5 割，現役世代からの支援金（国民健康保険や被用者保険等からの負担）が 4 割，被保険者の保険料 1 割で賄っている.	○
14	通勤途中でのケガにも医療保険は適用される	☐☐☐	仕事中や通勤途中のケガ等は労働災害補償保険の範囲となる.	×
15	労働災害補償保険の保険者は国である	☐☐☐	労働災害補償保険の保険者は，国（厚生労働省，各都道府県労働局，労働基準監督署）である．原則として事業主の負担する保険料によって賄われている.	○
16	アルバイトでも労災保険の被保険者に該当する	☐☐☐	保険関係の成立している事業に雇用され，かつ賃金を支払われている人であれば，アルバイトやパートタイマー等の雇用形態は関係ない.	○
17	介護保険の保険者は都道府県である	☐☐☐	介護保険の保険者は，市町村及び特別区である.	×
18	介護保険の第 1 号被保険者は 70 歳以上である	☐☐☐	介護保険の第 1 号被保険者は 65 歳以上である.	×
19	介護保険サービス利用にあたっては要介護認定を受けなければならない	☐☐☐	要介護認定とは，介護サービスの必要度を客観的に判断するものである．要介護認定には要介護・要支援の 2 種類の認定がある.	○
20	要介護認定の申請は市町村及び特別区に対して行う	☐☐☐	要介護認定を受けるためには，居住する市町村の窓口に申請が必要である.	○
21	要介護認定は 7 つに区分される	☐☐☐	要介護認定は，介護を必要とする度合いによって，「要支援 1 〜 2」と「要介護 1 〜 5」の 7 つに区分される.	○
22	介護保険における介護給付の対象は「要支援 1」と「要支援 2」のみである	☐☐☐	介護給付の対象は「要介護 1 〜 5」である．予防給付の対象は「要支援 1 〜 2」である.	×
23	介護を要する状態の予防は介護保険の給付対象外である	☐☐☐	多少の生活支援が必要な状態（介護を要する状態の予防）を「要支援」といい，介護保険の給付対象である.	×
24	介護保険の自己負担割合は「1 割」「2 割」「3 割」の 3 区分である	☐☐☐	自己負担割合は，本人の前年の合計所得金額により異なる．一定以上の所得のある場合は 2 割，特に所得の高い場合は 3 割となる．それ以外は 1 割である.	○
25	公的年金には，老齢年金，障害年金，遺族年金がある	☐☐☐	国民年金には，老齢基礎年金，障害基礎年金，遺族基礎年金がある．厚生年金では，老齢厚生年金，障害厚生年金，遺族厚生年金がある.	○
26	第 1 号被保険者の国民年金保険料は所得にかかわらず一定である	☐☐☐	自営業者とその家族，学生，無職の人等が第 1 号被保険者であり，所得にかかわらず原則として保険料は一定である.	○
27	公的年金制度は積立方式を採用している	☐☐☐	公的年金制度は，現役世代が納める保険料を高齢者や障害者，遺族等に給付する仕組み（賦課方式）を採用している.	×
28	第 1 号被保険者は基礎年金と厚生年金に加入する	☐☐☐	第 1 号被保険者（自営業者とその家族，学生，無職の人等）は，国民年金（基礎年金）のみ加入する.	×
29	公的年金制度は任意加入保険である	☐☐☐	日本に居住する 20 〜 60 歳までのすべての人が国民年金制度の対象となっている（国民皆年金）.	×
30	公的年金の財政検証は 3 年ごとに行われる	☐☐☐	財政検証とは，社会・経済の変化を踏まえ，適切な年金数理に基づいて，長期的な年金財政の健全性を定期的（5 年ごと）に検証することである.	×

7

社会福祉制度

1．生活保護法

● 目的：国が生活に困窮している国民に対し，困窮の程度に応じて必要な保護を行い，最低限度の生活保障と自立を助長すること

● 申請先と決定機関

　居住地を管轄する福祉事務所に申請する ▶ ホームレス状態の人も保護の対象となる

　保護を決定するのは福祉事務所である

● 保護の種類

生活扶助	日々の暮らしにかかる食費，被服費，光熱費等の扶助
教育扶助	義務教育にかかる教材費，学校給食費，通学費等の扶助
住宅扶助	住宅の維持に必要な家賃，部屋代，地代，補修費，更新料等の扶助
医療扶助	診療費，手術費，薬剤費等の扶助（現物給付），最小限の通院費
介護扶助	介護サービスの扶助（現物給付）
出産扶助	出産をする費用の扶助
生業扶助	就職に必要な技能の習得にかかる費用，就職支度費用，子の高校の授業料の扶助
葬祭扶助	葬祭をする費用の扶助

※ 接骨院が被保護者に施術の給付を行うには，施術を行う柔道整復師が生活保護法による「指定施術機関」として指定を受ける必要がある

※ 医療扶助と介護扶助については，現物給付を原則としている

● 生活保護法の原理

国家責任の原理	日本国憲法第25条（生存権）に規定する理念に基づき，国が責任を持って実施する
無差別平等の原理	困窮に陥った理由は問わず，日本国民であれば誰でも適用する
最低生活の原理	健康で文化的な最低限度の生活を保障する
保護の補足性の原理	各自の能力や資産を最大限活用し，最善の努力をしても最低生活が維持できない場合に適用される

● 生活保護法の原則

申請保護の原則	・本人や家族等の申請に基づいて保護が開始される ・急迫した状況にあるときは申請がなくても保護される
基準及び程度の原則	・厚生労働大臣が定める保護基準（5年ごとに改定される）により，要保護者の世帯での収入では足りない分が支給される
必要即応の原則	・要保護者の実情（年齢，性別，健康状態等）に合わせて保護が行われる ・画一的な給付ではない
世帯単位の原則	・個人に対してではなく，生活を一緒にしている世帯を1つの単位として保護の要否や程度を定める

2．老人福祉法

● 目的：老人（65歳以上の人）に対して心身の健康保持，生活の安定のための措置を講じ，福祉を図ること

● 老人福祉施設：老人の心身の健康や生活の安定を図るために設置された施設

特別養護老人ホーム	・65歳以上で要介護3〜5の認定を受けている人を入所させ，援助を行う公的な介護保険施設 ・低料金で，終身の介護を受けることができる
養護老人ホーム	・65歳以上で環境的・経済的な理由（身寄りがない，収入がない等）から自宅で生活することができない人を入所させ，社会復帰を目指す施設 ・介護サービスは行わない（対象は身体的な介助を必要としない老人） ・長期的に利用することはできない
軽費老人ホーム	・60歳以上で自立しての生活に不安がある人を受け入れ，無料または低額で食事の提供や日常生活上の支援を行う施設
老人福祉センター	・地域の高齢者に対して相談に応じたり，健康増進，教養の向上，レクリエーション等の機会を提供したりする施設

老人介護支援センター	・在宅で介護を受けている高齢者やその家族等を支援するために，介護の相談や指導，必要な保健サービスの情報等を受けることができる施設
老人デイサービスセンター	・65歳以上で身体や精神上の障害があるために介護や支援が必要な人が，入浴や食事，機能訓練，介護方法の指導等を受けることができる日帰りの通所介護施設
老人短期入所施設	・65歳以上で養護者（介護する家族）の病気等により，自宅で介護を受けることが一時的に困難となった人に短期間入所してもらい介護を行う施設 ・ショートステイともいう

 介護老人保健施設（老健）
・在宅復帰や在宅療養支援を行うための施設（対象は要介護1～5の人）
・長期入院していた人が自宅へ戻るまでの期間に利用されることが多い
・公的な施設のため介護保険が適用される

確認問題 社会福祉制度

No.	問題	チェック	解説	解答
1	生活保護法の目的は最低限度の生活を保障し自立を助長することである	□□□	生活保護法は，国が生活に困窮している国民に対し，困窮の程度に応じて必要な保護を行い，最低限度の生活保障と自立を助長することを目的としている．	○
2	生活保護法は憲法第25条に規定する理念に基づいている	□□□	生活保護法は，日本国憲法第25条（生存権）に規定する理念に基づき，国が責任を持って実施することを原理とする（国家責任の原理）．	○
3	ホームレス状態の人も生活保護の対象となる	□□□	生活保護は国民の最低限度の生活を保障しているため，ホームレスであっても生活保護を受けることができる（住所の記載がなくても申請できる）．	○
4	生活保護の申請先は居住地の福祉事務所である	□□□	生活保護の申請窓口は，居住する地域を所管する福祉事務所の生活保護担当である．市（区）では市（区）が設置し，町村部では都道府県が設置している．	○
5	生活保護を決定するのは福祉事務所である	□□□	都道府県知事，市長，町村長が，保護の決定・実施の事務について福祉事務所長に委任をし，福祉事務所長が行政庁として保護の決定・実施の事務を行う．	○
6	生活保護制度では困窮に陥った理由は問わない	□□□	生活保護法は，困窮に陥った理由は問わず，日本国民であれば誰でも適用することを原理とする（無差別平等の原理）．	○
7	生活保護は6つの扶助で構成される	□□□	生活保護には，生活扶助，教育扶助，住宅扶助，医療扶助，介護扶助，出産扶助，生業扶助，葬祭扶助の8つの種類がある．	×
8	どこの接骨院でも生活保護法による被保護者に施術をすることができる	□□□	接骨院が被保護者に施術の給付を行うには，施術を行う柔道整復師が生活保護法による「指定施術機関」として指定を受ける必要がある．	×
9	教育扶助には子どもの高校の授業料も含まれる	□□□	教育扶助で支給されるのは義務教育までである．高校の就学費は生業扶助から支給される（大学や専門学校の費用については支給されない）．	×
10	老人福祉法における老人とは70歳以上の人である	□□□	老人福祉法における老人とは65歳以上の人である．	×
11	老人福祉施設とは老人の心身の健康や生活の安定を図るために設置された施設である	□□□	老人の心身の健康の保持，生活の安定を図ることを目的とした施設で，7種類の施設が存在する．	○
12	特別養護老人ホームの入居対象は65歳以上で要介護3～5の認定を受けている人である	□□□	特別養護老人ホームでは，65歳以上で要介護3～5の認定を受けている人を入所させ，援助を行う（公的な介護保険施設である）．	○
13	老人デイサービスセンターは通所介護施設である	□□□	65歳以上の高齢者を対象にした通所の介護施設である．入浴や食事，機能訓練等の介護サービスが提供される．	○
14	養護老人ホームのことをショートステイとも呼称する	□□□	自宅で介護を受けることが一時的に困難となった人に短期間入所してもらう「老人短期入所施設」のことをショートステイとも呼ぶ．	×
15	養護老人ホームでは介護サービスも受けられる	□□□	養護老人ホームは，入居者が自立した生活を送れるように支援する，いわゆる社会復帰を促すことを定義とする施設であるため，介護サービスは受けられない．	×

8 国民医療費

1. 国民医療費の状況

● 国民医療費：国民が当該年度内に医療機関での傷病の治療のために支払った費用

診療費，調剤費，入院時食事生活医療費，訪問看護医療費，療養費等

	令和元年度（2019）	平成30年度（2018）	平成29年度（2017）
国民医療費	44兆3895億円	43兆3949億円	43兆0710億円
（対前年度増減率）	2.3%増加	0.8%増加	2.2%増加
（国民総生産に対する比率）	7.93%	7.79%	7.75%
（国民所得に対する比率）	11.06%	10.79%	10.75%
人口一人当たりの国民医療費	35万1800円	34万3200円	33万9900円
（対前年度増減率）	2.5%増加	1.0%増加	2.4%増加
療養費等	5124億円	5158億円	5287億円
（対前年度増減率）	0.7%減少	2.4%減少	2.6%減少
柔道整復師の療養費	3213億円	3310億円	3471億円
（対前年度増減率）	2.9%減少	4.6%減少	5.2%減少

2. 国民医療費の財源

	令和元年度（2019）		平成30年度（2018）	
	国民医療費（億円）	構成割合（%）	国民医療費（億円）	構成割合（%）
総　数	443,895	100.0	433,949	100.0
公　費	169,807	38.3	166,049	38.3
保険料	219,426	49.4	213,727	49.3
その他	54,663	12.3	54,173	12.5
（患者負担）	51,837	11.7	51,267	11.8

財源の5割は保険料であり，公費が約4割，自己負担が約1割である

3. 年齢階級別国民医療費

	令和元年度（2019）			平成30年度（2018）		
	国民医療費（億円）	構成割合（%）	人口一人当たりの国民医療費（千円）	国民医療費（億円）	構成割合（%）	人口一人当たりの国民医療費（千円）
総数	443,895	100.0	351.3	433,949	100.0	343.2
65歳未満	173,266	39.0	191.9	171,121	39.4	188.3
65歳以上	270,629	61.0	754.2	262,828	60.6	738.7

人口1人当たりでは，65歳以上（75万4,200円）が，65歳未満（19万1,900円）の約4倍である

Check 国民医療費に含まれないもの

正常分娩の費用　　　　　　　　入院時室料差額の費用
健康診断（人間ドック）の費用　　歯科差額分の費用
予防接種の費用　　　　　　　　美容整形の費用
介護保険の費用

財源構成

国民医療費	5割：保険料，4割：公費，1割：自己負担
介護保険	5割：公費，5割：保険料
後期高齢者医療制度	5割：公費，4割：現役世代の支援，1割：保険料

出題のツボ：令和元年度（2019）
- 国民医療費の総額は 44 兆円を超える（過去最高）
- 国民所得に対する比率は 11％である（前年比で上回っている）
- 国民総生産に対する比率は 7％台である
- 国民一人当たりの医療費は年間 30 万円を超える
- 柔道整復師の療養費は約 3200 億円である（8 年連続でマイナス）
- 財源の半分は保険料（医療保険，後期高齢者医療給付）である
- 年齢階級別では，65 歳以上が 61.0％である
- 人口一人当たりでは，65 歳以上が，65 歳未満の約 4 倍である
- 診療種類別では，医科診療費（72.0％），薬局調剤費（17.7％），歯科診療費（6.8％）である
- 医科診療費のうち，入院医療費（38.1％），入院外医療費（33.9％）である
- 疾病分類別医療費構成割合では，循環器疾患（19.2％），新生物＜腫瘍＞（14.9％），筋骨格系及び結合組織の疾患（8.1％）である
- ※ 令和元年度（2019）は，新型コロナウイルスの感染拡大が本格化する前であった

確認問題 国民医療費（令和元年度）

No.	問 題	チェック	解 説	解答
1	国民医療費の総額は 50 兆円を超える	□□□	国民医療費の総額は 44 兆 3895 億円であり，対前年度増減率では 2.3％増加，国民総生産に対する比率は 7.9％，国民所得に対する比率は 11.06％である.	×
2	訪問看護の費用は国民医療費に含まれる	□□□	国民医療費の範囲は傷病の治療費に限定されており，医科診療費，歯科診療費，調剤費，入院時食事生活医療費，訪問看護医療費，療養費等で構成される.	○
3	介護保険の費用は国民医療費に含まれる	□□□	平成 12 年から介護保険制度が施行されたため，これ以降の介護保険法における訪問看護費や居宅・施設サービス等の費用は国民医療費には含まれない.	×
4	正常分娩に要する費用は国民医療費に含まれる	□□□	正常な妊娠や分娩は，診療や手術が必要な病気やケガに該当しないため，公的医療保険は適用されない. したがって，国民医療費に含まれない.	×
5	予防接種の費用は国民医療費に含まれる	□□□	国民医療費は傷病の治療に限っているため，病気の予防（健康の維持）を目的とした予防接種は含まれない.	×
6	財源の約半分は公費である	□□□	財源の半分は保険料（医療保険，後期高齢者医療給付）であり，公費が約 4 割，自己負担が約 1 割である.	×
7	国民医療費の国民所得に対する比率は 5％ 台である	□□□	令和元年度（2019）における国民医療費の国民所得に対する比率は 11.06％であり，前年比で 0.27％上回っている.	×
8	65 歳未満の一人当たりの国民医療費は，65 歳以上の約 4 倍である	□□□	令和元年度（2019）における 65 歳以上の一人当たりの国民医療費は 75 万 4200 円であり，65 歳未満（19 万 1900 円）の約 4 倍である.	×
9	柔道整復療養費は前年よりも増加している	□□□	令和元年度（2019）における柔道整復療養費は 3700 億円であり，対前年度増減率では 1.7％減少である. 8 年連続でマイナスである.	×
10	国民一人当たりの医療費は 30 万円を超える	□□□	国民一人当たりの医療費は約 35 万円である.	○
11	診療種類別では薬局調剤費が歯科診療費を上回っている	□□□	診療種類別では，医科診療費（31 兆 9583 億円），薬局調剤費（7 兆 8411 億円），歯科診療費（3 兆 150 億円）である.	○
12	医科診療費のうち入院医療費の方が入院外医療費を上回っている	□□□	医科診療費（31 兆 9583 億円）のうち，入院医療費（16 兆 8992 億円），入院外医療費（15 兆 591 億円）である.	○
13	疾病分類別医療費構成割合では新生物（腫瘍）が最も多い	□□□	疾病分類別医療費構成割合では，循環器疾患（19.2％），新生物＜腫瘍＞（14.9％），筋骨格系及び結合組織の疾患（8.1％）である.	×
14	国民総生産に対する比率は 10％ 台である	□□□	国民総生産に対する比率は 7％台である.	×
15	財源の約 10％ は患者の自己負担である	□□□	国民医療費のうち，5 兆 1837 億円（11.7％）は患者の自己負担である.	○

9 柔道整復師と療養費

1. 療養の給付（現物給付）と療養費（現金給付）

● 医療保険の保険給付

健康保険では，被保険者とその家族が仕事以外のことで病気やけがをした場合の保険給付方法が2つある

療養の給付	保険証を提示し，一部負担金を支払うことで必要な医療（療養）そのものが給付されるもの（現物給付）
療養費	保険証を持たずに医療機関等にかかった際，かかった医療費の全額を一時立て替え払いし，後日，保険者へ申請することにより，保険給付として認められた費用額から一部負担金の金額を除いた金額を現金で給付されるもの（現金給付）

● 療養費の支給条件

・医師が療養に必要と認めた義手，義足，義眼，コルセット等を装着した場合
・就職直後に資格取得の手続き中で保険証が未交付の場合
・感染症予防法により隔離収容された場合で薬価を徴収されたとき
・生血液の輸血を受けたとき
・柔道整復師等から施術を受けた場合
・無医村等で保険医療機関がない，またはやむを得ず保険医以外の医師の診療を受けた場合

　※ 療養費の支給の可否は，療養費を支給する保険者が決定する

 療養費の支給対象
柔道整復師：外傷性が明らかな骨折，脱臼，打撲，捻挫
　　　　　▶ 疲労性・慢性的な疾患，内科性原因による疾患は含まれない
はりきゅう：医師の同意がある神経痛，リウマチ，五十肩，頸腕症候群，腰痛症，頸椎
　　　　　捻挫後遺症

2. 償還払い方式と受領委任払い方式

● 償還払い

　費用の全額をいったん支払い，後で申請を行い，一部負担金分を差し引いた金額を払い戻してもらう

● 受領委任払い

　施術に係る料金について，患者から一部負担金に相当する額を受け取るとともに，患者から療養費の受領について委任を受けることで，患者に代わって療養費支給申請書を保険者に提出し，療養費を受け取る

柔道整復療養費の受領委任が認められた理由
・整形外科医不足 ▶ 負傷者である患者保護
・医師の代替機能 ▶ 応急手当が可能 ▶ 緊急的患者保護
・患者の経済的負担や事務的労力の軽減
※ 受領委任払い制度は，保険者からの委任を受けた都道府県知事及び地方厚生（支）局長と，（公社）都道府県柔道整復師会会長の三者間で締結した「協定書」に基づき，成立している

3. 柔道整復師の施術に係る療養費の受領委任の取扱い

受領委任払いを取扱うためには，「協定書（受領委任の取扱規程）」に定める事項を遵守することについて，地方厚生局長及び都道府県知事に確約（契約）しなければならない

● 施術管理者

・施術所の開設者である者を受領委任に係る施術管理者とし，1名置くこと ▶ 1施術所に1名
・当該施術所の勤務柔道整復師の中から開設者が選任した者が施術管理者となることもある

● 施術管理者になる要件

・柔道整復師としての実務経験が2年以上あること（令和6年4月から3年となる）

・受領委任を取り扱う施術所として登録された施術所の実務に従事した経験が1年以上あること
・施術管理者研修（16時間以上）を修了すること
※ 有効期間は研修修了年月日から5年間である

● 施術管理者の療養費の請求
・施術管理者である柔道整復師のみが受領委任の取扱いによる療養費を請求することができる
・受領委任の取扱いは登録（承諾）施術所においてのみ認められる
・原則，複数の施術所の施術管理者となることは認められない
・登録（承諾）のない場所での施術では受領委任の取扱いは認められない

● 受領委任の取扱いで遵守を確約する事項
・施術所内の見やすい場所に施術管理者及び勤務する柔道整復師の氏名を掲示すること
・患者から施術を求められた場合は，その者の提出する被保険者証によって療養費を受領する資格があることを確認すること
・患者から支払いを受ける一部負担金を減免又は超過して徴収しないこと
・患者から一部負担金の支払を受けるときは，正当な理由がない限り領収証を無償で交付する（義務）とともに，患者から求められたときは，正当な理由がない限り，当該一部負担金の計算の基礎となった項目ごとに記載した明細書を交付すること
・受領委任に係る施術に関する施術録は，保険以外の施術録と区別して整理しなければならない
・疲労性・慢性的な疾患，内科的原因による疾患は支給対象とならないことから，負傷原因を施術録に記載しなければならない
・患者に行った施術に関し，必要な事項を施術録に遅滞なく正確に記載するとともに，施術が完結した日から5年間保存すること

 明細書の無料交付
令和4年10月1日以降の施術分から，明細書発行機能が付与されているレセプトコンピューターを使用している施術所であって，常勤職員が3人以上である施術所においては，患者から柔道整復師の施術に係る療養費の一部負担金等の費用の支払いを受けるときは，正当な理由がない限り，明細書を無償で交付しなければならない（令和4年5月27日発）

● 受領委任の取扱い中止
施術管理者または勤務する柔道整復師が以下の事項に該当する場合は，受領委任の取扱い中止となる
　▶ 中止の判断は厚生局長と都道府県知事
・受領委任の取扱規程（協定書）に定める事項を遵守しなかったとき
・療養費の請求内容に不正または著しい不当の事実が認められたとき
・反社会勢力の排除の申し出に虚偽があったとき，申し出に反したとき，反社会的勢力の排除に規定する各項目のいずれかに該当するに至ったとき
・その他，受領委任の取扱いを認めることが不適当と認められるとき

● 不正請求等の種類

架空請求	・実際には行っていない施術を行ったものとして施術録に不実記載し，療養費を不正に請求したもの
付増請求	・施術日数を付け増しして療養費を請求したもの ・実際に行った施術に行っていない施術を付け増しして施術録に不実記載し，療養費を不正に請求したもの
付替請求	・施術部位を付け替えて療養費を請求していたもの
監査拒否	・正当な理由なく監査を欠席したことによるもの
その他	・往療を必要とするやむを得ない理由がないにもかかわらず，患家で行った施術にかかる療養費を請求したもの ・実際に勤務していないにもかかわらず，療養費を請求したもの ・算定基準を満たしていない療養費を請求したもの ・柔道整復師以外の者が行った施術等を療養費として請求したもの

4．保険取扱いの心得

・柔道整復師等の関係法令及び通達，協定書（受領委任の取扱規程）の内容を遵守すること
　▶ 契約である以上「知らなかった」「勉強不足」は許されない

・施術録に，施術の事実を，正確かつ詳細に記載すること
・懇切丁寧に患者に対応すること
・適正な請求を行うこと（療養上必要な範囲及び限度で行う，長期または濃厚な施術とならない）

確認問題 **柔道整復師と療養費**

No.	問　題	チェック	解　説	解答
1	医療保険制度では現物給付が原則である	□□□	保険医療機関の窓口に保険証を提示し，必要な医療そのものが給付（現物給付）されることが原則である.	○
2	柔道整復師による施術は現物給付である	□□□	療養の給付（現物給付）が行われるのは厚生労働大臣の指定を受けた保険医療機関である．接骨院は保険医療機関に含まれない.	×
3	柔道整復師による施術は療養費の支給条件に該当する	□□□	療養費（立替払いによる現金給付）の支給条件の中に「柔道整復師等から施術を受けた場合」が含まれている.	○
4	療養費の支給の可否は保険者が決定する	□□□	支給可否の判断をするのは，医療機関ではなく保険者である．保険者がやむを得ないと認めた場合以外は支給されない.	○
5	柔道整復師による施術に要した費用については，患者保護の立場から償還払いが行われている	□□□	昭和11（1936）年より，患者の保護（負傷に対する応急手当，経済的負担や事務的労力の軽減）の立場から受領委任払い制度が認められている.	×
6	受領委任払いを取扱うためには地方厚生局長との間で契約を結ぶ必要がある	□□□	受領委任払いを取扱うためには，「協定書」の内容を遵守することについて，地方厚生局長，都道府県知事に確約する必要がある.	○
7	柔道整復療養費の支給対象は外傷性が明らかな骨折，脱臼，打撲，捻挫である	□□□	支給対象となる負傷は，外傷性が明らかな骨折，脱臼，打撲及び捻挫に限られる．疲労性・慢性的な疾患，内科性原因による疾患は含まれない.	○
8	施術管理者のみが受領委任の療養費の請求をすることができる	□□□	受領委任の協定書に定める事項を遵守することを確約した施術管理者である柔道整復師のみが，受領委任の取扱いによる療養費を請求することができる.	○
9	トレーナー活動の現場で行った施術も受領委任の取扱いができる	□□□	受領委任の取扱いは，登録（承諾）された施術所においてのみ認められる.	×
10	施術管理者は複数の施術所を管理することができる	□□□	施術管理者は，当該施術所における受領委任に係る取扱い全般を管理する者であることから，複数の施術所の施術管理者となることは原則として認められない.	×
11	施術録は施術開始日から5年間の保存が義務である	□□□	施術録は施術完結（治癒，施術の中止，転院）の日から5年間の保存が義務である.	×
12	施術録には負傷原因を記載しなければならない	□□□	疲労性・慢性的な疾患，内科的原因による疾患は支給対象とならないことから，負傷原因を施術録に記載しなければならない.	○
13	受領委任で患者から支払いを受ける一部負担金を割引することができる	□□□	患者から一部負担金の支払いを減免又は超過することは，受領委任取扱いの協定（契約）違反である.	×
14	受領委任で患者から一部負担金の支払いを受けるときは領収書を交付する義務がある	□□□	患者から一部負担金の支払いを受けるときは，正当な理由がない限り，領収書を無償で交付しなければならない.	○
15	監査拒否は受領委任取扱いの中止措置の対象である	□□□	正当な理由なく監査を欠席することは不正請求等に該当し，受領委任取扱いの中止措置の対象となる.	○

10 柔道整復師法・施行令・施行規則

1．総則

● 目的
柔道整復師の資格を定めるとともに，その業務が適正に運用されるように規律すること

免許制度を設ける理由	人体に危害を及ぼす恐れがあるため（患者安全のため） 免許者に独占的な施術を行わせるため 免許者の業務が適正に運用されるように規律するため 衛生水準の向上を図るため

● 定義
・柔道整復師とは，厚生労働大臣の免許を受けて，柔道整復を業とするもの
・施術所とは，柔道整復師が柔道整復の業務を行う場所

柔道整復の業とは	反復継続の意思をもって施術を行うこと 1人に1回でも施術を行えば業となる 営利性は必要ではない（施術の対価を必要としない） 報酬を得る意思や，実際に報酬を得たかどうかは必要としない
反復継続の意思とは	柔道整復師でなければ許されていない施術を，何回も繰り返して行う意思 施術を業として（反復継続して）行う意思

2．免許

● 概要
・柔道整復師免許は自然人のみに与えられた無形の身分や資格 ▶ 法人に与えられることはない
・特定人のみにしか効果がない ▶ 他者に貸与，譲渡，相続等はできない
・法的効力は柔道整復師名簿への登録から発生し，終生存続する

● 要件

絶対的資格要件	柔道整復師国家試験に合格すること
消極的資格要件 （相対的欠格事由）	精神機能障害者 麻薬，大麻，あへんの中毒者 罰金以上の刑に処せられた者 ▶ 死刑，懲役，禁錮，罰金 柔道整復の業務に関し犯罪又は不正の行為があった者

免許申請者が欠格事由に該当する場合には，治療等により障害の程度が軽減しているかが考慮される

免許申請者が精神機能障害者に該当する場合には，意見聴取の機会が与えられる

拘留・科料の刑は欠格事由ではない ▶ 科料は「1000円以上1万円未満」，罰金は「1万円以上」

● 免許取り消し・業務停止・再免許

免許取り消し	取り消しを命じるのは厚生労働大臣 対象は欠格事由該当者 ▶ 意見聴取の機会が与えられる 5日以内に免許証を厚生労働大臣（指定登録機関）に返納しなければならない
業務停止	業務停止を命じるのは厚生労働大臣 対象は欠格事由該当者 ▶ 命令に違反すると30万円以下の罰金
再免許	対象は免許を取り消された者

● 不利益処分の救済

聴　聞	行政庁が処分に先立ち，対象者に口頭で意見を述べる機会を与える手続き 柔道整復師免許取消し等の不利益処分をしようとするとき
弁明の機会の付与	行政庁が処分に先立ち，対象者に書面で意見を述べる機会を与える手続き 聴聞手続きに該当しない場合（業務の停止）の不利益処分をしようとするとき 証拠書類等を提出することができる
審査請求 （不服申立て）	行政庁の違法または不当な処分に関し，国民が簡易迅速かつ公正な手続の下で広く行政庁に対する不服申立てすることができる制度 厚生労働大臣に対し審査請求をすることができる

※ 聴聞・弁明の機会の付与は行政手続法第 13 条に規定される
　 審査請求は行政不服審査法に規定される

3．免許の申請

・厚生労働大臣が柔道整復師免許を与える ▶ 免許を与えるとは柔道整復師名簿に登録すること
・国家試験に合格した者の申請により柔道整復師名簿に登録され，免許証が交付される
・柔道整復師名簿に登録されることで免許が有効となる
・国家試験に合格しただけでは柔道整復の業をすることができない
・免許証とは免許を受けていることを有形的に証明するものである
・免許証がなくても免許を受けていれば柔道整復を業とすることができる

申請書の提出先	厚生労働大臣（指定登録機関）
必要書類	申請書 国家試験の合格証書の写しまたは合格証明書 ▶ 省略可 戸籍謄本，戸籍抄本，住民票の写しのいずれか 1 つ 医師の診断書（精神機能障害，薬物中毒の有無） ※ 申請書に合格した試験の施行年月，受験地，受験番号を記載した場合， 国家試験の合格証書の写しまたは合格証明書の添付を省略することができる

● 柔道整復師名簿

登録事項	登録番号，登録年月日 本籍地都道府県，氏名，生年月日，性別 試験合格の年月 免許取り消し・業務停止処分に関する事項 再免許の旨 書換え交付・再交付の旨，理由，年月日 登録消除の旨，理由，年月日

現住所は登録事項ではない ▶ 名簿訂正・免許証書換えの対象とならない

● 名簿の訂正

対象	本籍地都道府県，氏名，生年月日，性別のいずれかに変更が生じたとき
申請期日	30 日以内
申請書の提出先	厚生労働大臣（指定登録機関）
必要書類	申請書 戸籍謄本または戸籍抄本

● 名簿登録の消除

対象	柔道整復師が死亡したとき 失踪の宣告を受けたとき
申請期日	30 日以内
届け出義務者	戸籍法の規定に基づく届出義務者 死亡：①同居の親族，②その他の同居者，③家主，地主，管理人 ④同居の親族以外の親族 失踪：失踪宣告の裁判を請求した利害関係人 自らの意思：本人（申請はいつでも可能）
申請書の提出先	厚生労働大臣（指定登録機関）
必要書類	申請書 死亡・失踪宣告の証明書類 免許証または免許証明書 ▶ 厚生労働大臣（指定登録機関）に返納

● 免許証の書換え交付

対象	免許証の記載事項に変更が生じたとき
申請書の提出先	厚生労働大臣（指定登録機関）
必要書類	申請書 免許証または免許証明書 戸籍謄本または戸籍抄本

書換え交付の申請はしなくてもよい

● 免許証の再交付

対象	免許証を破ったり，汚したり，紛失したとき
申請書の提出先	厚生労働大臣（指定登録機関）
必要書類	申請書 免許証または免許証明書 戸籍謄本または戸籍抄本

再交付の申請はしなくてもよい

4．指定登録・試験機関

指定登録機関・指定試験機関 ▶ 公益財団法人柔道整復研修試験財団

● 登録事務

・免許証明書の交付，書換え交付，再交付
・柔道整復師名簿への登録，訂正，消除

● 試験事務

・試験は厚生労働大臣が行う
・受験資格は，柔道整復師学校養成施設を卒業した者，卒業見込みの者
・試験の報告（実施年月日，試験地，受験申込者数，受験者数，受験者一覧表）
・受験停止の処分の報告

受験停止処分の報告	指定試験機関が厚生労働大臣に報告 氏名，生年月日，住所，処分の内容，処分を行った年月日，不正行為の内容
試験無効等処分の通知	厚生労働大臣が指定試験機関に通知 氏名，生年月日，住所，処分の内容，処分を行った年月日

● 不正行為者の処分（権限）

	受験停止	試験無効	一定期間の受験停止
厚生労働大臣	○	○	○
指定試験機関	○	×	×

● 合格証書・合格証明書の交付

合格証書	厚生労働大臣（指定試験機関）が試験合格者に交付する
合格証明書	試験合格者は厚生労働大臣（指定登録機関）に交付を申請できる（有料）

5．業

● 名称独占と業務独占

名称独占・業務独占	医師，歯科医師，薬剤師，診療放射線技師，歯科衛生士，助産師，看護師，准看護師
名称独占	保健師，臨床検査技師，理学療法士，作業療法士，栄養士・管理栄養士，言語聴覚士，救急救命士，介護福祉士，社会福祉士
業務独占	柔道整復師，歯科技工士，はり師，きゅう師，あんまマッサージ指圧師

業務独占：その資格がないと，その仕事ができない
名称独占：資格がなくてもその仕事ができるが，その資格名を名乗ることはできない

・柔道整復の業務ができるのは医師と柔道整復師のみである

● 柔道整復師の業務範囲

できる	打撲・捻挫等への施術，骨折・脱臼への応急手当，施術に伴う湿布貼付
できる （医師の同意）	骨折・脱臼への施術
できない	外科手術，止血剤の注射，強心剤の注射，内服薬の投与，エックス線撮影，画像診断，薬品の投与，薬品の指示，販売または授与目的での調剤

・同意を得る医師に歯科医師は含まない

・同意には医師の診察（直接）が必要

・同意は書面でも口頭でもよく，患者が得ても，柔道整復師が得てもよい

・同意を受けた事実は施術録に記載する

・骨折・脱臼への応急手当の後，医師の同意を得ずに引き続き施術をすることはできない

 施術所で可能なこと
・超音波観察装置での観察（筋・腱・靱帯・骨・神経）▶ 診断は不可
・医薬品第2類・第3類の健康被害の少ない湿布や軟膏，消毒薬等の使用
・施術に使用する湿布や軟膏等の販売，サポーター，コルセット等の販売

● 放射線の人体照射

・放射線を人体に照射できるのは医師，歯科医師，診療放射線技師である

・自らの判断で放射線を人体照射できるのは医師，歯科医師である

・施術所内にエックス線装置を設置することはできない ▶ 医療法により規定される

● 守秘義務

・柔道整復師法第17条の2に規定される ▶ 違反すると50万円以下の罰金

・医師，薬剤師，助産師の守秘義務は刑法により規定される

・業務上知り得た秘密を洩らした罪は親告罪（被害者の告訴が必要とされる罪）である

・秘密には医療とかかわらない内容も含まれる

・職を辞しても，免許証を喪失しても，柔道整復師名簿登録の消除をしても，守秘義務は課せられる

● 都道府県知事（保健所を設置する市又は特別区の市・区長）の指示

・衛生上，害を生じるおそれがあると認めるときに都道府県知事（市・区長）は必要な指示ができる

・指示に違反すると30万円以下の罰金

6．施術所

● 開設の届出

届出する人	施術所を開設した者（柔道整復師免許がなくてもよい）
届け出先	都道府県知事（保健所を設置する市または特別区の市・区長）
期　日	開設後10日以内
届出事項	① 開設者の氏名及び住所 ② 開設の年月日 ③ 名称 ④ 開設の場所 ⑤ 業務に従事する柔道整復師の氏名 ⑥ 構造設備の概要及び平面図

● 休止・廃止・再開の届出

届出する人	施術所を開設した者 開設者が死亡・失踪の場合は戸籍法の規定に基づく届出義務者
届け出先	都道府県知事（保健所を設置する市または特別区の市・区長）
期　日	休止，廃止，再開した日から10日以内

・施術所の廃止理由 ▶ 開設者の意思，開設者の死亡または失踪，開設した法人の解散，等

・開設者の氏名変更があった場合 ▶ 届出事項の変更を届出する

・開設者が別の人になった場合 ▶ 前開設者が廃止の届出をし，新開設者が開設の届出をする

● 届出の罰則

開設・休止・廃止・再開の届出をしなかった場合
届出事項の変更の届出をしなかった場合　　　　　30 万円以下の罰金（両罰規定）
虚偽の届出をした場合

両罰規定
違反行為者だけでなく，開設者（法人代表者や人）も併せて処罰の対象とする規定

● 施術所の構造設備等

厚生労働省令で規定される

構造設備基準	施術室	6.6 平方メートル以上，専用でなければならない
	待合室	3.3 平方メートル以上
	外気の開放面積	施術室面積の 7 分の 1 以上 換気扇や換気機能付きエアコン等で代替できる
	消毒設備	施術に用いる器具類の滅菌機器，手洗い場，手指消毒薬等
衛生上必要な措置	常に清潔に保つこと 採光，照明及び換気を充分にすること	

● 施術所に対する監督

監督者は都道府県知事（保健所を設置する市または特別区の市・区長）である

報　告 立ち入り検査	目的は構造設備や衛生上の措置の状況確認 ▶ 犯罪捜査ではない 立ち入り検査をする者は身分証を携帯し，求めにより提示しなければならない 報告をしない，虚偽の報告をした場合 検査の拒否，妨げ，忌避をした場合 ｝ 30 万円以下の罰金（両罰規定）
使用制限	上記の報告・検査で問題があった場合に開設者に命ずることができる 期間を定め，施術所の全部または一部の使用制限・禁止 構造設備の改善 衛生上の措置を講ずべき旨 命令に違反すると 30 万円以下の罰金（両罰規定）

● 広告の制限

できる	できない
柔道整復師である旨，氏名，住所	施術者の経歴（職歴，学歴，学位）
施術所の名称，電話番号，FAX 番号	施術者の技能，施術方法
所在場所の地図，案内図，経路案内	各種保険取扱い，健康保険取扱い
施術日，施術時間	連携病院を有する旨
ほねつぎ（または接骨）	学会関連（役職名，認定事項，会員である旨）
施術所の開設届出済の旨	○○専門（自費施術，交通事故）
医療保険療養費支給申請ができる旨	導入している医療機器
予約施術の実施，予約制，予約受付時間	
休日夜間施術の実施，受付時間	
出張施術の実施，訪問施術の実施	
駐車場の有無，位置，収容可能台数，料金	

・広告とは，ある事項を不特定多数に誘因の目的をもって知らせること

・広告の制限を受けるのは施術者に限らず，「何人も」である

・制限理由は，情報の客観性と正確性を維持するため

・広告の制限に違反すると 30 万円以下の罰金（両罰規定）

● 名称の制限

できる	できない	
ほねつぎ 接骨院 柔道整復院	医師法	接骨医，整骨医，東洋医学医
	医療法	病院，診療所，治療院，治療所，療院

● 柔道整復師法違反による罰則

罰則	内　容	根　拠	両罰規定
50 万円以下の罰金 （第 29 条）	無免許で柔道整復を業とした（医師は除く） 守秘義務に違反した（親告罪であることに注意） 虚偽・不正の事実に基づいて免許を受けた	15 条 17 条の 2	
30 万円以下の罰金 （第 30 条）	厚生労働大臣が命じた欠格事由による業務停止命令に違反した 意思の同意を得ずに骨折・脱臼の患部に施術をした 都道府県知事による指示に違反した（衛生上の害） 都道府県知事による命令に違反した（施術所の使用制限） 広告の制限に違反した 施術所の届出，変更をしなかった，虚偽の届出をした 都道府県知事が求める報告，立ち入り検査に違反した	8 条 1 項 17 条 18 条 1 項 22 条 24 条 19 条 21 条 1 項	 ○ ○ ○ ○

・1 年以下の懲役又は 50 万円以下の罰金：不正の採点をした柔道整復師試験委員

・刑罰における主刑の軽重順序：死刑，懲役，禁錮，罰金，拘留及び科料

確認問題 柔道整復師法

1	柔道整復師法は衛生水準の向上を図ることを目的とする	□□□	柔道整復師法は，資格を定めるとともに，その業務が適正に運用されるように規律することを目的とする．	×
2	柔道整復師免許は自然人と法人に与えられる	□□□	法律上の人には，自然人と法人がある．柔道整復師免許は自然人（法律上の権利義務の主体である個人）のみに与えられる．	×
3	免許を与えるとは柔道整復師名簿に登録することである	□□□	試験に合格した者の申請により，厚生労働大臣（指定登録機関）が柔道整復師名簿に登録することで免許が有効となる．	○
4	医師は柔道整復師免許がなくても柔道整復を業として行うことができる	□□□	柔道整復の業務は，医師と柔道整復師のみに許された独占的業務である．	○
5	麻薬中毒者は絶対的欠格事由である	□□□	柔道整復師法は「与えないことがある」と表現していることから相対的欠格事由（必ずしも資格を喪失するとは限らない）である．	×
6	罰金以上の刑に処せられた者は欠格事由に該当する	□□□	罰金以上の刑とは，死刑・懲役・禁錮・罰金である．拘留・科料は欠格事由ではない．	○
7	国家試験に合格しただけでは柔道整復の業をすることができない	□□□	免許の効力は柔道整復師名簿への登録から発生する．試験合格後に申請し，柔道整復師名簿に登録されることで柔道整復の業をすることができる．	○
8	柔道整復師の免許申請には医師の診断書が必要である	□□□	精神機能障害，麻薬・大麻・あへん中毒者の有無に関する医師の診断書が必要である．	○
9	柔道整復師名簿の登録事項に試験合格の年月は含まれる	□□□	試験合格の年月は登録事項である．登録者を年度別で管理することは不可欠である．	○
10	柔道整復師名簿の登録事項に現住所は含まれる	□□□	本籍地都道府県名は登録事項であるが，現住所は登録事項ではない．そのため，住所変更が生じても名簿訂正・免許証書換えの手続きは不要である．	×
11	本籍地都道府県名に変更を生じたときは 30 日以内に名簿の訂正を申請しなければならない	□□□	本籍地都道府県名，氏名，生年月日，性別のいずれかに変更を生じたときは，30 日以内に名簿の訂正を申請しなければならない．	○
12	柔道整復師が死亡した場合は戸籍法の規定に基づく届出義務者が 10 日以内に名簿登録の消除を申請しなければならない	□□□	届出義務者（同居の親族，その他の同居者，家主，地主，管理人，同居の親族以外の親族）が 30 日以内に名簿登録の消除を申請しなければならない．	×
13	免許を取り消されたときは 7 日以内に免許証を返納しなければならない	□□□	免許を取り消されたときは 5 日以内に免許証を厚生労働大臣（指定登録機関）に返納しなければならない．	×
14	免許証を破損したときは再交付を申請しなければならない	□□□	免許証を破ったり，汚したり，紛失したときは，再交付の申請をすることができる（再交付の申請はしなくてもよい）．	×
15	柔道整復師国家試験の合格証書は指定試験機関が交付する	□□□	試験合格者に交付する合格証書は厚生労働大臣（指定試験機関）が交付する．合格証明書と混同しないよう注意が必要である．	○
16	柔道整復師は名称独占と業務独占を有する	□□□	柔道整復師は業務独占のみである．	×
17	柔道整復師が骨折の後療法を行うには医師の同意が必要である	□□□	応急手当としての骨折・脱臼の施術には医師の同意は不要であるが，後療法を行うには医師の同意が必要である．	○
18	柔道整復師は捻挫患者の患部に湿布を貼付することができる	□□□	柔道整復師の業務に伴った湿布の使用は認められている．湿布の販売については注意が必要（医薬部外品であれば可能，医薬品は不可）．	○

19	骨折の施術への同意を得るのは歯科医師でもよい	☐☐☐	施術の同意医師は，医師法に基づいて医師免許を付与された者でなければならない．歯科医師は該当しない．	×
20	応急手当の場合は柔道整復師が医師に症状等を直接電話することで同意を得る	☐☐☐	骨折・脱臼の応急手当をする場合の同意には，医師が直接患者を診察することが必要である．	×
21	医師の同意は書面で得る必要がある	☐☐☐	医師から同意を得る方法は，書面・口頭のどちらでもよい．この同意は，患者が医師から得ても，柔道整復師が直接医師から得てもよい．	×
22	柔道整復師の守秘義務は医療法に規定される	☐☐☐	柔道整復師の守秘義務は柔道整復師法第17条の2に規定される．医師・薬剤師・助産師は身分法ではなく，刑法に規定されていることに留意すること．	×
23	守秘義務は柔道整復師名簿登録の消除をした後にも課せられる	☐☐☐	柔道整復師でなくなった後においても守秘義務は課せられる．	○
24	守秘義務に違反すると30万円以下の罰金に処せられる	☐☐☐	守秘義務に違反すると50万円以下の罰金に処せられる．50万円以下の罰金は3つある（①無免許，②守秘義務，③不正に免許取得）．	×
25	施術所開設の届出は開設後30日以内にしなければならない	☐☐☐	施術所を開設した者は，開設後10日以内に，施術所の所在地の都道府県知事（市・区長）に届出なければならない．	×
26	施術所の開設届出事項に開設者の性別が含まれる	☐☐☐	開設者の性別は，開設の届出事項に含まれない．柔道整復師名簿の登録事項には申請者の性別は含まれる．	×
27	開設者の氏名に変更が生じた場合に変更の届出をしなくても罰則はない	☐☐☐	施術所の届出，変更をしなかった，虚偽の届出をした者は，30万円以下の罰金に処せられる．	×
28	施術所の構造設備基準は厚生労働省令に規定される	☐☐☐	施術所の構造設備は厚生労働省令で定める基準に適合したものでなければならない．	○
29	柔道整復師は「各種保険取扱い」と広告することができない	☐☐☐	柔道整復師による施術は療養費なので，「各種保険取扱い」という表現はできない．「医療保険療養費支給申請取扱」という旨の広告はできる．	○
30	広告の制限違反は両罰規定である	☐☐☐	他に，都道府県知事による施術所の使用制限の命令違反，都道府県知事が求める報告，立ち入り検査の違反，施術所の届出・変更をしない違反がある．	○

11 関係法規

1. 柔道整復師法に係る法令

成文法 （制定法）	文章として書かれている法	憲　法	国の最高法規，基本法
		条　約	国際間の成文法
		法　律	国会により制定される
		命　令	政令：内閣が定める 府令：内閣総理大臣（内閣府）が発する 省令：各省大臣が発する 規則：人事院，会計検査院等が定める
		条　例	地方議会がその議決により定める
		規　則	地方公共団体の首長が定める
不文法	文章として書かれていない法 （成文法を補充するもの）	慣習法	社会で守られ，定着している行動様式
		判　例	裁判において裁判所が示した法律的判断
		条　理	人としての常識，物事の道筋や道理

公　法	国民と国家との関係を規律付けるもの	憲法，刑法，行政法，柔道整復師法，等
私　法	市民相互の関係を規律付けるもの	民法，商法，等

自然人	法律上の権利義務の主体である個人
法　人	自然人以外で，法律上の権利義務の主体となることを認められているもの

法律上の人には，自然人と法人がある

柔道整復師に関する法規

法　律	柔道整復師法
政　令	柔道整復師法施行令
省　令	柔道整復師法施行規則

2. 医師法

● **医師の任務**

・医療・保健指導をつかさどる ▶ 公衆衛生の向上・増進に寄与，国民の健康な生活を確保

・医師でなければ医業をできない

・保健指導を行う義務がある

・名称独占・業務独占

● **再教育研修**

・戒告処分や医業停止処分，業務停止処分を受けた場合，再免許を受けようとする場合に受ける研修

・医師，歯科医師，薬剤師，保健師，助産師，看護師，准看護師

・厚生労働大臣（准看護師は都道府県知事）は研修を受けるよう命ずることができる

● **臨床研修**

　免許取得後，医師は 2 年以上，歯科医師は 1 年以上の臨床研修を受けなければならない

● **守秘義務**

・刑法により規定されているのは，医師，薬剤師，助産師，医薬品販売業者，弁護士，弁護人，公証人

・医師法には守秘義務の規定がない

・歯科医師は「医師」に含まれると解されている

● **応招義務**

・業を求められたときに，正当な理由がない限りこれを拒んではならない

・医師，歯科医師，薬剤師，助産師 ▶ 保健師，看護師にはない

● 無診察治療等の禁止

・自ら診察しないで，治療や診断書，処方箋，各種証明書等を交付してはならない

・医師，歯科医師

● 保健指導を行う義務

　診察をしたときに療養の方法，保健の向上に必要な事項の指導をしなければならない

● 診療録の記録と保存

・診察をしたときは遅滞なく記載しなければならない

・診療録は 5 年間保存しなければならない ▶ 診療が完結した日（最後に診療した日）を起点とする

3. 保健師助産師看護師法

● 業務

保健師	保健指導	名称独占のみ
助産師	助産（分娩の介助），妊婦，じょく婦，新生児の保健指導 応招義務あり	名称独占・業務独占
看護師	傷病者，じょく婦に対する療養上の世話，診療の補助	名称独占・業務独占
准看護師	医師，歯科医師，看護師の指示を受けて看護師と同様のこと 都道府県知事免許	名称独占・業務独占

● 免許を受けた後の資質の向上

　臨床研修その他の研修の受講に努めなければならない ▶ 保健師助産師看護師法で規定される

4. 診療放射線技師法

・医師，歯科医師の指示の下に放射線を人体に照射する ▶ 自らの判断では放射線を人体に照射できない

・名称独占・業務独占

・医師，歯科医師の指示は「具体的な指示」でなければならない

・原則として，病院・診療所において実施しなければならない

・医師，歯科医師の指示を受けることで，出張して超音波検査も行える

・照射録を作成し，その指示をした医師または歯科医師の署名を受けなければならない

5. 理学療法士及び作業療法士法

・医師の指示の下に理学療法，作業療法を行う

・名称独占のみ

理学療法	対　象	身体の障害のある者
	目　的	基本的動作能力の回復を図る
	業　務	体操・運動を行わせる，物理的手段を加える（電気刺激，マッサージ，温熱等）
作業療法	対　象	身体または精神に障害のある者
	目　的	応用的動作能力，社会的適応能力の回復を図る
	業　務	手芸，工作，その他の作業を行わせる

6. 薬剤師法

・調剤，医薬品の供給，薬事衛生をつかさどる → 公衆衛生の向上・増進に寄与，国民の健康な生活を確保

・原則として，薬剤師以外の者が販売・授与の目的で調剤を行うことができない

・医師，歯科医師，獣医師の処方箋がなければ調剤ができない

・処方箋に疑わしい点があるときは，そのことを確かめた後でなければ調剤してはならない ▶ 疑義照会

・名称独占・業務独占

他資格の業務

歯科医師	歯科医療・保健指導をつかさどる
臨床検査技師	人から排出・採取された検体の生理学的検査，診療の補助として採血
視能訓練士	両眼視機能回復のための矯正訓練，検査
言語聴覚士	音声機能，言語機能，聴覚障害に対する訓練，検査，助言・指導・援助
臨床工学技士	生命維持管理装置の操作，保守点検
義肢装具士	義肢・装具の採型，制作，身体への適合
救急救命士	気道の確保，心拍の回復（アドレナリン投与），静脈路確保のための輸液
歯科衛生士	歯石等の除去，薬物の塗布，歯科診療の補助，歯科保健指導
歯科技工士	補てつ物，充填物，矯正装置の作成，修理，加工

独占・再教育研修・応招義務・守秘義務（刑法）のまとめ

	名称独占	業務独占	再教育研修	応招義務	刑法による守秘義務
医　師	○	○	○	○	○
保健師	○		○		
助産師	○	○	○	○	○
看護師	○	○	○		
診療放射線技師	○	○			
理学・作業療法士	○				
薬剤師	○	○	○	○	○

7．医療法

目的に定める事項	医療に関する適切な選択の支援に関する事項 医療の安全を確保するために必要な事項 医療提供施設の開設・管理・監督に関する事項 医療提供施設の整備，機能の分担，業務を推進するために必要な事項
目　的	医療を受ける者の利益の保護 良質かつ適切な医療を効率的に提供する体制の確保 国民の健康保持
医療提供の理念	生命の尊重と個人の尊厳の保持を旨とする 医療の担い手と医療を受ける者との信頼関係を基本とする 医療を受ける者の心身の状況に応じて行われる 単に治療のみではなく，疾病予防，リハビリテーションも含んだ良質で適切なもの 国民自らの健康の保持増進のための努力を基礎とする 医療を受ける者の意向を十分に尊重する 各医療提供施設の機能に応じて効率的に提供されるべきである 関連するサービスとの有機的な連携を図りつつ提供されるべきである
医療の担い手の責務	医療を受ける者に対して良質で適切な医療を行うよう努める 医療を提供するに当たり適切な説明を行い，医療を受ける者の理解を得るよう努める 説明と同意の実践（インフォームド・コンセント）は医療法に規定される（努力義務）
類似名称の使用制限	病院または診療所でないものに，病院，病院分院，産院，療養所，診療所，診察所，医院の名称は使用できない 施術所に治療院，治療所，療院等の名称は使用できない

No.	問　題	チェック	解　説	解答
1	医師法には守秘義務の規定がない	☐☐☐	医師の守秘義務は刑法により規定される．他の医療資格では，薬剤師，助産師も刑法により規定されている．	○
2	理学療法士は名称独占と業務独占を有する	☐☐☐	理学療法士は名称独占のみ有する．ある患者のリハビリを，その家族（無資格者）が自宅で行っても法律違反にならない（業務独占はない）．	×
3	保健師は名称独占と業務独占を有する	☐☐☐	保健師の保健業務自体は業務独占ではない．保健指導や健康相談等は無資格者が行っても法律違反にならない．	×
4	柔道整復師が再免許を受けようとするときには再教育研修を受ける	☐☐☐	再教育研修が規定されているのは，医師，歯科医師，薬剤師，保健師，助産師，看護師，准看護師である．	×
5	診療に従事しようとする医師は2年以上の臨床研修を受けなければならない	☐☐☐	医師免許取得後に2年以上の臨床研修を受けなければならない．	○
6	応招義務は看護師にもある	☐☐☐	応招義務があるのは医師，歯科医師，薬剤師，助産師である．保健師及び看護師にはないことに留意すること．	×
7	医師は診察をしなければ処方箋を交付できない	☐☐☐	医師・歯科医師は，自ら診察しないで，治療や診断書，処方箋，各種証明書等を交付してはならない．	○
8	法律上，柔道整復師はマッサージを行うことができる	☐☐☐	法律上，マッサージを行えるのは，医師，あんまマッサージ指圧師，理学療法士（医師の具体的な指示を受け，理学療法として行うマッサージ）である．	×
9	診療放射線技師が作成する照射録には，その指示をした医師の署名を受けなければならない	☐☐☐	診療放射線技師が放射線を人体照射したときには，照射録を作成し，その指示をした医師または歯科医師の署名を受けなければならない．	○
10	診療放射線技師は，医師の指示を受け，病院以外の場所に出張して超音波検査を行うことができる	☐☐☐	医師・歯科医師が診察した患者について，その医師・歯科医師の指示を受け，病院または診療所以外の場所に出張して超音波検査を行うことができる．	○
11	社会的適応能力の回復を図るために作業療法を行う	☐☐☐	作業療法とは，身体または精神に障害のある者に対し，応用的動作能力，社会的適応能力の回復を図るため，手芸，工作，その他の作業を行わせることをいう．	○
12	薬剤師は医師が交付した処方箋をチェックする	☐☐☐	処方箋のチェックは薬剤師の義務である．処方箋に疑わしい点があるときは，交付した医師にそのことを確かめた後でなければ調剤してはならない．	○
13	医療法は医療を受ける者の利益の保護を目的とする	☐☐☐	医療法の目的は，医療を受ける者の利益の保護，良質かつ適切な医療を効率的に提供する体制の確保，国民の健康の保持である．	○
14	インフォームド・コンセントは医療法に規定される	☐☐☐	医療法第1条第4項に，「医療を提供するに当たり適切な説明を行い，医療を受ける者の理解を得るよう努めなければならない」とある（努力義務）．	○
15	医療には治療だけでなく疾病予防も含まれる	☐☐☐	医療は単に治療のみではなく，疾病予防，リハビリテーションも含んだ良質で適切なものでなければならない．	○

12 定型的鎖骨骨折

1．診察および整復

病歴聴取

介達外力による発生が多い

肩部を衝いての転倒で発生する ▶ 外力は鎖骨に対して屈曲力として作用する <1>

好発部位は中央・遠位 1/3 境界部である

▶ 中央・遠位 1/3 境界部は外側の弯曲と内側の弯曲が移行するところであり，長軸方向からの重力と反力に対する抵抗が最も弱い

患者の観察

● 疼痛緩和肢位

肘部を健側手で保持し，頭頸部を患側に傾け，顔は健側を向き，胸椎は後弯傾向をとり，すり足歩行

患側の肩幅減少，肩の位置が低い（肩下垂）

患部の状態

● 骨片転位 <2>

近位骨片：胸鎖乳突筋の牽引力により後上方転位

遠位骨片：上肢の重量により下垂
　　　　　大・小胸筋の牽引力により前方かつ内方に短縮転位 ｝ 前内下方転位

● 症 状

肩関節の運動制限がみられる ▶ とくに肩関節外転障害

上方凸変形がみられる <3> ▶ 骨折端を皮下に触知できる

成人，高齢者では第 3 骨片を生じる場合がある ▶ 小児では第 3 骨片を生じることは少ない

疼痛のため体位変換や歩容は緩慢である

合併症の確認

鎖骨下動脈損傷 ▶ 橈骨動脈の拍動

腕神経叢損傷 ▶ 上肢の感覚異常，手指の運動障害の有無 <4>

胸膜・肺尖損傷（まれに血胸，気胸が発生）▶ 胸痛，呼吸困難，咳等の有無

鎖骨遠位端部骨折，肩鎖関節脱臼 ▶ 圧痛部位，変形の違い

鑑別診断

肘内障でも上肢全体を使用しないことがある ▶ 両腋窩に手を入れ抱き上げた際の疼痛

患者の介助

移動時から着座するまで体幹や患肢を保持する

ベッドに端座位またはイスに座位とする

健側から袖を抜くように脱衣させる

脱衣時に患肢を保持する

助手への指示

● 第 1 助手 <5>

・患者の後方に位置する

・膝頭を脊柱にあてる

　（第 7 胸椎付近に膝頭から下腿近位端部が全体的にあたるようにする）

・両脇から手を入れて，両肩を把持する

・両肩を後外方に牽引（胸郭拡大）する ▶ 短縮転位の除去

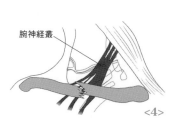

腕神経叢

<4>

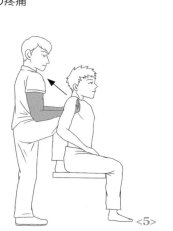

<5>

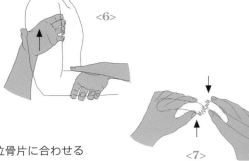

● 第 2 助手 <6>
・患者の患側に位置する
・肘関節屈曲位とし，上腕と前腕を把持する
・上腕骨軸を上外方に押し上げる（肩甲骨を挙上・内転させる）
　▶ 下方転位の除去

整復操作（座位整復法）<7>
・患者の前方に位置する
・両骨折端を把握する
・第 2 助手の操作時に近位骨片を下方に直圧し，遠位骨片を近位骨片に合わせる

整復後の確認
転位と変形の消失を確認する
上肢の血流と感覚を確認する

保存療法の限界
遠位端部骨折で烏口鎖骨靱帯の断裂があり不安定型となるおそれのあるもの ▶ ニアー分類のⅡ型
第 3 骨片の一部が鋭利で皮膚を貫通するおそれのあるもの
粉砕骨折等で整復位保持が不可能なもの

2．固 定

固定材料
鎖骨リング，包帯，腋窩枕子，テープ，局所副子，三角巾

固定肢位
両側肩甲骨を後上方に挙上させる ▶ 胸を張った姿勢（肩甲骨挙上・内転位）

固定の手順
● リング固定法 <8>
・近位骨折端に綿花枕子，局所副子をあてテープを貼付する
（テープの両端を持ち下方に圧迫しながら貼付する）
・両腋窩部に枕子をあて両肩部にリングを装着する
（リングは骨折箇所を避ける）
・胸郭拡大を保持しリングを縛る
・結び目が背中にあたらないように緩衝材を入れる
・患側肩部に麦穂帯または背側 8 字帯を巻く
・三角巾を用い体幹の側方で提肘する

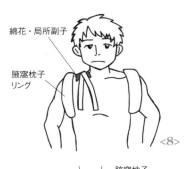

綿花・局所副子
腋窩枕子
リング
<8>

● 背側 8 字帯固定 <9>
・近位骨折端に綿花枕子，局所副子をあてテープを貼付する
　（テープの両端を持ち下方に圧迫しながら貼付する）
・両腋窩部に枕子をあて背側 8 字帯を巻く
・三角巾を用い体幹の側方で提肘する

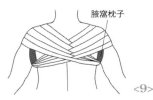

腋窩枕子
<9>

● セイヤー絆創膏固定法 ▶ 転位の少ないものに行う <10>
　腋窩枕子：肩関節を内転させ遠位骨片を外方に牽引する（テコの支点の働き）
　第 1 帯：肩を外方に引く（短縮転位除去）
　第 2 帯：遠位骨片を上方に持ち上げる（下方転位除去）
　第 3 帯：前腕の重量で骨折部に圧迫力を加える ▶ テープは近位骨折端部に貼付
● その他
　デゾー包帯固定法，厚紙副子固定法，T 字状木製固定法，バンド固定法，ギプス固定法

固定期間（成人）
約 4 週でリングと体幹包帯を除去 ▶ 背側 8 字帯と三角巾による固定とする

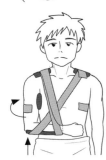

<10>

5〜6週で三角巾を除去 ▶ 背側8字帯のみとする

8〜9週ですべての固定を除去する

【固定後の確認】

固定による二次的な痛み（腋窩部，背部，上腕部，肘頭部），腋窩神経損傷の有無

手指部の血流障害の有無

【後遺症】

変形癒合：整復位保持困難であるため高率で発生

偽関節：遠位端部骨折で烏口鎖骨靱帯完全断裂を伴っているものは必発する ▶ ニアー分類のⅡ型

仮に形成されたとしても機能的問題は少ない

変形性関節症：遠位端部骨折（ニアー分類のⅢ型）では肩鎖関節に発生する

運動療法
骨癒合が不十分な時期には肩甲骨固定下にて挙上90°以内での運動を行う

指導管理
就寝時やイス着座時等，肘部が前方に押されないよう指導する
▶ ファーラー肢位（背臥位から上半身だけを約45°起こした半座位）での就寝等

小児鎖骨骨折の特徴
上方凸の若木骨折となるものが多い ▶ 二次性転位はみられない
第3骨片を生じることは少ない
両腋窩を持って抱き上げると号泣，または疼痛を訴える
骨折部に仮骨の膨隆を一次的に形成するが自家矯正されやすい

遠位端部骨折の特徴
直達外力による発生が多い
外観が肩鎖関節脱臼と類似する
烏口鎖骨靱帯損傷を伴うと整復位保持が極めて困難であり骨癒合が不良である ▶ Ⅱ型
外傷性肩鎖関節症に移行する ▶ Ⅲ型

ニアー分類
Ⅰ型：転位軽微なもの
Ⅱ型：烏口鎖骨靱帯の損傷を伴う不安定型骨折
Ⅲ型：肩鎖関節にかかる骨折

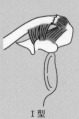 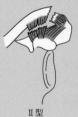 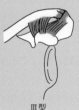

Ⅰ型　　　　Ⅱ型　　　　Ⅲ型

【確認問題】 **定型的鎖骨骨折**

No.	問　題	チェック	解　説	解答
1	遠位骨片は大胸筋の牽引力で短縮転位する	□□□	遠位骨片は上肢の重量により下垂し，大・小胸筋の牽引力により（前方かつ内方に）短縮転位する.	○
2	高齢者は観血療法となることが多い	□□□	高齢者でも定型的骨折の発生が多く，骨癒合が良好で機能的予後も良いことから保存療法が第1選択とされている.	×
3	小児の骨折は楔状骨片を形成しやすい	□□□	小児の骨はやわらかいため，上方凸の若木骨折となることが多く，第3骨片（楔状骨片）を生じることはまれである.	×
4	青壮年期の変形癒合は重度の機能障害を残しやすい	□□□	整復位保持困難であるため変形癒合は高率で発生するが，肩関節複合体が運動を代償してくれるので，機能障害は少ない.	×
5	患側の肩幅が健側に比べ狭い	□□□	遠位骨片は前方に短縮転位（主として大・小胸筋の牽引力）するため，患側の肩幅は減少してみえる.	○
6	合併症として腕神経叢損傷が挙げられる	□□□	直達外力では骨折端部が内方凸となるため，腕神経叢や鎖骨下静脈，胸膜，肺尖部の損傷を合併することがある. 過剰仮骨による腕神経叢障害も起こり得る.	○

7	顔面部は健側を向いている	☐☐☐	患側の胸鎖乳突筋の緊張を緩和させるために頭頸部を患側に傾斜し，さらに乳様突起を鎖骨に近づける．このため顔面部は健側を向く．	○
8	偽関節を後遺することが多い	☐☐☐	遠位端骨折で烏口鎖骨靱帯完全断裂を伴っているものは必発する．定型的骨折では変形癒合の発生は多いが，偽関節は少ない．	×
9	小児の若木骨折では二次性転位はみられない	☐☐☐	若木骨折では一部の骨組織の連続性が残っているので，骨折後に患部に加わる外力，筋の牽引力，患肢の重量等による転位（二次性転位）はみられない．	○
10	高齢者の発生頻度が高い	☐☐☐	鎖骨骨折は幅広い年齢層に発生する．高齢者に好発するわけではない．	×
11	鎖骨下動脈損傷の有無を橈骨動脈の拍動で評価する	☐☐☐	鎖骨骨折の合併症として鎖骨下動脈損傷がある．この損傷の有無は，橈骨動脈の拍動で評価する．	○
12	遠位端部で骨折することが多い	☐☐☐	鎖骨骨折の好発部位である中央・遠位 1/3 境界部は中央部に分類される．中央部での骨折が全体の約 80%を占める．	×
13	高齢者では骨壊死を合併しやすい	☐☐☐	鎖骨の内部は海綿骨で満たされており，骨折により栄養血管が遮断されることはないため，年齢を問わず骨壊死は考えなくてよい．	×
14	小児期の変形癒合は成長とともに矯正されやすい	☐☐☐	骨癒合の過程で骨折部に仮骨の膨隆を一次的に形成することがあるが，自家矯正能が旺盛なため成長とともに改善する．	○
15	疼痛緩和のため胸椎は後弯傾向となる	☐☐☐	頭頸部を患側に傾け，顔を健側を向けた状態で肘部を健側手で保持するため，胸椎は後弯傾向をとる．	○
16	幼児の若木骨折は整復を必要とする	☐☐☐	幼児の若木骨折は，徒手整復をしなくてもすべて自家矯正され変形は残らない．そのため，徒手整復は不要なことが多い．	×
17	固定時に局所副子で両骨折端部を圧迫する	☐☐☐	固定時に局所副子をあてる場合は，近位骨片の骨折端部にあて，絆創膏で固定する．これにより近位骨片の再転位を抑制する．	×
18	第 1 助手の操作により下方転位を除去する	☐☐☐	第 1 助手の操作（胸郭拡大）により短縮転位を除去する．	×
19	第 2 助手は上腕と肩甲骨を上外方に持ち上げる	☐☐☐	第 2 助手が上腕と肩甲骨を上外方に持ち上げることにより，近位骨片と遠位骨片が平行位となる（遠位骨片が近位骨片に近づく）．	○
20	肩甲骨挙上・内転位で固定する	☐☐☐	第 1・2 助手が維持する肢位（胸郭拡大，肩甲骨挙上・内転）で固定する．	○
21	セイヤー絆創膏固定第 2 帯の目的は骨折部に圧迫力を加えることである	☐☐☐	セイヤー絆創膏固定では，第 1 帯で「短縮転位を防止」し，第 2 帯で「遠位骨片の下方転位を防止」し，第 3 帯で「骨折部に圧迫力を加え整復位保持を図る」．	×
22	成人ではすべての固定除去に約 8〜9 週を必要とする	☐☐☐	約 4 週でリング固定を除去し，5〜6 週で三角巾を除去し，8〜9 週で背側 8 字帯を除去する．	○
23	リング固定後に腋窩神経損傷の有無を確認する	☐☐☐	リング固定，背側 8 字帯固定，バンド固定等では固定材料の緊縛による腋窩神経損傷の有無を確認する必要がある．	○
24	ハンギングキャスト固定を用いることもある	☐☐☐	ハンギングキャストは上腕骨外科頸骨折や上腕部骨幹部骨折で用いることがある．ギプスの重量により骨折部の整復固定を企図する持続牽引療法である．	×
25	リング固定中は側臥位で就寝するように指導する	☐☐☐	側臥位での就寝は再転位を助長するため避けなければならない．タオルを折りたたみ肩甲骨間に置く，ファーラー肢位での就寝等を指導する．	×
26	就寝時に肘部が前方に押されないよう指導する	☐☐☐	肘部が前方に押されるほど，胸を張った姿勢が崩れ，再転位を引き起こす．ファーラー肢位でクッションやタオルを用いた就寝等を指導する．	○
27	早期に 120°までの肩関節挙上運動を行う	☐☐☐	鎖骨は肩関節挙上 90°を超えると後方回旋（剪断力として作用）をするため，骨癒合が不十分な時期には肩甲骨固定下にて挙上 90°以内での運動を行う．	×
28	定型的鎖骨骨折では烏口鎖骨靱帯損傷の有無が予後を左右する	☐☐☐	烏口鎖骨靱帯損傷を伴った遠位端部骨折（ニアー分類Ⅱ型）では，近位骨片が上方に浮き骨折端が接触しないため，骨癒合が不能（偽関節）となりやすい．	×
29	変形癒合を合併することが多い	☐☐☐	完全に整復されても整復位を保持する固定が困難であるため，多くは再転位し，変形を残す．	○
30	偽関節の残存は重度の機能障害を残しやすい	☐☐☐	鎖骨は肩関節複合体の一部であるため，偽関節に陥ったとしても他の構成体が機能を代償してくれる．そのため，機能障害は少ない．	×

13 上腕骨外科頸骨折

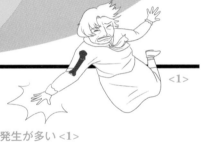

1. 診察および整復

病歴聴取

高齢者に好発する

介達外力による発生が多い

肩外転位あるいは肩内転位で肘部または手掌を衝いての転倒 ▶ 外転型骨折の発生が多い <1>

患者の観察

上腕部を胸壁に密着させ，患肢を健側手で保持している

患部の状態

● 症　状 <2>

　血流が豊富な部位 ▶ 上腕近位部の腫脹は著明である ▶ 三角筋の膨隆消失は認めない

　皮下出血斑は上腕内側より前胸部にかけて広範に出現する

　肩関節運動が強く障害される ▶ 嵌合骨折の場合は動かすことができる

皮下出血斑

上腕近位部の
腫脹

● 骨軸の変化

　外転型骨折：骨幹軸（上腕軸）の骨折端部は内方へ向く <3>

　内転型骨折：骨幹軸（上腕軸）の骨折端部は外方へ向く <4>

　直達外力では骨折端部が内方を向く ▶ 外転型と同様の転位である

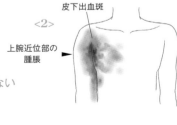

● 骨片転位

	遠位骨片	遠位骨折端部
外転型骨折	外転転位	前内上方転位
内転型骨折	内転転位	前外上方転位

→　転位が大きいと烏口突起下が膨隆する

● 変　形 <5>

外転型骨折：前内方凸変形 ｝側方から観察すると前方凸の変形となる
内転型骨折：前外方凸変形

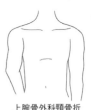

←前方凸変形

check	**骨片転位に関する出題の種類**（過去問題より）	
	遠位骨片は前内上方へ転位する	上腕軸が外転をとる
	遠位骨片の骨軸が外転している	遠位骨片は外転位をとる
	遠位骨片の骨軸は前内方に偏位する	

合併症の確認

腋窩動脈損傷 ▶ 橈骨動脈の拍動

腋窩神経損傷 ▶ 肩外側部（三角筋部）の感覚障害の有無

肩関節脱臼 ▶ 上腕骨頭の位置を触知する

鑑別診断 <6>

肩関節烏口下脱臼：外観上，烏口突起下に膨隆があり，上腕軸が軽度外転位を呈しているため

鑑別ポイント ▶ 脱臼では三角筋部の膨隆が消失する

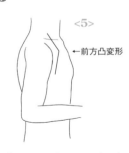

上腕骨外科頸骨折　　　肩関節烏口下脱臼

患者の介助

移動時からベッドに着座するまで体幹や患肢を保持する

健側から袖を抜くように脱衣させる

脱衣時に患肢を保持する

上肢と頭部を把持しベッドに背臥位とする

45

助手への指示

● 第 1 助手 <7>

・患者の頭側に位置する

・腋窩に腋窩枕子と牽引用帯をかける

・対向牽引に備える（内上方へ牽引し近位骨片を固定する）

● 第 2 助手 <8>

・患者の患側遠位に位置する

・肘関節 90° 屈曲位で上腕遠位部，前腕遠位部を把持する

・指示後，遠位方向へ牽引させながら徐々に上腕部を外転する

・指示後，遠位方向へ牽引させながら徐々に上腕部を内転する

・指示後，遠位方向へ牽引させながら徐々に上腕部を前方挙上する

整復操作（外転型骨折）<9><10>

・患者の患側肩部外側に位置する

・両手 4 指で遠位骨折端を内側から把持し，両母指を大結節にあてる

・第 2 助手に牽引と外転を指示する ▶ 短縮転位の除去

・第 2 助手に内転を指示する

・内転と同時に遠位骨折端を外方に引き出す ▶ 内方転位の除去

・第 2 助手に前方挙上を指示する

・前方挙上と同時に小指球で遠位骨折端を前方から直圧する ▶ 前方転位の除去

整復後の確認

外観の観察や触診による変形の消失

腋窩神経損傷や腋窩動脈損傷の有無

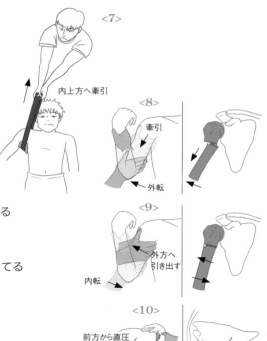

内上方へ牽引 <7>

<8> 牽引 外転

<9> 外方へ引き出す 内転

<10> 前方から直圧 前方挙上

2. 固 定

固定肢位

	肩関節	肘関節	前腕
外転型骨折	内転位 水平屈曲 30 〜 40°	屈曲 90°	中間位
内転型骨折	外転 70 〜 90° 水平屈曲 30 〜 40°	屈曲 90°	中間位

・外転型骨折：可能な限り肩関節内転位とし，2 〜 3 週後に良肢位とする

・内転型骨折：ミッデルドルフ三角副子固定 <11>

固定範囲

肩関節から手関節まで

固定期間

骨癒合に 4 〜 6 週を要する

4 〜 5 週で硬性材料を除去し，軟性材料のみとする

後遺症

肩関節内転位拘縮

肩関節不安定症 ▶ 固定材料の重量に伴う骨頭の下方移動が原因

<11>

---

check ハンギングキャスト

・ギプスの重量により骨折部の整復固定を企図する持続牽引療法である

・臥床を必要とする場合や小児には用いない

・横骨折には不適である

・肩関節下方不安定性に注意が必要である

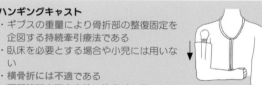

check コッドマン体操

・重力を用いて肩関節を牽引し，振り子の原理で関節を動かしていく体操療法である

・固定除去後には有効である

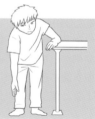

No.	問　題	チェック	解　説	解答
1	関節内骨折である	☐☐☐	上腕骨解剖頸に関節包が付着している．すなわち，解剖頸骨折と骨頭骨折は関節内骨折，外科頸骨折は関節外骨折である．	×
2	三角筋部の膨隆が消失する	☐☐☐	三角筋部の膨隆が消失するのは肩関節前方烏口下脱臼である．外科頸骨折では骨折による腫脹により三角筋部は健側よりも太くなる（膨隆する）．	×
3	遠位骨片の骨軸は外転している	☐☐☐	外転型骨折では両骨折端部は内方を向く（近位骨片は内転転位，遠位骨片は外転転位）．したがって，遠位骨片の骨軸は外転する．	○
4	側方から観察すると骨折部に前方凸の屈曲変形がある	☐☐☐	大胸筋の作用が優位であるため，どちらの骨折型でも骨折端部は前方凸の屈曲変形を呈することになる．	○
5	遠位骨片の骨折端部は前内方に偏位する	☐☐☐	転位が大きいほど遠位骨折端部は烏口突起に向かう．すなわち，遠位骨片の骨折端部（遠位骨片の骨軸）は前内上方に転位する．	○
6	皮下出血が上腕から胸部にかけて出現する	☐☐☐	上腕内側の皮下出血斑はもちろん，転位が大きいほど遠位骨折端部は烏口突起に向かうため，前胸部にも皮下出血斑が現れることになる．	○
7	骨幹軸の骨折端部は内方へ向く	☐☐☐	骨幹軸とは遠位骨片の骨軸のことである．外転型骨折では遠位骨片が外転転位する（骨折端部は内方を向く）．	○
8	転位が大きいほど肩峰と大結節との間隔は狭小する	☐☐☐	外転型骨折では近位骨片が内転転位をとるため肩峰と大結節の距離は広くなる．逆に内転型骨折ではこの距離は狭くなる．	×
9	骨折部は前外方凸変形を呈する	☐☐☐	遠位骨片は外転転位（遠位骨折端は前内上方へ転位）するため，骨折部は前内方凸変形を呈する．	×
10	若年者でも外科頸骨折を生じやすい	☐☐☐	若年者では骨強度が高いため，手掌や肘部を衝いての転倒では肩関節脱臼や軟部組織損傷（主として腱板損傷）を生じやすい．	×
11	初検時，烏口突起下に膨隆がみられる	☐☐☐	転位の大きな外転型骨折では，遠位骨折端部の前内上方転位により烏口突起下が膨隆する．そのため肩関節前方烏口下脱臼との鑑別が必要となる．	○
12	肩外転位での転倒による骨折では上腕軸が外転位をとる	☐☐☐	肩外転位での転倒では外転型骨折が発生する．したがって遠位骨片は外転転位する（上腕軸が外転位をとる）．	○
13	肩関節軽度外転位を保持して来所する	☐☐☐	疼痛緩和のため，上腕部を胸壁に密着（肩関節内転位）させ，患肢を健側の手で保持している．	×
14	異常可動性と軋轢音を確認できないこともある	☐☐☐	噛合骨折では異常可動性と軋轢音は確認できない．	○
15	肩外側部に感覚障害がみられる	☐☐☐	腋窩神経損傷を合併すると，肩外側部（三角筋部）に感覚障害がみられる．この領域は腋窩神経の固有感覚領域である．	○
16	橈骨神経麻痺を合併することがある	☐☐☐	外科頸骨折では橈骨神経麻痺は合併しない．腋窩神経麻痺を合併することはある．	×
17	第1助手には腋窩に帯をかけて内上方へ牽引するよう指示する	☐☐☐	第1助手には，患者の頭側に位置し，腋窩に腋窩枕子と牽引用帯をかけ，対向牽引時に帯を内上方へ牽引する（近位骨片を固定する）よう指示する．	○
18	内方転位の除去後，第2助手には末梢牽引を維持させながら前方挙上させる	☐☐☐	遠位骨折端の内方転位除去後，第2助手には末梢牽引を維持しながら前方挙上させる．術者はこれと同時に遠位骨折端を後方へ直圧し，前方転位を除去する．	○
19	術者は両手4指で近位骨折端を外方へ引き出し内方転位を除去する	☐☐☐	第2助手が末梢牽引をしながら遠位骨片を内転させると同時に，術者は両手で遠位骨折端を外方へ引き出し，遠位骨折端の内方転位を除去する．	×
20	術者は第2助手が前方挙上をすると同時に遠位骨折端を後方へ直圧する	☐☐☐	術者は第2助手が前方挙上をすると同時に小指球で遠位骨折端を後方へ直圧し，前方転位を除去する．	○
21	整復後に腋窩神経損傷の有無を確認する	☐☐☐	上腕骨外科頸外転型骨折では，整復前後に腋窩神経損傷の合併を，肩外側部（三角筋部）の感覚障害の有無で確認する必要がある．	○
22	初期固定では肩関節内転位とする	☐☐☐	内転位にある近位骨片に遠位骨片を適合させるため，初期固定としては肩関節内転位とする．実技書では30°外転位（可能な限り内転する）と記載されている．	○
23	初期固定にミッデルドルフ三角副子固定を用いることもある	☐☐☐	外転型骨折の初期固定は肩関節内転位とするため，ミッデルドルフ三角副子固定を用いることはない（内転型骨折の初期固定では用いることもある）．	×
24	ハンギングキャスト固定を用いることもある	☐☐☐	ハンギングキャスト固定は，上腕骨外科頸骨折や上腕骨骨幹部骨折に用いられることがある．	○
25	肘関節90°屈曲位，前腕回内位で固定する	☐☐☐	肘関節，前腕，手関節は良肢位として肩関節からMP関節手前まで固定する．すなわち，肘関節は90°屈曲位，前腕は中間位で固定する．	×
26	固定中に肩関節下方不安定性を生じることがある	☐☐☐	固定材料の重量に伴う上腕骨頭の下方移動が原因である．特にハンギングキャスト（持続牽引療法）を行う際に注意が必要となる．	○
27	骨癒合期間は約4〜6週間である	☐☐☐	年齢や骨折の程度，合併症の有無等にもよるが，骨癒合期間は概ね4〜6週間である．	○

28	骨頭壊死を後遺しやすい	□□□	上腕骨への血行は大小結節を介して前・後上腕回旋動脈よりなされるため，大小結節の骨折を伴えば骨頭壊死は起こり得るが，外科頸骨折のみでは起こらない．	×
29	阻血性骨壊死を後遺する	□□□	外科頸が骨折しても上腕骨頭への栄養血管は遮断されないので，阻血性骨壊死は起こらない．	×
30	固定除去後はウィリアムズ体操が有効である	□□□	ウィリアムズ体操は腰痛症に対する体操療法である．肩関節拘縮を改善する有効な体操療法としてコッドマン体操がある．	×

1．診察および整復

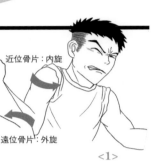

病歴聴取

直達外力によるものは横骨折が多い

手掌や肘をついての転倒では斜骨折となることが多い

筋力作用による捻転力では螺旋状骨折となる ▶ 投球骨折，腕相撲骨折 <1>

近位骨片：内旋

遠位骨片：外旋

<1>

患者の観察

上腕部を胸壁に密着させ，患肢を健側手で保持している

患部の状態

● 骨片転位

	近位骨片	遠位骨片
三角筋付着部より近位での骨折	前内方	（後）外上方
三角筋付着部より遠位での骨折	前外方	（後）上方

 骨片転位の法則

1. どちらの骨折でも近位骨片は強力な大胸筋により近位骨片は前方・内方に引かれる
   （遠位骨片は相対的に後方に位置することになる）
   ▶ どちらの骨折型でも近位骨片に「前・内」と書く（遠位骨片には「後」と書く）
2. どちらの骨折でも上腕二頭筋や上腕三頭筋の作用により，遠位骨片は上方に短縮する
   ▶ どちらの骨折型でも遠位骨片に「上」と書く
3. 三角筋が付着している骨片が外方に引かれる
   ▶ 三角筋が付着している骨片に「外」と書く
   （すでに「内」と書いてあるところは，その「内」を×で消して「外」を書く）

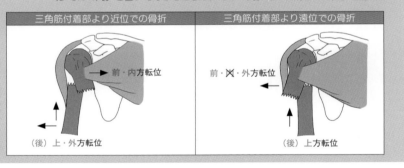

| 三角筋付着部より近位での骨折 | 三角筋付着部より遠位での骨折 |

前・内方転位 | 前・✕・外方転位

（後）上・外方転位 | （後）上方転位

● 骨片転位に関与する筋

	近位骨片	遠位骨片
三角筋付着部より近位での骨折	大胸筋，大円筋，広背筋	三角筋，上腕二頭筋，上腕三頭筋，烏口腕筋
三角筋付着部より遠位での骨折	三角筋	上腕二頭筋，上腕三頭筋

● 変　形

三角筋付着部より遠位での骨折では前外方凸変形を呈する

合併症の確認

橈骨神経麻痺 ▶ 手関節背屈運動障害の有無（下垂手変形）<2>

母指と示指間背側（水かき）部分の感覚障害の有無

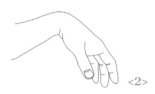

<2>

2．固定

固定材料

ミッデルドルフ三角副子，局所副子，包帯，枕子，三角巾

固定肢位

	肩関節	肘関節	前腕
三角筋付着部より近位での骨折	外転 0～30° 内旋 0～30°	屈曲 90°	中間位
三角筋付着部より遠位での骨折	外転 70～80° 水平屈曲 30～45° 軽度外旋	屈曲 90°	中間位

※ 原則として整復位とする

固定の手順

● ミッデルドルフ三角副子固定

・助手を患側に位置させ，整復位を保持させる

・ミッデルドルフ三角副子を装着し，助手に保持させる

・綿花枕子を近位骨折端外側，遠位骨折端内側にあてる <3>

・厚紙副子で前・後・内側・外側面を固定する

・ミッデルドルフ三角副子を包帯固定する

（体幹 → 肩 → 上腕部 → 肘部 → 前腕部 → 手部）

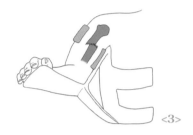

<3>

● 固定範囲

肩関節から手関節まで

固定期間

	骨癒合期間	硬性材料での固定期間
斜・螺旋状骨折	約 8 週間	7～9 週間
横骨折	約 10 週間	9～11 週間

 サルミエントの機能的装具
骨折部周囲を装具で固定し肩関節，肘関節の自動運動をすることによって，上腕筋群の容量が増大し骨折部を圧迫固定することで骨癒合を図る方法

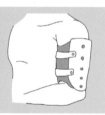

固定後の確認

固定後の痛みや上肢のしびれ感の有無

橈骨神経損傷や手指部の血流障害の有無

後遺症

偽関節：中央部の横骨折，遠位 1/3 部の横骨折に近い斜骨折では生じやすい

変形癒合：三角筋が近位骨片を常に外方に引く

前腕を胸壁前面で保持 ▶ 遠位骨片には内反・内旋力が作用

｝内反変形を起こしやすい <4>

※ 変形癒合が生じても機能障害は少ない

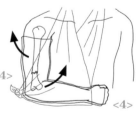

<4>

No.	問　題	チェック	解　説	解答
1	三角筋付着部より近位での骨折の近位骨片は内上方へ転位する	□□□	内方あるいは前内方に転位する. 近位骨片は上方に転位しない. 「上方」に転位するのは遠位骨片である.	×
2	三角筋付着部より近位での骨折の遠位骨片は外上方へ転位する	□□□	どちらの型でも遠位骨片が「上方」へ転位する. 三角筋が付着するので「外方」へ転位する.	○
3	三角筋付着部より遠位での骨折の近位骨片は前外方へ転位する	□□□	どちらの型でも近位骨片は大胸筋の作用により「前方」へ転位する. 三角筋が付着するので「外方」へ転位する.	○
4	三角筋付着部より遠位での骨折の遠位骨片は後上方へ転位する	□□□	近位骨片が前方に転位するので, 遠位骨片は相対的に「後方」に位置する. どちらの型でも遠位骨片が「上方」へ転位する.	○
5	自家筋力によるものに投球骨折がある	□□□	ボール等を投げる際に上腕骨には回旋（捻転）力が作用している. この回旋運動に働く自家筋力による上腕骨骨幹部螺旋状骨折を投球骨折と呼ぶ.	○
6	螺旋状骨折では遠位骨片は内旋転位する	□□□	投球動作や腕相撲のように, 上腕骨に外旋位から内旋位への大きな回旋力が瞬間的に加わることで発生するため, 遠位骨片が外旋する外旋型螺旋骨折となる.	×
7	側方から観察すると骨折部に前方凸の屈曲変形がある	□□□	近位骨片に付着する大胸筋の作用が優位であるため, どちらの骨折型でも骨折端部は前方凸の屈曲変形を呈することになる.	○
8	三角筋付着部より近位の骨折では前外方凸の変形を呈する	□□□	遠位での骨折であれば正しい. 近位での骨折では近位骨片が前内方へ転位するが, 疼痛緩和のため上腕を胸壁へ固定するので外観上の変形はわかりにくい.	×
9	小児の治療としてハンギングキャスト固定を行う	□□□	ハンギングキャストは, 横骨折の場合や臥床を必要とする場合には用いない. また, 整復原理の理解が乏しく協力が期待できない小児には用いない.	×
10	偽関節を後遺しやすい	□□□	骨幹部は緻密質が多いため仮骨形成に不利である上, 骨折部に圧迫力以外の力が作用しやすい（整復位保持が困難）. 特に横骨折で後遺しやすい.	○
11	尺骨神経を損傷しやすい	□□□	橈骨神経が上腕骨に密着して走行する中央部から遠位 1/3 部での骨折では, 橈骨神経が損傷されやすい.	×
12	遠位での骨折では肩関節 70 ～ 80°外転位で固定する	□□□	外転 70 ～ 80°で固定するため, ミッデルドルフの外転副子固定を用いることがある.	○
13	機能的装具固定では肩・肘関節の自動運動が可能である	□□□	骨折部周囲を筒状の装具で固定し, 肩・肘関節の自動運動をすることによって上腕筋群が骨折部を圧迫固定して骨癒合を図る. 筋萎縮や関節拘縮も予防できる.	○
14	斜骨折では約 6 週間固定する	□□□	骨幹部は緻密質が多いため仮骨形成に不利であるため, 骨癒合に 8 ～ 10 週間必要とする. そのため斜骨折で 7 ～ 9 週間, 横骨折で 9 ～ 11 週間の固定が必要である.	×
15	骨折部が肘関節に近いほど内反変形を残しやすい	□□□	三角巾での提肘は遠位骨片に内反内旋力を加えており, 骨折部が肘関節に近いほど遠位骨片に内反内旋が加わる. 近位骨片は常に前外方に引かれている.	○

コーレス骨折

1．診察および整復

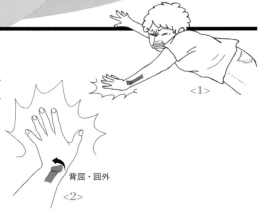

`病歴聴取`

介達外力が多い

手掌を衝いての転倒 ▶ 橈骨遠位端部に掌側凸の屈曲力が作用 <1>

　　　　　　　手関節（遠位骨片）に背屈・回外力が作用 <2>

幅広い年齢層に発生する

小　児 ▶ 若木骨折，竹節状骨折，骨端線離開が多い

高齢者 ▶ 粉砕骨折，多発骨折が多い

`患者の観察`

健側手で骨折部あるいは患側の手部を保持している

`患部の状態`

● 骨折線の部位：手関節の 1 〜 3 cm 近位部

● 骨折線の走行：掌側から背側上方

● 骨片転位

　近位骨片：回内転位

　遠位骨片：背側転位，橈側転位，短縮転位，回外転位

● 症　状

　受傷後数時間後には手指にまで腫脹が現れる ▶ 腫脹は患手全体にみられる

　前腕回内・外運動，手関節運動が制限される

　グリップ動作，ピンチ動作が障害される

● 変　形：骨折部の厚さと幅が著しく増大する

　強度の背側転位 ▶ フォーク状変形 <3>

　強度の橈側転位 ▶ 銃剣状変形 <4>

フォーク状変形 <3>

銃剣状変形 <4>

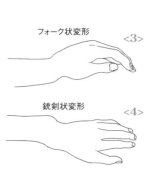

`Check` **文頭の文字に着目**

コーレス骨折	スミス骨折
手掌を衝いての転倒	手背を衝いての転倒
掌側凸の屈曲力	背側凸の屈曲力
掌側から背側上方	背側から掌側上方

骨折による橈骨遠位関節面の形態変化

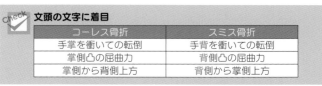
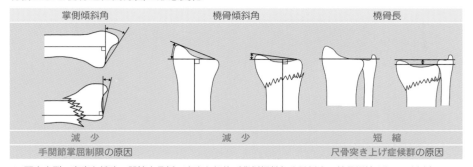

掌側傾斜角	橈骨傾斜角	橈骨長
減　少	減　少	短　縮
手関節掌屈制限の原因		尺骨突き上げ症候群の原因

※ 不安定型：高度な粉砕，関節内骨折　高度な転位（背側傾斜角 20°以上，橈骨短縮 10 mm 以上）
　　　　　　ギプス固定内で再転位を起こしたもの（背側傾斜角 5°以上，橈骨短縮 5 mm 以上）

合併症の確認

尺骨茎状突起骨折（TFCC の牽引力による裂離骨折）▶ 尺骨茎状突起の圧痛

手根骨骨折（とくに舟状骨骨折）▶ スナッフボックス（橈側小窩部）の圧痛

遠位橈尺関節脱臼 ▶ TFCC の圧痛，尺骨頭のピアノキーサイン

月状骨脱臼 ▶ 手根管部の触知

尺骨神経損傷 ▶ 小指の感覚障害の有無

橈骨神経損傷 ▶ 母指と示指間背側（水かき）部分の感覚障害の有無

正中神経損傷 ▶ 示指と中指指尖部の感覚障害の有無

患者の介助

ベッドに座位とし，健側から袖を抜くように脱衣させる

脱衣時に患肢を保持する

患肢を把持し，患肢がベッドから出るように背臥位とする

助手への指示

患側近位に位置する

患肢を肩関節 90° 外転，肘関節 90° 屈曲，前腕回内位とする

近位骨片の遠位部を把持する

対向牽引に備える

整復操作（牽引直圧整復法）

・患者の肘関節を 90° 屈曲し，助手が近位骨折端部を把持する

・術者は両母指を背側に両四指を掌側にあて，手根部とともに遠位骨片を把持する

・回内位で末梢牽引を行う ▶ 捻転転位，橈側転位，短縮転位の除去

・両示指で近位骨折端を背側に直圧し，同時に両母指で遠位骨折端を掌側に直圧する ▶ 背側転位の除去

・再転位予防のため手関節を掌屈・尺屈位とする

整復操作（屈曲整復法）

・回内位にある遠位骨片を含めて手根部を把持する

・両母指を遠位骨片背側にあて，他の 4 指を掌側にあてる

・橈側から遠位骨片，尺側から近位骨片を圧迫する ▶ 捻転転位，橈側転位の除去 <5>

・遠位骨片を過伸展し，両母指で遠位骨片骨折端を前腕長軸方向に圧迫する ▶ 短縮転位の除去 <6>

・両骨折端の背側どうしが適合したところで遠位骨片を掌屈させ，背側から直圧する → 背側転位の除去 <7>

・再転位予防のため手関節を掌屈・尺屈位とする <8>

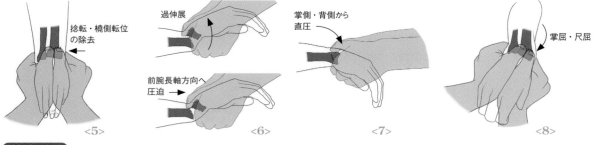

整復後の確認

転位と変形の消失を確認する ▶ 骨折部の橈掌側または背側を触診で確認する

手指部の血流と感覚を確認する

整復位の維持

整復位を維持するため，手関節を軽度掌屈・尺屈位で，橈骨の長軸上に軽度の牽引をかける

2．固　定

固定材料
金属副子，局所副子，包帯，枕子，三角巾

固定肢位
肘関節 90° 屈曲位，前腕回内位，手関節軽度掌屈・尺屈位
※ 強度の手関節掌屈位での固定は指関節伸展拘縮の原因となる

固定の手順 <9>

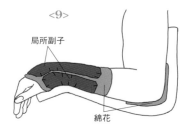

<9>
局所副子
綿花

・褥瘡予防のため肘後面に綿花枕子をあてる
・金属副子を包帯で固定する
・前腕部から手背部に綿花をあてる
・局所副子を背側にあて，掌屈位を維持する
・局所副子を橈側にあて，尺屈位を保持する
・局所副子を包帯で固定する
・三角巾で提肘する

固定範囲
上腕近位部から手関節（MP 関節手前）まで

固定期間
硬性材料での固定を約 4 ～ 5 週間
高齢者では 1 ～ 2 週延長することもある

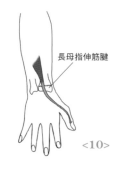

長母指伸筋腱

<10>

固定後の確認
MP 関節と IP 関節の運動制限の有無
固定具の圧迫による疼痛の有無
包帯の緊縛度の確認
血流障害，神経障害の有無 ▶ 爪圧迫，手指グー・パー運動，感覚

後遺症 <10><11>
長母指伸筋腱断裂 ▶ 遅発性である
手根管症候群
関節拘縮 ▶ とくに高齢者の肩・肘・手・指 ▶ 固定後早期から振り子運動や手指屈伸運動
ズデック骨萎縮（反射性交感神経性ジストロフィー，複合性局所疼痛症候群タイプⅠ）
変形性関節症
変形癒合：前腕回内・回外制限
掌側傾斜角の減少残存は手関節掌屈制限の原因となる
橈骨長の短縮残存は尺骨突き上げ症候群の原因となる

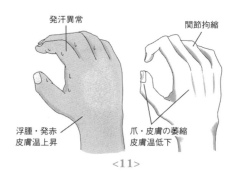

発汗異常
関節拘縮
浮腫・発赤
皮膚温上昇
爪・皮膚の萎縮
皮膚温低下

<11>

No.	問 題	チェック	解 説	解答
1	前腕遠位の背屈・回外強制で発生する	□□□	前腕回内で手掌を衝いて転倒した際，手関節背屈強制による橈骨遠位端部への掌側凸の屈曲力，前腕回内に伴う橈骨遠位端部への回外強制で発生する．	○
2	骨折線は矢状面内では掌側から背側上方へ走行する	□□□	掌側凸の屈曲力により，骨折線は矢状面内では掌側から背側へ，また下方から上方へ走行する．	○
3	背側凸の屈曲力で発生する	□□□	手掌を衝いての転倒時に，橈骨遠位端部に掌側凸の屈曲力が作用して骨折する．	×
4	小児では竹節状骨折も発生する	□□□	小児では掌側凸の屈曲力による若木骨折以外に，長軸方向からの圧迫力による竹節状骨折も発生する．	○
5	腫脹は手背手指にまで及ぶ	□□□	骨折部を中心に腫脹が出現し，時間の経過とともに手部や手指部にまで波及する．手指の腫脹に伴い指輪で締め付けられ血流障害を生じることもある．	○
6	背側転位が強いと銃剣状変形を呈する	□□□	背側転位が強いとフォーク状変形，橈側転位が強いとTFCC損傷または尺骨茎状突起の裂離骨折により遠位橈尺関節が脱臼して銃剣状変形を呈する．	×
7	単純X線像では掌側傾斜角が増大する	□□□	遠位骨片の背側屈曲転位が強いほど掌側傾斜角は減少する（背側傾斜となる）．背側傾斜の残存は手関節屈曲制限の原因となる．	×
8	単純X線像では橈骨長が短縮する	□□□	短縮転位が強いほど橈骨長は短縮する．橈骨の短縮が大きいほど尺骨頭は突出し，尺骨頭突出の残存は尺骨突き上げ症候群（TFCC損傷）の原因となる．	○
9	母指と示指でのつまみ動作障害がみられる	□□□	母指と示指のつまみ動作は骨折部へストレスを加えることになるので，円滑に動かすことはできず，つまみ（ピンチ）力も弱い．	○
10	受傷時の合併症に長母指伸筋腱断裂がある	□□□	一般には遅発性であり，固定中あるいは固定除去後に「母指が伸展できない」という患者の訴えで気付く．骨片や仮骨による摩擦，摩耗や血行障害が要因である．	×
11	続発症として手根管症候群がある	□□□	遠位骨片の背側転位が強いほど手根管内腔で正中神経が伸長されたり，月状骨脱臼により絞扼されたりして急性の手根管症候群が続発することがある．	○
12	整復前に尺骨茎状突起の圧痛の有無を確認する	□□□	遠位骨片の橈側転位に伴い，尺骨茎状突起がTFCCの牽引力で裂離骨折を起こすことがあるため，整復前に尺骨茎状突起の圧痛の有無を確認する．	○
13	整復前に尺骨頭のピアノキーサインを確認する	□□□	遠位骨片の橈側転位によりTFCCが損傷し，遠位橈尺関節脱臼を合併し得る．そのため，TFCCの圧痛や尺骨頭のピアノキーサインの有無を確認する．	○
14	助手は肩関節90°外転，肘関節90°屈曲，前腕回内位として遠位骨片を把持する	□□□	助手は肩関節90°外転，肘関節90°屈曲，前腕回内位として近位骨片の遠位部を把持する．	×
15	牽引直圧整復法では捻転転位，橈側転位，短縮転位の除去を目的として末梢牽引をする	□□□	助手に近位骨片を把持させ，術者は前腕回内位にある遠位骨片を把持し，そのまま末梢牽引をすることにより，捻転転位，橈側転位，短縮転位の除去を目指す．	○
16	屈曲整復法を用いる場合は最初に遠位骨片を長軸方向へ牽引する	□□□	最初に橈側から遠位骨片，尺側から近位骨片を圧迫する．その後，背側に屈曲して筋を弛緩させ，屈曲したまま牽引して骨折端を接近させ，掌側に屈曲する．	×
17	再転位予防のために手関節を掌屈・尺屈位とする	□□□	牽引直圧整復法，屈曲整復法ともに，遠位骨片の再転位予防のために手関節を掌屈・尺屈位とする．	○
18	整復後に骨折部の背側を触診し転位の状態を確認する	□□□	徒手整復後，骨片転位の状態を確認するため，骨折部の橈掌側または背側を触診する．骨折部の段差は骨片転位を意味する．	○
19	上腕近位部から手根中手関節の手前まで固定する	□□□	手根中手（CM）関節手前ではなく，中手指節（MP）関節の手前までを約4〜5週間固定する．	×
20	前腕中間位として約4〜5週間固定する	□□□	回内位にある近位骨片に遠位骨片を適合させるので，整復位は前腕回内位となる．そのため，一般には前腕回内位で約4〜5週間固定する．	×
21	金属副子固定の場合には肘後面に綿花枕子をあてる	□□□	金属副子固定の場合には，褥瘡予防のため肘後面に綿花枕子をあてる．また局所副子をあてる前腕部から手背部にも綿花枕子をあてる．	○
22	局所副子は手関節を越えないように前腕の橈背側にあてる	□□□	遠位骨片の再転位予防のために手関節を掌屈・尺屈とし，その肢位を維持するために局所副子を用いる．すなわち，局所副子は手関節を越えて手部にもあてる．	×
23	固定後に手指のグー・パー運動を行う	□□□	手指のグー・パー運動が正常に行えれば，橈骨・正中・尺骨神経の運動機能は障害されていないと判断してよい．	○
24	固定後にMP関節とIP関節に運動制限がないことを確認する	□□□	関節拘縮予防のため，固定後よりMP関節とIP関節の運動を開始する必要がある．固定による運動制限は関節拘縮に直結するので注意しなければならない．	○

25	包帯交換の際には再転位防止のため遠位骨片に強めの牽引を行う	□□□	包帯交換時，整復位保持を目的として再転位が起こらない程度の軽い牽引力を加える．	×
26	高齢者では肩・肘関節に拘縮が生じることが多い	□□□	固定や提肘による関節の不動による肩・肘・手・指関節の拘縮に注意が必要である．特に高齢者では不動による拘縮が生じることが多い．	○
27	橈骨長短縮の残存は尺骨突き上げ症候群の原因となる	□□□	橈骨長の短縮により，手関節運動時に尺骨頭は手根骨，TFCCと衝突を繰り返し，手関節尺側部痛をきたす（これを尺骨突き上げ症候群という）．	○
28	掌側傾斜角の減少が残存することにより手関節屈曲制限が出現する	□□□	掌側傾斜角の減少は遠位骨片の背側屈曲転位を意味する．背側屈曲転位を残したままでの変形癒合は手関節屈曲制限（代わりに背屈運動の増大）に直結する．	○
29	複合性局所疼痛症候群タイプⅠを後遺することがある	□□□	複合性局所疼痛症候群（CRPS）タイプⅠは，反射性交感神経性ジストロフィーおよびズデック骨萎縮と同義で用いられている．	○
30	固定に含まれない肩関節は固定後早期から振り子運動を行わせる	□□□	固定に含まれない肩関節は，関節拘縮予防のために固定後早期から振り子運動や挙上運動を行わせる．	○

16 中手骨頸部骨折

1．診察および整復

病歴聴取

拳を強打して発生する <1>

第4・5中手骨に好発する

患部の状態 <2>

背側凸変形を呈する

受傷指の中手骨骨頭隆起が消失する

疼痛のため MP 関節の最終伸展が制限される

オーバーラッピングフィンガーを呈することがある

▶ 第2・5指は深横中手靱帯による支持が片側のみのため指の重なりが強く出現する

　手指を屈曲しても指尖が舟状骨結節へ向かわない

整復操作 <3>

・手関節を軽度背屈位に保持する

・患肢の MP 関節を 90° 屈曲位にする

・末梢牽引をしながら基節骨を介して遠位骨片を背側に突き上げる

・同時に他手で近位骨折端を掌側に直圧する

整復後の確認

変形の消失，オーバーラッピングフィンガーの有無

背側凸変形

<2>

中手骨骨頭隆起の消失　　オーバーラッピングフィンガー

<3>　　末梢牽引　　　　近位骨折端を掌側に直圧

遠位骨片を背側に突き上げる

2．固定（第5中手骨）

固定材料

アルミ副子，テープ，包帯，枕子，三角巾

固定の手順 <4>

・アルミ副子を掌側にあて，テープで止める（前腕，中手，指部）

・隣接指固定をする ▶ 褥瘡予防として指間に綿花をあてる

　　　　　　　　　テープは関節にかからないようにする

・近位骨折端の背側に枕子をあてる

・包帯で固定する

固定肢位

手関節軽度背屈位，MP 関節 40 〜 70° 屈曲位，PIP・DIP 関節軽度屈曲位

※ MP 関節 90° 屈曲位，IP 関節 90° 屈曲位での固定は PIP 関節屈曲拘縮の原因となる

固定範囲

前腕遠位 1/3 部から指尖まで

固定期間

約3週で硬性材料を除去し，5〜6週ですべての固定を除去する ▶ 3〜5週と表現できる

固定後の確認

固定具の圧迫による疼痛の有無

包帯の緊縛度の確認

血流障害，神経障害の有無 ▶ 爪圧迫，感覚

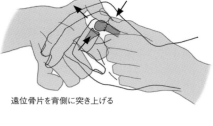

綿花

アルミ副子

<4>

後遺症

変形癒合：屈曲変形が残存すると伸展障害を起こすことがある

オーバーラッピングフィンガー ▶ 回旋変形なのでリモデリングは期待できない

☑Check 中手骨・指骨骨折における変形
近位にある中手骨から順番に，背側凸・掌側凸・背側凸・掌側凸となっている
PIP 関節と DIP 関節ともに「伸展位」で固定するのは 1 つだけである

	変形	固定肢位		
		MP	PIP	DIP
中手骨骨折	背側凸	屈曲	屈曲	屈曲
基節骨骨折	掌側凸	屈曲	屈曲	屈曲
中節骨基部骨折	背側凸	屈曲	伸展	伸展
中節骨幹部骨折	掌側凸	屈曲	屈曲	屈曲
中節骨頸部骨折				

※ 中節骨掌側板付着部裂離骨折では安全肢位（MP90°屈曲，PIP・DIP 伸展位）で固定する

変形と骨片転位

	近位骨片	遠位骨片
背側凸変形	背側転位	掌側転位
掌側凸変形	掌側転位	背側転位

確認問題 中手骨頸部骨折

No.	問題	チェック	解説	解答
1	第 4・5 中手骨に好発する	☐☐☐	ボクサーや空手家は第 2・3 中手骨部でパンチするが，素人ではナックルパート全体でパンチするため，第 4・5 中手骨頸部に屈曲力が作用しやすい．	○
2	背側凸の屈曲転位を示す	☐☐☐	中手骨骨折では，頸部骨折でも骨幹部骨折でも骨折部は背側凸変形を呈する．	○
3	近位骨片が掌側に屈曲転位する	☐☐☐	近位骨片が背側に，遠位骨片が掌側に屈曲転位することで背側凸変形となる．	×
4	手を握らせると患指骨頭が欠損してみえる	☐☐☐	手背部を中心にした腫脹と遠位骨片が掌側に屈曲転位していることから，手を握らせると患指骨頭が欠損（骨頭隆起が消失）してみえる．	○
5	転位には骨間筋と虫様筋が作用する	☐☐☐	中手骨骨折の転位には骨間筋と虫様筋が作用する．骨折によって伸筋腱・屈筋腱のバランスが崩れるため，背側凸変形となる．	○
6	側副靱帯を弛緩させて整復する	☐☐☐	側副靱帯は MP 関節 90°屈曲位で緊張し，伸展位では弛緩する．末梢牽引の力を中手骨頭へ効果的に作用させるため，側副靱帯を緊張させて末梢牽引する．	×
7	MP 関節伸展位で末梢牽引する	☐☐☐	MP 関節を 90°屈曲して骨間筋の緊張を緩めるとともに側副靱帯を緊張させた状態で末梢牽引をする．	×
8	遠位骨片を掌側から背側に直圧する	☐☐☐	遠位骨片は掌側に屈曲転位しているので，遠位骨片を基節骨基部関節面で下から押し上げるとともに近位骨片を背側から掌側に直圧する．	○
9	MP 関節伸展位で固定する	☐☐☐	MP 関節 70～90°屈曲位，IP 関節屈曲位で固定する．MP 関節伸展位では側副靱帯が弛緩しているので拘縮をきたしやすい．	×
10	前腕遠位 1/3 部から指尖まで固定する	☐☐☐	CM 関節の運動を制限するために手関節も固定する必要がある．また，隣接指も含めて指尖部まで固定することで，指先に作用する外力の影響を少なくする．	○
11	屈曲変形が残存すると伸展障害を起こす	☐☐☐	中手骨頸部での背側凸変形（遠位骨片の掌側屈曲転位）の残存により，MP 関節の伸展が制限されることになる．	○
12	第 2・3 中手骨の骨折では解剖学的整復が必要である	☐☐☐	第 2・3 CM 関節の関節可動域はほとんどないため，この部位での変形癒合は CM 関節の代償運動が期待できない．そのため，解剖学的整復が必要である．	○
13	固定期間は約 6～7 週である	☐☐☐	3 週で硬性材料を除去し 5～6 週ですべての固定を除去する．手指骨折において長期固定は，治療しがたい関節拘縮を惹起するので注意が必要である．	×
14	回旋転位整復の確認は必ず MP 関節を伸展した状態とする	☐☐☐	MP 関節を伸展した状態では回旋転位の残存を看過することがあるので，必ず MP 関節と PIP 関節を 90°近く屈曲して確認する．	×
15	オーバーラッピングフィンガーを後遺する	☐☐☐	遠位骨片の屈曲短縮転位に伴って回旋転位を生じることも多い．この場合はオーバーラッピングフィンガーを呈するため，変形癒合に注意を要する．	○

17 下腿骨骨幹部骨折

1．診察および整復

病歴聴取 <1>

脛骨単独骨折よりも脛腓両骨骨折の発生が多い

脛骨中・下 1/3 境界部に好発する

小児では脛骨単独骨折がみられる ▶ 若木骨折や骨膜下骨折となることが多い

直達外力：横骨折が多い ▶ 開放性骨折となることが多い

　　　　両骨骨折では骨折部位がほとんど両骨同高位となる

前方凹変形となることが多い ▶ 骨折部凹側に楔状骨片を作ることがある <2>

介達外力：捻転骨折（螺旋状骨折）が多い ▶ 外旋骨折の発生が多い

患者の観察

歩行不可能

膝蓋骨の向きと足部の向きが異なる

患部の状態

● 骨片転位（外旋力による中央・遠位 1/3 境界部骨折）

　骨折線は前内方から後外上方に走行する <3>

　近位骨片は前内方，遠位骨片は後外上方に転位する ▶ 近位骨片の尖端部は脛骨の内側にある

● 症　状

　起立不能，歩行不能 ▶ 小児の骨膜下骨折では起立，歩行可能

　腫脹が著明で，水泡形成もある ▶ コンパートメント症候群の続発に注意する <4>

合併症の確認

深部動・静脈の損傷 ▶ 足背動脈，後脛骨動脈の触知

脛骨神経損傷 ▶ 足底の感覚障害の有無

コンパートメント症候群 ▶ 障害されている筋の他動的ストレッチによる疼痛増強の有無

助手への指示 <5>

● 第 1 助手

・患者の患側近位に位置し，股・膝関節 90° 屈曲位で膝関節部と下腿近位端部を把持させ，対向牽引に備える

● 第 2 助手

・患者の患側遠位に位置し，足関節を軽度底屈位で把持し，末梢牽引する

・術者の指示により下腿を回旋する

整復操作 <6>

・患者の患側に位置する

・助手に末梢牽引を指示する ▶ 短縮転位の除去

・第 2 助手に膝部の中心と足関節部の中心，第 2 趾が一直線上になるように下腿に回旋を加えるよう指示する ▶ 回旋転位の除去

・近位骨折端と遠位骨折端を把持し，側方から圧を加え，その後，近位骨折端を前方から後方へ，遠位骨折端を後方から前方に直圧する ▶ 側方転位の除去

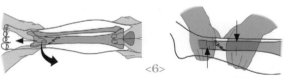

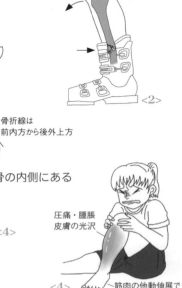

骨折線は
前内方から後外上方
<3>

圧痛・腫脹
皮膚の光沢

筋肉の他動伸展で
強い痛み
<4>

第 1 助手

第 2 助手
<5>

<6>

※ 高度粉砕骨折は観血療法でも解剖学的整復が困難である（観血療法の絶対的適応とは言いきれない）

2. 固　定

固定材料

金属副子，局所副子，包帯，枕子

固定肢位

膝関節 30 〜 40° 屈曲位，足関節 0 〜 20° 底屈位

助手への指示 <7>

● 第 1 助手

・膝関節 30 〜 40° 屈曲位で膝関節部と下腿近位端部を把持する

● 第 2 助手

・整復位を保持しながら，足関節部を軽度底屈位で把持する

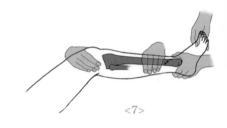

<7>

固定の手順 <8>

・金属副子による褥瘡予防のため腓骨頭，踵骨隆起に綿花枕子をあてる

・骨折部に綿花枕子をあて，内側面と外側面に局所副子をあてる

・包帯で固定する

・金属副子を後面にあて包帯で固定する

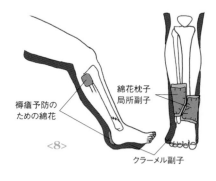

褥瘡予防のための綿花

綿花枕子
局所副子

<8>

クラーメル副子

固定範囲

大腿中央部から MP 関節手前まで

固定期間

8 〜 10 週間（中央・遠位 1/3 境界部では 12 週間を要することがある）

固定後の確認

固定具の圧迫による疼痛の有無 ▶ とくに腓骨頭部（総腓骨神経麻痺）に注意

包帯の緊縛度の確認

血流障害，神経障害の有無 ▶ 爪圧迫，感覚異常の有無

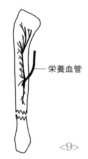

栄養血管

後遺症

変形癒合 ▶ 反張下腿，外反下腿，内反下腿 ▶ 斜骨折は変形を残しやすい

足関節尖足位拘縮 ▶ 底屈位固定，総腓骨神経麻痺等による

遷延癒合，偽関節 ▶ 特に中央・遠位 1/3 境界部の横骨折 <9>

筋萎縮 ▶ 長期の免荷による

<9>

 PTB ギプス（膝蓋腱荷重ギプス）
膝蓋腱と脛骨内・外側顆で体重を支え，下腿以下の免荷を目的とした固定法

利　点	欠　点
膝関節の拘縮予防	靴の着脱ができない
負荷によるポンプ作用	足関節固定による拘縮
早期荷重歩行が可能	褥瘡等の皮膚トラブル

※　一般的には腫脹が消退してから用いる（徒手整復直後には用いない）

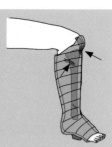

No.	問 題	チェック	解 説	解答
1	脛腓両骨骨折よりも脛骨単独骨折が多い	□□□	太くて丈夫な脛骨が骨折するほどの外力では，隣にある細い腓骨も同時に骨折することが多い．	×
2	直達外力では前方凹変形になることが多い	□□□	前方からの直達外力により両骨折端部は後方に屈曲転位（前方凹変形＝反張下腿）するものが多い．	○
3	中央・遠位 1/3 境界部の骨折は偽関節になりやすい	□□□	骨幹上部後面より入る 1 本の栄養血管により血液供給が行われているため，中央・遠位 1/3 境界部は乏血部位である．遷延癒合や偽関節になりやすい．	○
4	定型的骨折の骨折線は前内方から後外上方へ走る	□□□	足部の急激な回旋（主に外旋）強制により発生するものが多い．この場合，外力（骨折線）は前方から後方へ，また内方から外方へ，下方から上方へ作用する．	○
5	小児では脛骨の単独骨膜下骨折の発生が多い	□□□	小児の骨は厚い骨膜に被覆されているため転位を呈することは少なく，脛骨の単独骨膜下骨折となることが多い．	○
6	介達外力による螺旋状骨折では脛骨骨折部が高位となる	□□□	太い脛骨が骨折した後に腓骨が骨折する．骨折線は必ず下から上へ走行するため，後から骨折する腓骨の方が骨折線は高位となる．	×
7	外旋骨折では脛骨近位骨片尖部は外側にある	□□□	外旋骨折では骨折線は前内方から後外上方へ螺旋状に走行するため，近位骨片の前内側部が先鋭となる（尖部は内側にある）．	×
8	定型的骨折では遠位骨片の骨折端部が脛骨神経を損傷することがある	□□□	定型的骨折の骨折線は前内方から後外上方へ走行するため，遠位骨片の後外上方部は先鋭となる．後方へ転位する際に筋や動静脈，脛骨神経を損傷し得る．	○
9	コンパートメント症候群を続発する	□□□	特に両骨折での腫脹は強く，下腿コンパートメントの内圧が上昇し，血管や神経が圧迫され，血流障害や神経麻痺が発生することがある．	○
10	金属副子による固定をする場合は腓骨頭に綿花枕子をあてる	□□□	金属副子による褥瘡予防のため，骨性隆起部（腓骨頭，踵骨隆起等）には綿花枕子をあてる．	○
11	下腿後面中央部から MP 関節手前まで固定する	□□□	下腿骨の上下各一関節である膝関節と足関節は固定しなければならない．すなわち，大腿腿中央部から MP 関節手前まで固定する．	×
12	膝関節軽度屈曲位，足関節背屈位で固定する	□□□	足関節の固定肢位は，整復位である軽度底屈位あるいは機能的肢位である底背屈 0°とする（膝関節軽度屈曲位，足関節 0〜20°底屈位）．	×
13	固定期間は 5〜6 週間である	□□□	骨幹部は骨癒合に不利であるため 8〜10 週間の固定が必要である．中央・遠位 1/3 境界部は乏血部位であるため 12 週間を要することもある．	×
14	反張下腿の変形を残しやすい	□□□	初期の腫脹が減ずると固定に緩みが出る．背臥位では重力により両骨折端部には後方への外力が作用することから，反張下腿は起こりやすい変形である．	○
15	PTB ギプス後は臥床を必要とする	□□□	PTB ギプスは免荷装具である．骨折部の安定性を保護しながら，早期に荷重歩行させるため，臥床は不要である．膝関節の拘縮予防にもなる．	×

18 肋骨骨折

1．診察および整復

病歴聴取

直達外力：骨折部は胸郭内方凸の変形となる ▶ 第 5 ～ 9 肋骨の前側胸部に好発する

介達外力：骨折部は胸郭外方凸の変形となる ▶ 圧迫骨折ではなく屈曲骨折第 3 型である

　　　　　骨脆弱者は咳やくしゃみ，体位変換でも骨折する

ゴルフによる疲労骨折は非利き手側の第 5・6 肋骨の肋骨角付近に好発する <1>

第 1 肋骨疲労骨折はオーバーアーム動作や胸郭上下運動で発生する ▶ 肩甲部痛の訴えが多い

肋軟骨部での損傷は骨軟骨境界部に多い

幼小児の肋骨骨折はまれである ▶ 虐待を疑う必要がある

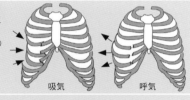

肋骨角

<1>

患部の状態

深呼吸，咳，くしゃみにより疼痛が増強する

胸郭圧迫による介達痛は診断に有用である

一般には骨片転位や変形を認めないものが多い

合併症の確認

胸壁動揺 フレイルチェスト	・呼吸時の奇異性運動を観察する ・複数での多発骨折にみられることがある ・応急処置としては軟性材料での外固定でよい

吸気　　　呼気

外傷性気胸	・胸痛の有無を確認する ・単純 X 線像で部分的または完全な肺虚脱がみられる ・緊張性気胸 ▶ 縦隔偏位，著明な呼吸循環障害 ▶ 生命の危険がある
内臓損傷	・第 11・12 肋骨部の強打 ▶ 腎損傷 ▶ 血尿の有無を確認する ・右季肋部損傷 ▶ 肝損傷 ▶ 右上腹部の疼痛を確認する ・肺損傷 ▶ 胸壁に気腫が生じて膨れる ▶ 外傷性皮下気腫

 緊張性気胸

吸気時には胸腔内へ空気が流入するものの，呼気時には胸膜開口部の弁が塞がってしまい空気を流出できない状態

　▶ 呼吸のたびに胸腔内圧上昇，横隔膜下降，縦隔は健側に偏位

　▶ 著明な呼吸循環障害（肺静脈が圧迫される）

　▶ 直ちに胸腔ドレナージを行う必要がある（救急医療における急死の原因の 1 つである）

2．固 定

固定材料

厚紙副子，サラシ，吊り紐

固定の目的

呼吸運動を抑制して骨折部の安静を図る

動揺による臓器の二次的損傷や転位の増大を防ぐ

疼痛の軽減を図る

局所を圧迫する

固定の手順

一般に転位が軽度であるため，簡単な外固定でよい

● 屋根瓦状絆創膏固定法 <2>

・貼付範囲を清拭する

・乳頭部をガーゼやカット綿で保護する

・健側の前後に縦テープを貼付し，その範囲に下位（肋骨弓下縁）から上位へ貼付する

・前後正中線を越え貼付する（健側に始まり，健側に終わる）

・完全呼気の状態で貼付する

・テープの上に包帯固定をする

● サラシ，厚紙副子固定 <3>

・第1助手に患側の上腕部と前腕部を把持させ，肩外転位を保持させる

・厚紙副子落下防止のため，患側頸肩部から紐を垂らす

・綿花枕子と厚紙副子（内側が綿花枕子）を患部にあてる

・第2助手に健側から厚紙を把持させる

・サラシで固定する（完全呼気時の状態で固定する）

・健側の頸肩部上面に綿花をあて，落下防止用の紐を結ぶ

（患側頸肩部の紐の下にも綿花をあてることがある）

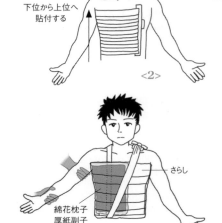

完全呼気

下位から上位へ
貼付する

<2>

さらし

綿花枕子
厚紙副子

<3>

（固定期間）

3〜4週間

（固定後の確認）

固定による疼痛・呼吸痛軽減の確認

確認問題 **肋骨骨折**

No.	問題	チェック	解説	解答
1	外方凸変形は圧迫骨折により生じる	□□□	介達外力では，胸郭が前後・左右から圧迫を受け，肋骨の持つ耐性以上に屈曲が強制されて骨折（屈曲骨折第3型）が起こり，外方凸変形となる．	×
2	骨片転位を認めないものが多い	□□□	肋骨の上・下縁に肋間筋が付着しているため，多発骨折以外は骨片転位や変形を認めないことが多い．	○
3	肋軟骨の損傷は骨軟骨境界部に多い	□□□	肋軟骨に外力が作用した場合，力学的に脆弱な骨軟骨境界部で損傷することが多い．	○
4	骨折線は単純X線写真で明瞭に描出される	□□□	肺の影と重なったり，複数の肋骨や上下の肋骨が重なったりするため，骨折が判明しにくい場合もある．また，肋軟骨骨折はX線では確認できない．	×
5	ゴルフによる疲労骨折は下位肋骨に多い	□□□	ゴルフによる疲労骨折は，インパクトの瞬間に最もストレスが作用する非利き手側の第5・6肋骨の肋骨角付近に好発する．	×
6	左季肋部損傷で肝損傷を合併することがある	□□□	右季肋部損傷では肝損傷，左季肋部損傷では脾損傷を合併することがある．	×
7	皮下気腫を続発することがある	□□□	直達外力で胸膜が損傷して気胸となると，胸膜腔内に漏れ出た空気が皮膚の下へと潜り込み，皮下気腫と呼ばれる状態を呈することもある．	○
8	多発・複数骨折でフレイルチェストがみられる	□□□	複数（上下3本以上）の肋骨が，それぞれ2か所で骨折すると肋骨部に蓋が形成される．この蓋が吸気時に凹み，呼気時に膨らむ現象を胸壁動揺という．	○
9	緊張性気胸では縦隔偏位がみられる	□□□	呼気時に胸膜開口部の弁が塞がってしまい空気を流出できないため，呼吸のたびに胸腔内圧上昇，横隔膜下降が起こり，縦隔は健側に偏位する．	○
10	屋根瓦状絆創膏固定は完全吸気の状態で行う	□□□	骨折部の動揺を抑制するためには胸郭を狭小させた状態でテーピングを貼付する必要がある．すなわち，完全呼気時の状態で貼付する必要がある．	×
11	屋根瓦状絆創膏固定は胸郭上位から下位へと貼る	□□□	呼気時に肋骨弓下縁（下位）から上方に向かって少しずつ重ねながら貼付する．	×
12	竹矢来状絆創膏固定法を行うこともある	□□□	テーピングを斜めに，格子状に貼付する固定法を竹矢来（たけやらい）状絆創膏固定法といい，肋骨骨折の固定法である．	○
13	厚紙副子の内側に綿花をあてる	□□□	厚紙副子を用いる場合は，その内側に綿花をあて，皮膚の保護と衝撃の緩和を図る．	○
14	テープは前後正中線を越えるように貼付する	□□□	骨折部の固定力を高めるためにテープは，前後正中線を越えて健側から始まり，健側に終わる範囲に貼付する．胸郭全周に貼付しない．	○
15	固定期間は5〜6週間である	□□□	グルトの骨癒合日数に準じて約3〜4週間固定する．	×

19 肩鎖関節上方脱臼

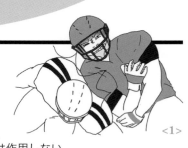
<1>

1．診察および整復

病歴聴取

上方脱臼の発生が多い

15 ～ 30 歳の男性に好発する

直達外力：肩峰部の直接強打 <1>

介達外力：手掌や肘部を衝いての転倒 ▶ 多くは不全脱臼

前方脱臼は存在しない ▶ 肩甲骨により鎖骨遠位端の後方から前方へ向かう外力は作用しない

> **完全脱臼になるのは直達外力**
> 肩峰の直接強打 ▶ 肩甲骨が回転 ▶ 肩鎖靱帯が断裂
> ▶ さらに肩甲骨回転 ▶ 鎖骨は下にある第 1 肋骨と接触
> ▶ 烏口鎖骨靱帯が回転のブレーキとして作用
> ▶ 烏口鎖骨靱帯の不全断裂あるいは完全断裂

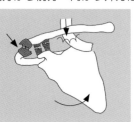

患者の観察

患肢を健側の手で保持し，頭部を患側に傾ける ▶ 患肢の動揺を防いでいる <2>

患部の状態

肩関節の挙上運動制限 ▶ とくに肩関節外転制限

鎖骨遠位端部の階段状変形 ▶ 第Ⅱ度損傷以上で認める ▶ 鎖骨遠位端骨折との鑑別が必要である

ピアノキー症状（反跳症状）がみられる

● 損傷の程度による分類（トッシーの分類）<3>

	肩鎖靱帯	烏口鎖骨靱帯	安定性	レントゲン所見
第Ⅰ度	部分断裂	正　常	○	変化なし
第Ⅱ度	完全断裂	部分断裂	×	不全脱臼
第Ⅲ度	完全断裂	完全断裂	×	完全脱臼

※ 単純X線写真撮影は立位とする（背臥位では上肢の重量が除去されるため転位が軽度になる）

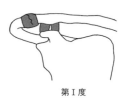 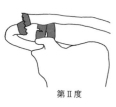 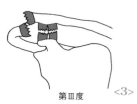

第Ⅰ度　　　　　　　第Ⅱ度　　　　　　　第Ⅲ度 <3>

合併症の確認

烏口突起骨折，肩峰骨折 ▶ 圧痛の有無を確認

鑑別診断

鎖骨遠位端部骨折

患者の介助

移動時から着座するまで体幹や患肢を保持する

ベッドの端またはイスに端座位とする

健側から袖を抜くように脱衣させる <4>

脱衣時に患肢を保持する

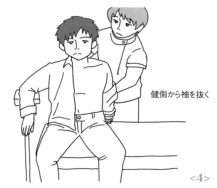
健側から袖を抜く
<4>

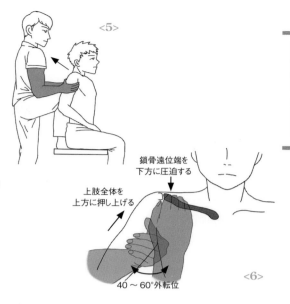

助手への指示 <5>
・患者の後方に位置する
・膝部を脊柱部にあてる（背部を固定する）
・患側上腕骨を把持し，後上方に持ち上げて保持する
　（両上腕骨を把持する方法もある）

整復操作 <6>
・患者の患側に位置する
・一手で上腕近位部を把持し，他手を鎖骨遠位端にあてる
・肩関節 40 〜 60° 外転位にして患肢全体を上方に押し上げる
・鎖骨遠位端を下方に圧迫する

整復後の確認
肩鎖関節部の変形の消失
患肢全体の感覚異常の有無
手指の運動障害の有無

鎖骨遠位端を
下方に圧迫する

上肢全体を
上方に押し上げる

40 〜 60°外転位

<6>

2．固 定

固定材料
テープ，局所副子，包帯，腋窩枕子，三角巾

固定肢位
患側肩甲骨を後上方に挙上させる ▶ 胸を張った姿勢

固定の手順
● 絆創膏固定＋ロバート・ジョーンズ固定法＋三角巾固定 <7>
・鎖骨遠位端部に綿花枕子，局所副子をあててテープを貼付する
　（テープの両端を持ち下方に圧迫しながら貼付する）
・皮膚障害防止のため肘部に綿花枕子をあてる
・テープは健側胸部から始まり，健側背部に終わる
　（健側胸部 ▶ 局所副子 ▶ 上腕後面 ▶ 肘 ▶ 上腕前面 ▶ 局所副子 ▶ 健側背部）
　※ テープは乳頭にかからないようにする
・上腕部にアンカーテープを貼付する
・腋窩に枕子をあて包帯を巻き，三角巾で提肘する

綿花枕子
局所副子
テープ

<7>

綿花枕子

固定期間
三角巾提肘を約 4 〜 8 週間（第Ⅰ度：3 〜 4 週，第Ⅱ度：5 〜 6 週，第Ⅲ度：7 〜 8 週）

固定後の確認
脱臼部の強すぎる圧迫感の有無
固定による二次的な痛みの有無
上腕部が上方に押し上げられているか
固定による二次的な腋窩神経損傷の有無
手指部の血流障害の有無

後遺症
変形癒合：階段状変形の残存 ▶ 整復位保持困難のため高率で発生する
　　　　　　　　　階段状変形を残しても上肢の運動機能に大きな障害は残さない
　　　関節不安定性の残存 ▶ 肩こり，倦怠感，上肢への放散痛，肩の違和感等の原因となる
　　　　　　　　　鎖骨遠位端の肥大変形や石灰沈着もみることがある
変形癒合による烏口鎖骨靱帯のサスペンション破綻は二次性インピンジメント症候群の一因である
変形性肩鎖関節症では下方に突出した骨棘によるインピンジメント症候群がみられる

No.	問 題	チェック	解 説	解答
1	鎖骨脱臼の中で最も発生頻度が高い	□□□	鎖骨脱臼の中で最も発生頻度が高い. 15〜30歳の男性に好発する. スポーツ活動や交通事故での発生が多い.	○
2	介達外力では完全脱臼は少ない	□□□	手掌や肘部を衝いて転倒した際の上腕骨長軸圧により, 肩鎖関節に剪断力が作用して肩鎖靱帯が断裂するが, 烏口鎖骨靱帯が完全断裂することはない.	○
3	烏口鎖骨靱帯の完全断裂は第Ⅱ度損傷である	□□□	第Ⅱ度損傷（不全脱臼）は関節包と肩鎖靱帯の完全断裂である. 第Ⅲ度損傷（完全脱臼）は肩鎖靱帯と烏口鎖骨靱帯の完全断裂である.	×
4	第Ⅰ度損傷でもピアノキー症状がみられる	□□□	第Ⅰ度損傷（捻挫）は関節包や肩鎖靱帯の部分断裂はあるが, 関節の安定性は良好である. ピアノキー症状は第Ⅱ度損傷以上でみられる.	×
5	階段状変形は背臥位では軽度にみえる	□□□	背臥位では上肢の重量が肩下方への負荷として作用しないため, 階段状変形は軽度になる. 背臥位では上肢が突き上げられて脱臼が自然整復されることもある.	○
6	肩峰が階段状に突出する	□□□	肩峰に対して鎖骨遠位端が階段状に（上方に）突出する.	×
7	第Ⅰ度損傷で患側上肢の下垂がみられる	□□□	階段状変形が著明なほど患側上肢の下垂がみられる. 第Ⅰ度損傷では関節の安定性は良好であるため, 階段状変形や患側上肢の下垂はみられない.	×
8	烏口突起骨折の合併がある	□□□	烏口鎖骨靱帯は烏口突起に付着しているため, 鎖骨遠位端部の上方転位に伴って烏口突起の裂離骨折が合併することがある.	○
9	上肢の放散痛や感覚障害を伴うものもある	□□□	患側上肢の下垂に伴う烏口突起の下降によって神経・血管束の圧迫症候として上肢の放散痛や感覚障害もみられる.	○
10	肩峰部に綿花枕子と局所副子をあてる	□□□	上方に突出している鎖骨遠位端部に綿花枕子, 局所副子をあてテープを貼付する.	×
11	ロバート・ジョーンズ固定では健側胸部からはじまり健側背部に終わる	□□□	ロバート・ジョーンズ固定のテープは, 健側胸部 → 局所副子 → 上腕後面 → 肘 → 上腕前面 → 局所副子 → 健側背部の順で貼付する.	○
12	ロバート・ジョーンズ固定では肘部に綿花枕子をあてる	□□□	皮膚障害防止のため肘部に綿花枕子をあてる.	○
13	ロバート・ジョーンズ固定では肩鎖関節部に圧迫力が加わるよう貼付する	□□□	上方に転位した鎖骨遠位端部に綿花枕子と局所副子をあて, 局所副子上を通過するようにテープを貼付する（鎖骨遠位端部に圧迫力が加わるよう貼付する）.	×
14	第Ⅰ度損傷では三角巾提肘で約3〜4週間固定する	□□□	三角巾提肘の目安は, 第Ⅰ度：3〜4週, 第Ⅱ度：5〜6週, 第Ⅲ度：7〜8週である.	○
15	変形性肩鎖関節症では二次性インピンジメント症候群がみられる	□□□	変形性肩鎖関節症では, 肩鎖関節部の下方に骨棘が形成されることによってインピンジメント症候群を後遺することがある.	○

肩関節烏口下脱臼

1．診察および整復

病歴聴取

外傷性脱臼の中で最も発生が多い

成人に多く発生する ▶ 小児に発生することはまれ

介達外力による発生が多い ▶ 手掌を衝いて転倒した際に肩関節の伸展強制

肩関節過外転により上腕骨が肩峰に衝突（テコの支点）

肩関節外転・外旋強制による自家筋力

患者の観察

頭頸部を患側に傾け，肩関節軽度外転・内旋位で，肘部や前腕部を健側手で保持する

患部の状態 <1>

肩関節 30°外転・内旋位に弾発性固定する

烏口下で骨頭を触知 ▶ 鎖骨下脱臼の方が骨頭はより内方に位置する

三角筋部の膨隆消失

肩峰の角状突出

モーレンハイム窩の消失

上腕が仮性延長する ▶ 鎖骨下脱臼では仮性短縮する

モーレンハイム窩の消失
肩峰の角状突出
三角筋の膨隆消失
30°外転・内旋位で
弾発性固定
上腕の仮性延長

<1>

合併症の確認 <2>

大結節骨折，関節窩縁骨折，上腕骨頭後外側の陥没骨折 ▶ 圧痛の有無

腋窩神経損傷 ▶ 肩部外側の感覚障害の有無

筋皮神経損傷 ▶ 前腕外側の感覚障害の有無

腋窩動脈損傷 ▶ 橈骨動脈で評価する

腱板損傷，関節唇前下縁損傷 ▶ 圧痛の有無

腋窩神経
感覚支配領域

筋皮神経
感覚支配領域

<2>

前面　　後面

鑑別診断

上腕骨外科頸外転型骨折との鑑別 ▶ 外科頸骨折では腫脹により三角筋部の膨隆が大きくなる

> **check** ☑ **年齢と合併症**
> 関節唇の強度は若年であるほど弱く，10歳代後半以降で一定となる
> ▶ 若年者の方がバンカート損傷になりやすい ▶ 反復性脱臼となりやすい
>
> 腱板強度は10歳代後半までは関節唇より強いが，それ以降は加齢性変化に伴い低下する
> ▶ 中高年者は大結節骨折や腱板損傷を合併しやすい

患者の介助

ベッドに座位とし，健側から袖を抜くように脱衣させる

脱衣時に患肢を保持する

患肢を把持し，背臥位とする

助手への指示

●コッヘル法 <3>

・健側の肩上方に位置する

・健側の肩部を固定する

●ヒポクラテス法 <4>

・患者の頭側に位置する

・両肩部を固定する

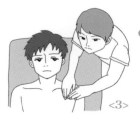

<3>

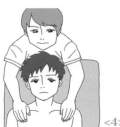

<4>

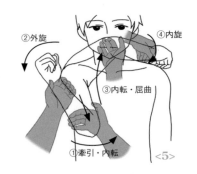

整復操作

● コッヘル法（臥位）<5>

・患側の腰部付近に位置する

・一手で肘部，他手で前腕遠位部を把持する（肘関節は 90° 屈曲位とする）

・長軸方向に牽引しながら側胸壁まで内転する

・牽引を持続しながら肩関節を外旋する

・外旋位のまま前胸壁を滑らせるよう肘部を正中に近づけ（内転），
前方挙上（屈曲）する

・患側手掌が顔の前を通り，健側の肩にくるように内旋する

● ヒポクラテス法 <6>

・患者の患側に接して座る

・両手で前腕遠位部を把持する

・踵部・足の外側縁を腋窩にあて肩甲骨を固定する

・牽引しながら肩関節を徐々に外転，外旋する

・足底部を支点として肩関節を内転，内旋する

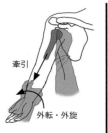
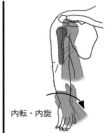

<6>

整復法一覧

教科書より		過去問題より	
コッヘル法	回転法	シモン法	振子法
ヒポクラテス法	踵骨法	アビセンナ法	衝撃法
スティムソン法	吊り下げ法	シンジンガー法	回転法
ドナヒュー法	吊り下げ法	ホフマイスター法	垂直牽引法
クーパー法	槓杆法		
モーテ法	挙上法		
ミルヒ法	挙上法		

整復後の確認

肩関節の軽度外転，軽い回旋運動を行う ▶ 可動性や不安感の有無

腋窩神経，筋皮神経損傷の有無

橈骨動脈の拍動

2．固　定

固定材料

局所副子，包帯，腋窩枕子，三角巾

固定肢位

肩関節軽度屈曲・内旋位，肘関節 90° 屈曲位，前腕中間位

※ バンカート損傷に対しては外旋位固定が用いられることもある ▶ 損傷部位の接着が優れている

固定の手順 <7>

・腋窩に枕子をあて，麦穂帯で止める

・肩部の前・後面に綿花をあて，その上に厚紙副子をあてる

・麦穂帯で固定する

・三角巾で提肘する

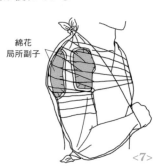

綿花
局所副子

<7>

固定範囲

肩関節部のみ

固定期間

約 3 週間（30 歳代以下では，反復性脱臼の予防を優先して 5 〜 6 週間固定する）

腋窩神経，筋皮神経損傷の有無

橈骨動脈の拍動

後遺症

● 反復性脱臼 <8><9>

原因

バンカート損傷	下関節上腕靱帯の緊張が低下 ▶ 固定力低下 ▶ 再脱臼
ヒル・サックス損傷	陥凹に関節窩が嵌頓 ▶ 再脱臼
肩甲下筋損傷	肩甲下筋の弛緩 ▶ 上腕骨頭の下方偏位 ▶ 再脱臼
下関節上腕靱帯損傷	外転外旋時での前方負荷に対する制動が減少 ▶ 再脱臼

※ 若年者の方が反復性脱臼となりやすい
※ 中高齢者の反復性脱臼にはバンカート損傷と腱板断裂を合併しているものが多い
※ ヒル・サックス損傷による亜脱臼の場合，自然に整復されることが多い

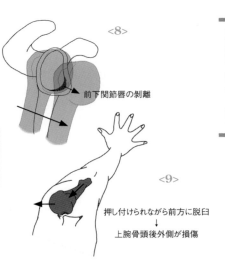

<8>
前下関節唇の剥離

<9>
押し付けられながら前方に脱臼
↓
上腕骨頭後外側が損傷

確認問題 肩関節烏口下脱臼

No.	問題	チェック	解説	解答
1	肩関節外転・外旋・伸展位を強制された際に発生する	□□□	外転・外旋位にある肩関節に伸展が強制されるほど，上腕骨頭には前方へ押し出す剪断力が作用し，この力によって前方脱臼が発生する。	○
2	頭部を患側に傾斜させて来院することが多い	□□□	疼痛を緩和させるために頭頸部を患側に傾け，患側の肘部や前腕部を健側の手で支えて来院することが多い.	○
3	烏口下脱臼では仮性短縮する	□□□	骨頭は関節窩より下方に転位する. 上腕骨頭が関節窩より下方に位置するほど上腕は延長してみえる（鎖骨下脱臼では短縮してみえる）.	×
4	烏口下脱臼では肩関節30°外転・外旋位に弾発性固定される	□□□	肩関節30°外転・内旋位に弾発性固定される. 鎖骨下脱臼であれば肩関節60〜90°外転・内旋位を呈する.	×
5	鎖骨下脱臼の方が上腕骨頭は内方に位置する	□□□	肩関節伸展あるいは外転・外旋強制の際に軸圧が作用することで鎖骨下脱臼となる. そのため，上腕骨頭はより内方に位置する.	○
6	烏口突起が突出する	□□□	前方脱臼では肩のなだらかなスロープは消失し，肩峰が角状に突出する. 後方脱臼では烏口突起が突出する.	×
7	鎖骨下窩に骨頭を触知できる	□□□	鎖骨下窩は，鎖骨と大胸筋と三角筋によって囲まれる三角筋胸筋三角に対応して体表にできる三角形の窪みのことである. モーレンハイム窩ともいう.	○
8	上腕骨頭後外側の陥凹を合併したものを骨性バンカート損傷という	□□□	上腕骨頭後外側の陥没骨折を合併したものはヒル・サックス損傷である. 骨性バンカート損傷とは関節窩縁骨折を合併したものである.	×
9	若年者の方がバンカート損傷になりやすい	□□□	関節唇の強度は若年であるほど弱く，10歳代後半以降で一定となるため，若年者の方がバンカート損傷になりやすい.	○
10	前腕外側部に感覚障害がみられることがある	□□□	筋皮神経損傷の合併では，肘関節屈曲力低下（上腕二頭筋，烏口腕筋，上腕筋），前腕外側部の感覚障害がみられる.	○
11	肩外側部に感覚障害がみられることがある	□□□	腋窩神経損傷の合併では，肩関節外転力低下（三角筋），肩外側部の感覚障害がみられる.	○
12	上腕骨外科頸外転型骨折との鑑別を要する	□□□	上腕骨外科頸外転型骨折では上腕軸の骨折端部が内方へ向くため，転位が大きいと烏口突起下が膨隆する. このため，肩関節烏口下脱臼の外観と類似する.	○
13	三角筋部の膨隆が消失する	□□□	上腕骨頭が烏口下に移動するため，肩峰下は空虚となる. そのため，外観上では三角筋部の膨隆が消失し，肩峰は角状に突出し，モーレンハイム窩が消失する.	○
14	整復前に鎖骨下動脈の拍動を確認する	□□□	整復前と後，橈骨動脈の拍動，上肢の感覚，上肢の運動をそれぞれ確認する.	×
15	高齢者にコッヘル法を行うことで上腕骨骨折を起こすことがある	□□□	主として回旋運動による整復法であり，上腕骨を「てこ」として利用するので，骨粗鬆症を有する高齢者では上腕骨骨折を生じる危険性がある.	○

16	肩甲棘と上腕骨の長軸が一致した肢位で牽引して整復する方法もある	□□□	ゼロポジション（水平屈曲30°で約150°外転させた肢位）整復法のことである．この肢位では腱板の上腕骨頭を引き寄せる作用により容易に整復される．	○
17	ヒポクラテス法で神経損傷を起こすことがある	□□□	上肢を下方に牽引しながら術者の足で腋窩部を押さえ，さらに「てこ」として応用する整復法なので，腋窩神経損傷を引き起こす危険性がある．	○
18	スティムソン法は自然整復法である	□□□	患者を腹臥位とし，患側手関節部に5〜10kgの重りを吊下げ，10〜15分かけて自然整復を図る方法である．	○
19	吊り下げ法としてクーパー法がある	□□□	槓杆法である．座位とし，患者の後方から膝を患者の腋窩に入れ，一手で肩峰部を押さえ，他手で上腕を下方牽引すると同時に踵を上げて整復する方法である．	×
20	ミルヒ法は挙上法である	□□□	背臥位とし，一手の母指を上腕骨頭に，他指を鎖骨にかけ，他手で患肢を挙上位とし，母指で骨頭を直圧するとともに患肢を上方に引き上げて整復する．	○
21	上腕骨外科頸骨折の合併は整復障害因子となる	□□□	上腕骨外科頸骨折の合併は，肩関節脱臼の整復に際して支点となるべき上腕骨近位端部の欠損を意味し，肩関節脱臼の整復障害の一因となる．	○
22	整復後に肩関節外転・外旋位での関節安定性を確認する	□□□	外転・外旋位は再脱臼の危険性があるので行わない．整復後，肩関節の軽度外転，軽度回旋運動を行い，可動性の確認や不安感の有無等を確認する．	×
23	整復後に運動痛の有無を確認する	□□□	整復後でも関節包や関節上腕靱帯，腱板，関節唇等の軟部組織は治癒していないので運動痛は必ずみられる．	×
24	バンカート損傷合併した初回脱臼では肩関節下垂・外旋位で固定することもある	□□□	外旋位では関節唇損傷部位の接触が優れており，前下方の関節包の離開もほとんど認められない．初回脱臼に対して反復性脱臼の予防に用いられることがある．	○
25	若年者で反復性脱臼予防として5〜6週間固定することもある	□□□	一般には肩関節軽度屈曲，内旋位で約3週間固定する．若年者では反復性脱臼予防として5〜6週間固定することもある．高齢者では関節拘縮予防を優先する．	○
26	腋窩神経の圧迫を軽減するために肩部の前・後面に綿花をあてる	□□□	腋窩神経の圧迫を軽減するために腋窩枕子をあてる．肩部の安定性を図るために肩前・後面に枕子と局所副子をあてる．	×
27	固定後，約2週目でコッドマン体操を指導する	□□□	固定後2週目より，重力を用いて肩関節を牽引し，振り子の原理で関節を動かしていく体操療法を指導する．特に中年以降では凍結肩の予防として用いられる．	○
28	筋皮神経損傷が後遺すると肘関節屈曲力が低下する	□□□	筋皮神経は上腕二頭筋，烏口腕筋，上腕筋を支配するため，神経損傷が後遺すると肘関節屈曲力低下をきたすことになる．	○
29	反復性脱臼では肩甲下筋が障害される	□□□	骨頭が前方へ転位する際に肩甲下筋の剝離を伴うことがある．反復性脱臼の一因でもあり，複数回の脱臼では肩甲下筋の障害は強くなる．	○
30	下関節上腕靱帯断裂は再脱臼の原因となる	□□□	下関節上腕靱帯断裂があると肩関節外転・外旋時での前方負荷に対する制動が減少するため，骨頭が前方に転位（再脱臼）しやすい．	○

21 肘関節後方脱臼

1．診察および整復

病歴聴取

肘関節過伸展強制 ▶ 上腕骨遠位端が前方に押し出される ▶ 関節包前面が断裂する ▶ 脱臼

患者の観察

健側手で患側の前腕遠位部を保持している

患部の状態 <1><2>

自発性の連続的疼痛がある

肘関節 30 ～ 40°屈曲位に弾発性固定する

肘頭の後方突出がみられる ▶ 上腕三頭筋腱が緊張して索状に触れる

上腕骨顆上伸展型骨折との鑑別が必要である ▶ ヒューター三角は乱れる

前腕長は仮性短縮する

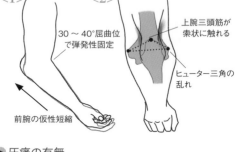

<1> 30 ～ 40°屈曲位で弾発性固定

前腕の仮性短縮

<2> 上腕三頭筋が索状に触れる

ヒューター三角の乱れ

合併症の確認

上腕骨内側上顆骨折，上腕骨外顆骨折，橈骨頭骨折，尺骨鈎状突起骨折 ▶ 圧痛の有無

尺骨神経損傷 ▶ 小指の感覚障害の有無

橈骨神経損傷 ▶ 母指と示指間の水かき背側部分の感覚障害の有無

正中神経損傷 ▶ 示指と中指の指尖部の感覚障害の有無

側副靱帯断裂 ▶ 圧痛の有無

内側側副靱帯断裂の発生が多い ▶ 思春期では内側上顆骨折となることが多い

外側側副靱帯複合体の機能不全 ▶ 後外側回旋不安定テストで橈骨頭が亜脱臼

患者の介助

ベッドに座位とし，健側から袖を抜くように脱衣させる

脱衣時に患肢を保持する

患肢を把持し，患肢がベッドから出るように背臥位とする

助手への指示 <3>

患側肩上方に位置する

上腕近位部を把持する

整復操作 <4>

・患者の腰部付近に位置する

・前腕回外位とし，一手で手関節部，他手で肘部を把持する

・前腕長軸方向へ徐々に牽引する

・牽引しながら肘関節を屈曲する

・屈曲と同時に上腕骨遠位端部を後方へ圧迫，肘頭部を前方へ圧迫する

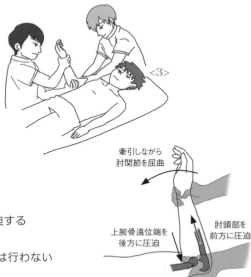

牽引しながら肘関節を屈曲

上腕骨遠位端を後方に圧迫

肘頭部を前方に圧迫

<4>

整復後の確認

肘関節屈伸運動，前腕回内・回外により可動性を確認 ▶ 最終伸展は行わない

尺骨神経，橈骨神経，正中神経損傷の有無

橈骨動脈の拍動

2．固 定

固定材料

金属副子，局所副子，包帯，枕子，三角巾

固定肢位

肘関節 90° 屈曲位，前腕中間位

固定の手順 ＜5＞

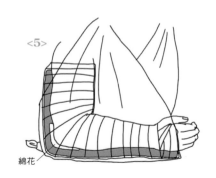

・整復肢位を維持しながら，患者を座位とする

・肘関節 90° 屈曲位，前腕中間位とする

・肘頭部に綿花枕子をあてる

・金属副子を背側にあて，包帯で固定する

・三角巾で提肘する

綿花

固定範囲

上腕近位部から手関節まで

固定期間

硬性材料で約 3 週間固定し，その後 1 週は提肘する

（肘関節に不安定性がある場合は硬性材料による 4 週間以上の固定が必要なこともある）

固定後の確認

包帯の緊縛に伴う異常な疼痛の有無

尺骨神経，橈骨神経，正中神経損傷の有無

血流障害の有無 ▶ 爪床圧迫

後遺症

骨化性筋炎 ▶ 無理な他動運動が原因となる ▶ すぐに観血療法を行うということはない

阻血性拘縮 ▶ 上腕動脈の血行障害により発生する可能性がある

肘関節内・外反不安定性 ▶ 側副靱帯損傷の程度によっては発生することがある

後外側回旋不安定症 ▶ 外側側副靱帯複合体の機能不全により発生することがある

確認問題 肘関節後方脱臼

No.	問　題	チェック	解　説	解答
1	関節包の後面が断裂する	□□□	肘関節の過伸展強制により肘頭が肘頭窩に衝突することで上腕骨遠位端部は前方へ押し出され，関節包の前面が断裂し，上腕骨遠位端部が前方に転位する．	×
2	橈骨頭は上腕骨滑車の後面に接する	□□□	上腕骨遠位端部が前方へ転位するため，前腕骨は上腕骨の後方（橈骨は上腕骨小頭の後面，尺骨鈎状突起は上腕骨滑車の後壁）に位置する．	×
3	肘関節 90° 屈曲位付近で弾発性固定される	□□□	肘関節 30 ～ 40° 屈曲位で弾発性固定され，自動運動は不能となる．前方脱臼は肘頭骨折に伴って発生するため，肘関節 90° 屈曲位付近で弾発性固定される．	×
4	前腕長は仮性延長する	□□□	前腕骨は上腕骨に対して後方に位置するため，外観上，前腕長は仮性短縮する．前方脱臼では仮性延長する．	×
5	合併症に上腕骨外顆骨折がある	□□□	生理的外反により肘過伸展時には瞬間的に外反強制が作用する．すなわち，肘伸展＋外反強制で発生する上腕骨外顆骨折（プッシュオフ型）が合併し得る．	○
6	成人では上腕骨内側上顆骨折は合併しにくい	□□□	肘伸展＋外反強制により，成人では内側側副靱帯断裂が頻発し，少年～思春期では内側上顆部に力学的に脆弱な骨端線があるため内側上顆骨折の合併が多い．	○
7	外側側副靱帯断裂の合併により後外側回旋不安定症を後遺する	□□□	外側側副靱帯断裂の残存により肘関節外反・前腕回外運動時に腕頭関節の亜脱臼が誘発され，橈骨頭が後外側に亜脱臼する（後外側回旋不安定症）．	○
8	尺骨鈎状突起骨折，橈骨頭骨折を合併した脱臼骨折は不安定型である	□□□	肘関節後方脱臼に橈骨頭と尺骨鈎状突起骨折を伴う損傷は，内側・外側・前方支持機構が破綻しており，その再建が難しいとされる不安定型損傷である．	○
9	整復は前腕回外位として牽引を加える	□□□	前腕を最大回外位として橈骨頭の動きを自由にし，上腕長軸方向と前腕長軸方向への同時牽引により前腕骨を引き下げる．	○

72

10	末梢牽引しながら肘関節屈曲とともに，肘頭部を後方へ圧迫する	□□□	末梢牽引を行いながら肘関節を屈曲させるとともに，母指で上腕遠位端部を後方へ，他指で肘頭部を前方へ圧迫する．	×
11	肘頭圧迫屈曲整復法は背臥位で行う	□□□	脱臼肢位のまま側臥位とし，手関節部を助手に把持させ，術者の両母指を肘頭にあて，他指で上腕遠位端部を把持し，両母指で肘頭を半円状に圧迫して整復する．	×
12	整復後は肘関節の完全伸展を確認する	□□□	整復後に肘関節の可動性を慎重に確認するが，発生機序である完全伸展は行わない．とくに内側側副靱帯損傷を助長する可能性がある．	×
13	肘関節90°屈曲位，前腕回外位で固定する	□□□	肘関節90°屈曲位，前腕中間位とし，上腕近位部から手関節までを約3週間固定する．	×
14	固定後に固有感覚領域の触覚検査を行う	□□□	固定後，母・示指間背側（橈骨神経），示・中指の末節部（正中神経），小指（尺骨神経）の触覚を検査することで神経損傷（感覚障害）の有無を確認する．	○
15	骨化性筋炎の合併では直ちに観血療法を必要とする	□□□	筋内に生じた骨化は経過により消失することもあるので，すぐに観血療法は行わない．可動域制限や神経麻痺の原因となれば摘出が必要となる．	×

22 肘内障

1. 診察および整復

病歴聴取

幼小児に好発する ▶ とくに2～4歳で，性差はない

前腕回内位にある肘部に強い引っ張り力が加わった場合に発生する <1>

寝転んでいる際に肘部が身体に巻き込まれて発生することもある

病態は近位橈尺関節の亜脱臼である ▶ 橈骨頭が橈骨輪状靱帯からはずれかかっている状態

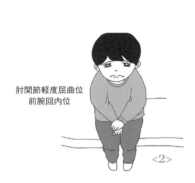

もう行くよー♪

<1>

患者の観察

患肢を下垂するか，健側手で患側の前腕遠位部を保持している

患部の状態

橈骨頭（腕頭関節）部に限局性圧痛 ▶ 手関節部に疼痛を訴えることもある

腫脹，発赤は認めない ▶ 靱帯に損傷はみられないため

患肢を動かさなくなる

肩関節下垂位，肘関節軽度屈曲位，前腕回内位を呈する <2>

軽度の肘関節屈曲および前腕回旋は可能である ▶ 前腕回外強制で疼痛増強，
バネ様抵抗感あり

単純X線写真で異常はみられない

超音波画像では回外筋の一部が輪状靱帯とともに腕橈関節内に引き込まれた像
がみられることもある

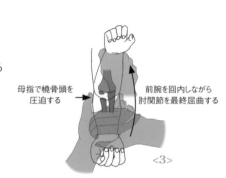

肘関節軽度屈曲位
前腕回内位

<2>

鑑別診断

鎖骨若木骨折 ▶ 急に患肢を動かさなくなることが類似する ▶ 胸部を支えて持ち上げて鑑別

肘関節付近の骨折，捻挫 ▶ 発生機序が異なる，肘部に腫脹がみられる

患者の介助

ベッドに座位（保護者の隣）または保護者の大腿部の上で抱いてもらう

健側から袖を抜くように脱衣させる

脱衣時に患肢を保持する

助手または保護者への指示

患者の隣に座るまたは患者を大腿部の上で抱いてもらう

脱衣を手伝ってもらう

整復操作 <3>

・一手で前腕遠位部，他手で肘関節部を把持し，母指を橈骨頭にあてる

・肘関節伸展，前腕回外位とする

・前腕を回内しながら肘関節を最終屈曲しつつ，母指で橈骨頭を圧迫する

※ 自然整復されるものもある

※ 整復時に軽いクリック音を触知できる ▶ 整復確認に有用

母指で橈骨頭を
圧迫する

前腕を回内しながら
肘関節を最終屈曲する

<3>

整復後の確認

上肢の自動運動を誘導する

固 定

一般的に固定は必要としない

No.	問　題	チェック	解　説	解答
1	腕尺関節の亜脱臼である	☐☐☐	近位橈尺関節の亜脱臼（橈骨頭が輪状靭帯からはずれかかっている状態）である.	×
2	前腕回外位で手を強く引かれて発生する	☐☐☐	通常，肘関節伸展位，前腕回内位で急激な牽引力が作用して発生する. 回外位では平行位にある橈骨頭関節面が，回内に伴い傾斜するので逸脱しやすくなる.	×
3	寝返りをきっかけに発生することもある	☐☐☐	前腕回内位にある腕に身体が乗っかった際，肘部には瞬間的に牽引力が作用するため，寝返りで発生することもある.	○
4	患肢は前腕回外位で下垂している	☐☐☐	前腕回内位＋牽引力で発生するので，前腕回内位を呈する. 発症後は疼痛や不安感のため上肢を動かそうとしないので，下垂位にある.	×
5	橈骨頭部に軽微な腫脹を認める	☐☐☐	靭帯損傷はないため出血が起こらず，腫脹や発赤，熱感等の炎症所見は認めない. もし炎症所見が認められる場合は，肘内障以外の疾患を考える必要がある.	×
6	単純エックス線像で橈骨頭の僅かな転位がみられる	☐☐☐	単純Ｘ線像に異常はみられない. 超音波画像では，回外筋の一部が輪状靭帯とともに腕橈関節内に引き込まれた像（Ｊサイン）がみられることもある.	×
7	前腕回内強制でバネ様抵抗感を触知する	☐☐☐	回外筋の一部が腕頭関節内に引き込まれているので，前腕回外強制で疼痛が増強するとともに，バネ様抵抗感を触知する.	×
8	腋窩に手を入れ持ち上げることで鎖骨骨折と鑑別できる	☐☐☐	腋窩に手を入れ（胸部を支えて）持ち上げること（肩甲帯挙上による鎖骨へのストレス）で泣き出すようなら鎖骨骨折が疑われる.	○
9	患児を背臥位として整復する	☐☐☐	立位または座位として整復する. 保護者等に前方を向かせて抱いてもらうのも一法である.	×
10	クリック音を触知し整復される	☐☐☐	整復される際には，橈骨頭にあてた母指に僅かなクリック音を触知できる. そのため，クリック音は整復確認に用いられる.	○
11	整復後は他動的な回外運動での抵抗感が消失する	☐☐☐	腕頭関節内に引き込まれた回外筋および輪状靭帯は元に戻っているので，他動でも自動でも前腕回旋運動で抵抗感は生じない.	○
12	自然整復されることもある	☐☐☐	肘を動かしているうちに自然に整復される場合もある.	○
13	整復後は包帯で２〜３日間固定する	☐☐☐	一般的に固定は必要としない. ただし，短期間で頻回に再発する場合は，数日間包帯固定をすることもある.	×
14	再発しても成長に伴って発生しなくなる	☐☐☐	成長に伴う橈骨頭の形成（発達）により，発生しなくなる.	○
15	前腕回外制限を残すこともある	☐☐☐	整復されれば後遺症は残さない. 予後良好である.	×

23 示指 PIP 関節背側脱臼

1．診察および整復

病歴聴取

背側脱臼の発生が多い ▶ 過伸展強制で発生する <1>

掌側板の損傷を伴う

側副靱帯，正中索損傷を伴うこともある

脱臼骨折となることもある

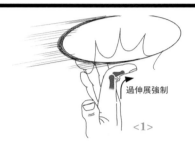

過伸展強制

<1>

患者の観察

健側手で患側の手部を保持している

患部の状態

基節骨軸と中節骨軸が平行になったものでは階段状変形がみられる

背側の皮膚に深い陥凹がみられる

深指屈筋腱が断裂している場合は DIP 関節を屈曲することができない

整復操作 <2>

・座位または背臥位とする

・包帯，ガーゼ，ゴム手袋等を使用して指が滑らない工夫をする

・一手の母・示指で基節骨，他手の母・示指で中節骨を把持する

・中節骨を背側方向に屈曲し，PIP 関節の過伸展を強制する

・過伸展した中節骨の基部にある母指を，基節骨の骨軸方向に押す

・PIP 関節を屈曲する

※ 末梢牽引は望ましくない ▶ 二次的な整復障害を助長する

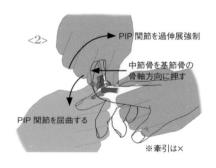

<2>

PIP 関節を過伸展強制

中節骨を基節骨の骨軸方向に押す

PIP 関節を屈曲する

※牽引は×

整復後の確認

変形の消失

自動運動が可能かどうか（弾発性固定の消失を確認）

患指を屈曲した際に指尖が舟状骨結節に向いているかどうか

2．固定

固定材料

アルミ副子，テープ，包帯，枕子

固定肢位

良肢位（手関節 20 〜 30° 背屈，MP・PIP・DIP 関節 20 〜 30° 屈曲位）

※ PIP 関節は屈曲拘縮に陥りやすいため，経時的に PIP 関節を伸展位に近づける

助手への指示

患者の患側に位置する

患者が患肢を上肢台に乗せたら，手関節 20 〜 30° 背屈位を保持する

アルミ副子をあてた後，保持する

固定の手順 <3>

・座位とし，患肢を上肢台に乗せる

・アルミ副子を示指背側にあてる

・アルミ副子をテープで固定する

・示指と中指の間に綿花枕子をあてる

・テープで示指と中指を固定する ▶ 関節にかからないようにする

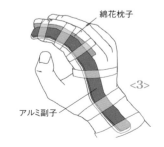

綿花枕子

<3>

アルミ副子

・包帯を巻く（必要に応じて三角巾で提肘する）

※ 側副靱帯損傷がある場合は隣接指固定を行う

※ 背側固定の利点 ▶ 浮腫に対して有利，早期運動療法が実施しやすい

※ 手部を心臓より挙上することは静脈圧を減少させ，血液循環を良くする ▶ 浮腫の軽減，防止

（固定範囲）

前腕遠位部から指先端まで

（固定期間）

約2週間（合併症によって固定肢位や固定期間が異なる）

（固定後の確認）

指先の感覚と循環障害の確認

アルミ副子が強くあたっている部分がないか

 その他の PIP 関節脱臼

掌側脱臼

　PIP 関節に捻転が強制されて発生することが多い

　基節骨軸と中節骨軸が平行になったものでは階段状変形がみられる

　正中索損傷を合併することがある ▶ 二次的にボタン穴変形を呈する

　ボタン穴変形がある場合は PIP 関節を伸展位で約 4 ～ 8 週間固定する

　徒手整復は困難である ▶ 側索が基節骨頭掌側に嵌入しているため

側方脱臼

　外力が作用した側の側副靱帯が損傷する ▶ 側方動揺性がみられる

　基節骨軸と中節骨軸が平行になったものでは階段状変形がみられる

　受傷後に本人が整復してしまうことが多い

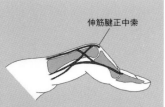
伸筋腱正中索

確認問題 示指 PIP 関節背側脱臼

No.	問　題	チェック	解　説	解答
1	背側脱臼の発生はまれである	□□□	突き指での過伸展強制による背側脱臼の発生がほとんどである．	×
2	中節骨基部の骨折を合併することが多い	□□□	過伸展強制により掌側板付着部の裂離骨折を合併することが多い．	○
3	側副靱帯断裂を伴うことがある	□□□	中節骨が基節骨の背側に乗り上げる際に側副靱帯に伸長力が作用し，断裂することがある．整復前に圧痛の有無，整復後に側方動揺性を確認する．	○
4	掌側板が関節内に嵌入すると整復不能となる	□□□	過伸展強制で掌側板も損傷し，中節骨の背側転位とともに掌側板も背側に転位し，関節内に嵌入することがある．掌側板の関節内嵌入は整復障害因子である．	○
5	階段状変形を呈する	□□□	いずれの脱臼でも基節骨軸と中節骨軸が平行になった脱臼では，階段状変形がみられる．	○
6	PIP 関節に捻転が強制されて発生することが多い	□□□	過伸展強制で発生する．掌側脱臼では軽度屈曲位にある PIP 関節に捻転力が強制され，さらに牽引力が作用し，一側の側副靱帯が損傷して発生することが多い．	×
7	整復は長軸方向への牽引が有効である	□□□	MP 関節背側脱臼の整復と同様に，長軸方向へ牽引することで整復障害の発生を助長する可能性がある．末梢牽引による整復は望ましくない．	×
8	側副靱帯損傷を合併する際は隣接指と固定する	□□□	隣接指固定（バディーテープ）とは，患指の再受傷（側方ストレス）予防のため隣接指を副子としてテープで固定する方法である．	○
9	背側脱臼でもボタン穴変形を呈する	□□□	ボタン穴変形は掌側脱臼に伴う正中索断裂によって発生することが多いが，背側脱臼でも正中索断裂を伴うことがあるため，発生し得る．	○
10	正中索損傷を合併した場合は PIP 関節屈曲位で固定する	□□□	断裂した正中索の断端が最も接近する PIP 関節伸展位で，約 4 ～ 8 週間固定する．	×

11	ボタン穴変形は受傷後まもなく発生する	□□□	ボタン穴変形は正中索断裂による二次的な変形であり，受傷後徐々に出現することが多い（約 1 ～ 2 週後）.	×
12	前腕遠位部から指先端までを固定する	□□□	手・指関節を固定するために前腕遠位部から指先端まで固定する．手関節を使用しないことに協力が得られれば指部だけの固定でもよい．	○
13	固定期間は約 5 週間である	□□□	固定期間は約 2 週間を基本とする．掌側板，側副靱帯損傷，正中索損傷の合併がある場合は固定期間が延長される．	×
14	経時的に PIP 関節の屈曲角度を増して固定する配慮も必要である	□□□	PIP 関節掌側にある手綱靱帯は PIP 関節屈曲位で弛緩するため，屈曲位保持は屈曲拘縮に陥りやすい．経時的に PIP 関節を伸展位に近づける配慮も必要である．	×
15	固定後は手部を心臓より高挙するよう指導する	□□□	手指拘縮の発生要因として浮腫の持続による線維化がある．浮腫の予防と改善には患肢高挙が最も重要であり，固定部位以外の自動運動も大切である．	○

肩腱板損傷

1．診察および検査

病歴聴取

外傷性	直達外力	肩部の打撲
	介達外力	圧迫外力：手掌や肘を衝いての転倒（大結節が肩峰に衝突） 牽引外力：物を持ち上げる際，肩関節前方脱臼の時 overuse：投球動作，回旋力，牽引力 軽微な外力：吊り革を持っている際の急停止
非外傷性		繰り返されるインピンジメントによる腱板自体の擦り切れ

※ 加齢による退行変性が進行し断裂に至るものもある

※ 大結節から約 1.5 cm 近位部（棘上筋腱と棘下筋腱の接合部）に好発する ▶ 棘上筋損傷が多い

※ 関節包と腱板は一部で結合している ▶ 腱板断裂と同時に関節包を損傷することがある

患者の観察

損傷の程度にもよるが，患肢を下垂している

患部の状態

大結節部に圧痛を認める

肩関節外転 60 ～ 120°の間に疼痛を生じる ▶ 120°を越えると疼痛消失

肩関節外転運動制限 ▶ 疼痛が強いときは自動運動ができない，他動運動は可能である

肩関節の外転位が保持できない

夜間痛がみられることが多い ▶ 患側肩を下にすると疼痛が増強する

陳旧性では棘上筋，棘下筋に筋萎縮がみられる ▶ 僧帽筋により棘上筋の筋萎縮はわかりにくい

陳旧性では肩関節拘縮がみられることもある

合併症の確認

上腕二頭筋長頭腱損傷 ▶ 結節間溝の圧痛

腱板疎部損傷 ▶ 烏口突起の 1 横指外側（肩甲下筋腱と棘上筋腱との間隙）の圧痛

血管損傷 ▶ 橈骨動脈の拍動

神経損傷 ▶ 患部の感覚異常の有無

検査手技・動作

● ペインフルアークサイン（有痛弧徴候）<1>

【目的】

主として腱板の機能障害の有無を鑑別する

【方法】

・患者を座位または立位とする

・検者は患者の患側前方に位置する

・一手を肩部前面（肩峰前面～大結節部）にあて，他手で前腕遠位部を
　把持する

・肘関節伸展位とし，手掌が正面（母指が天井）を向いた状態にする

・肩部に疼痛を感じたら伝えるよう指示し，他動的に肩甲骨面でゆっくりと外転（最終可動域まで）する

・疼痛を訴える挙上角度を確認する

・同時に肩部に当てた手で雑音（クレピタス）の有無を確認する

【陽性所見】

肩外転 60°～ 120°の範囲で疼痛が出現し，それ以外の領域では疼痛がない場合を陽性とする

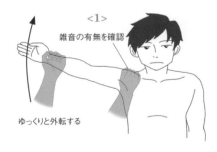

<1>
雑音の有無を確認
ゆっくりと外転する

【意義】

肩外転 60 〜 120° では肩峰下面に大結節が位置するため，この領域での疼痛は腱板や肩峰下滑液包と烏口肩峰アーチとの摩擦や衝突を意味し，腱板損傷や肩峰下滑液包炎が疑われる

● インピンジメントサイン（ニアー法）<2>

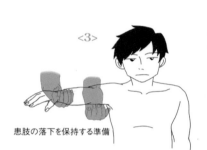

<2>

肩甲骨面で挙上

【目的】

烏口肩峰アーチ下での衝突や挟み込み（第2肩関節の通過障害）の有無を鑑別する

【方法】

・患者を座位とする

・検者は患者の患側後方に位置する

・一手で肩峰部を押さえ，他手で上腕遠位部を把持する

・他動的に肩関節内旋位（患者の手掌を下に向ける）にする

・他動的に肩関節を肩甲骨面で挙上する

【陽性所見】

肩峰下に疼痛が誘発されれば陽性とする.

【意義】

肩関節内旋位にて挙上し，肩甲骨の上方回旋を制動することで肩峰下への接触圧を高め，第2肩関節の通過障害の有無を調べているので，疼痛が誘発されれば腱板損傷や肩峰下滑液包炎が疑われる

● ドロップアームサイン <3>

<3>

【目的】

棘上筋腱，棘下筋腱の異常（主として急性期の腱板断裂）の有無を鑑別する

【方法】

・患者を座位とする

・検者は検査側の後方に位置する

・検者は患肢手関節部を把持する

・患肢の手掌を下に向け，他動的に肩甲骨平面上
　（約30°水平屈曲した面）で90°外転位とする

・患者に90°外転位を保持するよう指示する

・患肢を支えている手を離すとともに，患肢の落下を保持する準備をする

患肢の落下を保持する準備

【陽性所見】

上肢を保持できず，落ちてしまう場合を陽性とする

【意義】

肩関節90°外転位で棘上筋腱や棘下筋腱に急激に負荷をかけ，腱板による調節が機能しているか否かを評価している　※肩峰下滑液包炎や腋窩神経麻痺等でも陽性となることに留意する

● リフトオフテスト <4>

<4>

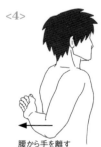

【目的】

肩甲下筋腱の機能障害の有無を鑑別する

【方法】

・患者を立位または座位とする

・検査側の手の甲を腰背部にあてる（手掌が後方を向く）
　（肘関節は約90°屈曲位とする）

・手の甲を身体から離すよう（手を後ろに持ち上げるよう）指示する
　（肘関節伸展による代償動作に注意する）

腰から手を離す

【陽性所見】

腰から手を離して後ろに持ち上げられない場合を陽性とする

【意義】

腰から手を離す（後ろに持ち上げる）動作は肩関節内旋であるため，この動作が遂行できない場合は肩甲下筋腱の

機能不全と解釈することができる

High arc test（肩鎖関節への回旋負荷）
他動的に上肢を肩甲骨面で挙上させる
160〜180°の範囲で肩鎖関節部に疼痛が出現するものを陽性とし，肩関節内の損傷を疑う

確認問題 肩腱板損傷

No.	問　題	チェック	解　説	解答
1	手掌を衝いて転倒した際の圧迫外力によって発生する	□□□	手掌や肘を衝いて転倒した際の圧迫外力（大結節が肩峰に衝突）や物を持ち上げる際の牽引外力，overuse，変性を基盤とした軽微な外力等で発生する．	○
2	疼痛が強いと患肢を下垂した状態で来院する	□□□	疼痛が強い場合は肩関節の自動運動ができない（肩関節外転運動ができない）ため，肩関節下垂位を呈することになる．	○
3	筋腱移行部付近で断裂することが多い	□□□	好発部位は大結節から約1.5cm近位部である．①棘上筋と棘下筋腱の接合部である，②乏血部位である，③上肢の負荷により絶えず張力を受けるからである．	×
4	腱板の断裂と同時に関節包も断裂する	□□□	一部では関節包と腱板は結合している．これらの断裂により関節内と外が繋がってしまう（穴が空いてしまう）状態が完全断裂である．	○
5	圧痛が烏口突起の一横指外側に認められる	□□□	烏口突起の1横指外側圧痛がある場合は腱板疎部損傷を疑う．腱板疎部とは，肩甲下筋腱と棘上筋腱との間隙である．	×
6	棘下筋損傷では肩関節外旋力が低下する	□□□	棘下筋は主として肩関節外旋運動に働くため，棘下筋損傷があると外旋時痛，外旋筋力低下がみられる．	○
7	肩関節外転160〜180°で運動痛を認める	□□□	肩外転160〜180°の範囲で肩鎖関節部に疼痛が出現するものをハイアークテスト陽性とし，肩鎖関節障害を疑う．腱板断裂では外転120°以上での疼痛はない．	×
8	陳旧例では棘上筋に萎縮が生じる	□□□	断裂の程度にもよるが，棘上筋・棘下筋の機能不全により経時的に筋萎縮がみられる．棘下筋の方がわかりやすい（棘上筋の上層には僧帽筋があるため）．	○
9	疼痛が強いときは肩関節の他動運動も不能となる	□□□	疼痛が強い場合は肩関節の自動運動は不能となるが，他動運動は可能である．	×
10	サルカスサインが陽性となる	□□□	患者を立位または座位とし，患者の上腕を下方へ引き下げると，肩峰と上腕との間に間隙ができるものをサルカステスト陽性とし，動揺性肩関節を疑う．	×
11	棘下筋損傷にリフトオフテストが有用である	□□□	リフトオフテストとは，手背を腰部にあて，その手背を腰部から離すこと（肩関節内旋運動）ができるかどうかで，肩甲下筋の機能を調べる検査である．	×
12	ペインフルアークサインでは肩外転60〜120°以外で疼痛はみられない	□□□	肩外転60〜120°では肩峰下面に大結節が位置するため，腱板や肩峰下滑液包が烏口肩峰アーチ下で圧縮され疼痛が生じるが，この範囲外では疼痛は生じない．	○
13	インピンジメントサイン（ニアー法）では検者の一手で肩峰部を押さえる	□□□	患者を座位とし，検者は患者の患側後方に位置し，一方の手で肩峰部を押さえ，他方の手で上腕遠位部を把持し，他動的に肩関節を内旋位で挙上する．	○
14	ドロップアームサインでは検者の一手で患肢の落下を保持する用意をする	□□□	上肢を保持できずに落下した際の損傷予防のため，患肢を支えている手を離すとともに，検者の一手で患肢の落下を保持する用意をする．	○
15	腱板完全断裂では自然治癒が期待できる	□□□	完全断裂はもちろん，多くの不全断裂でも断裂部の自然治癒は期待できない．	×

25 上腕二頭筋長頭腱損傷

1．診察および検査

病歴聴取

40～50歳前後の肉体労働者に発生が多い

上腕二頭筋長頭腱断裂	腱の張力を越えて収縮した時，突然の強い伸長力が作用した時に発生する
	結節間溝部での断裂 ▶ 発生が多い，変性を伴っているものが多い
	筋腱移行部での断裂 ▶ 若年者に発生する
上腕二頭筋長頭腱炎	長頭腱と小結節との摩擦によって発生する ▶ 肩関節外転，外旋の反復運動
上腕二頭筋長頭腱脱臼	上腕横靱帯の断裂，小結節骨折

患者の観察

損傷の程度にもよるが，患肢を下垂している

患部の状態

● 上腕二頭筋長頭腱断裂

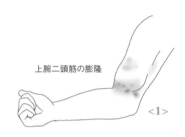

上腕二頭筋の膨隆

<1>

断裂音とともに疼痛が出現する ▶ 肘関節屈曲力低下，肩関節の運動制限

上腕二頭筋の筋腹が遠位側に移動し，腫瘤状に膨隆する <1>

筋腹の近位側に腱性の索状物を触れ，同部位に圧痛がある

経時的に皮下出血斑が出現する

断裂直後でも他動での肩関節運動は可能である

完全断裂でも日常生活に大きな支障はきたさない

● 上腕二頭筋長頭腱炎

結節間溝に圧痛を認める

著明な可動域制限はない

ヤーガソンテスト，スピードテスト，肘屈曲テストが陽性となる

合併症の確認

腱板断裂 ▶ 大結節の圧痛

腱板疎部損傷 ▶ 烏口突起の1横指外側（肩甲下筋腱と棘上筋腱との間隙）の圧痛

検査手技・動作

● ヤーガソンテスト <2>

【目的】

上腕二頭筋長頭腱炎の有無を鑑別する

【方法】

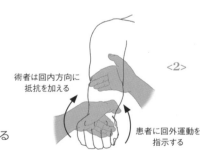

術者は回内方向に抵抗を加える

<2>

患者に回外運動を指示する

・患者を座位とする

・検者は患者の患側前方に位置する

・患者の上腕部は体幹につけ，肘を90°屈曲し，前腕を完全に回内位とする

・検者は一手で前腕遠位部，あるいは手部を把持する

・他手で肘部を把持する

・患者に回外運動を指示するとともに，検者は回内方向に抵抗を加える

【陽性所見】

結節間溝部に疼痛が誘発されれば陽性とする

【意義】

上腕二頭筋の回外作用により上腕二頭筋長頭を収縮させ，その張力が結節間溝部で刺激となって疼痛を誘発しているため，疼痛が誘発されれば上腕二頭筋長頭腱炎が疑われる

● スピードテスト <3>

【目的】

上腕二頭筋長頭腱炎の有無を鑑別する

【方法】

・患者を座位とする

・検者は患者の患側前方に位置する

・検者の一手を肩部にあて，他手で前腕遠位部前面にあてる

・患者の上腕を体幹につけ，肘関節伸展位，前腕回外位（手掌を天井に向ける）とする

・患者に肩関節の屈曲を指示するとともに，検者は前腕遠位部に抵抗を加える

【陽性所見】

結節間溝部に疼痛が誘発されれば陽性とする

【意義】

肘関節伸展・前腕回外位での肩関節屈曲では上腕二頭筋に強い等尺性収縮が起こるので，結節間溝部内における上腕二頭筋長頭腱の摩擦が大きくなるため，疼痛が誘発されれば上腕二頭筋長頭腱炎が疑われる

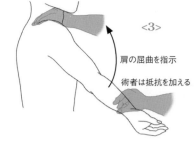

<3>

肩の屈曲を指示

術者は抵抗を加える

● 肘屈曲テスト（エルボーフレクションテスト）<4>

【目的】

上腕二頭筋長頭腱炎の有無を鑑別する

【方法】

・患者を座位とする

・検者は患者の患側前方に位置する

・検者の一手を結節間溝部にあて，他手で前腕遠位部にあてる

・患者の上腕を体幹につけ，肘関節 90°屈曲位，前腕回外位とする

・患者に肘の屈曲を指示するとともに，検者は前腕遠位部に抵抗を加える

【陽性所見】

結節間溝部に疼痛が誘発されれば陽性とする

【意義】

肘関節屈曲に抵抗を加えることで上腕二頭筋に強い等尺性収縮を起こし，結節間溝部内における上腕二頭筋長頭腱の摩擦を大きくしているため，疼痛が誘発されれば上腕二頭筋長頭腱炎が疑われる

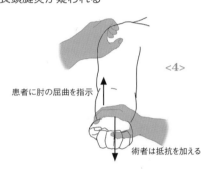

<4>

患者に肘の屈曲を指示

術者は抵抗を加える

確認問題 上腕二頭筋長頭腱損傷

No.	問 題	チェック	解 説	解答
1	40～50歳前後に好発する	□□□	長頭腱の結節間溝での摩耗による退行性変性が発症の基盤にある. そのため，40～50歳前後の肉体労働者に多い.	○
2	長頭腱断裂の好発部位は筋腱移行部である	□□□	長頭腱が彎曲する部位（結節間溝）に負荷が多くかかり，変性もしやすい. そのため，腱断裂の好発部位は結節間溝部である.	×
3	若年者に過度な張力が作用した場合は結節間溝部で断裂することが多い	□□□	若年者に過度な張力が作用した場合は筋腱移行部に強い負荷がかかる（筋腱移行部での断裂が多い）.	×
4	小結節骨折では長頭腱脱臼を合併することがある	□□□	小結節骨折により結節間溝内側の骨隆起の高さが減じるため，長頭腱が骨隆起を容易に乗り越え，脱臼する.	○
5	肩関節の外転，外旋運動による大結節との摩擦で腱炎が発症する	□□□	上腕二頭筋長頭腱は，いずれの肢位でも上腕骨頭を肩甲骨関節窩の中心に押さえ，肩関節の安定性に関与しているため，小結節との摩擦が絶えない.	×
6	長頭腱断裂では上腕二頭筋の筋腹が遠位に移動する	□□□	長頭腱断裂により上腕二頭筋の筋腹は遠位に移動する. したがって，肘関節を屈曲すると筋腹は腫瘤状に膨隆することになる（ポパイ徴候）.	○
7	断裂した筋腹の近位側に索状物を触知できる	□□□	断裂した筋腹の近位側に腱性の索状物を触知することができる. それは断裂した腱の断端であるため，同部位に圧痛がある.	○
8	短頭腱も同時に断裂するため筋腹が遠位側に移動し腫瘤状に膨隆する	□□□	短頭腱断裂は起こらない. 短頭腱は烏口突起から起始しているため，肩関節運動に伴う障害を受けにくい.	×
9	長頭腱炎では著明な可動域制限はない	□□□	肩関節運動時痛はあるものの，全可動域を動かせる（可動域制限はない）ものがほとんどである. 中年で可動域制限があれば五十肩を疑う.	○
10	長頭腱完全断裂でスピードテストが陽性となる	□□□	上腕二頭筋に強い等尺性収縮を起こして結節間溝部での摩擦を大きくして疼痛を誘発している. 長頭腱完全断裂では摩擦は生じないので陽性とならない.	×
11	ヤーガソンテストでは患者の前腕を回内位とする	□□□	上腕二頭筋の回外作用により上腕二頭筋長頭を収縮させ，その張力が結節間溝部で刺激となって疼痛を誘発するため，前腕回内位とする.	○
12	エルボーフレクションテストでは検者は患者の患側後方に位置する	□□□	患者の患側前方に位置し，肘関節90°屈曲位，前腕回外位とし，患者に肘屈曲の指示をするとともに，検者は前腕遠位部に抵抗を加え，疼痛を誘発する.	×
13	スピードテストでは患者の手掌が床を向くような体位に設定する	□□□	患者の上腕を体側につけ，肘関節伸展位，前腕回外位とする（手掌が天井に向くようにする）.	×
14	長頭腱完全断裂は観血療法の絶対適応である	□□□	長頭腱完全断裂は断裂部の癒合は望めない. しかし，上腕二頭筋短頭や烏口腕筋，上腕筋等の作用により肘関節屈曲運動は可能であるため，保存療法も考慮する.	×
15	長頭腱の完全断裂では日常生活動作に大きな障害を残す	□□□	長頭腱の断裂により運動時の鈍痛や肘関節屈曲力低下はみられるが，日常生活に大きな支障はきたさないものが多い.	×

84

26 大腿部打撲・肉ばなれ

1．大腿部打撲の診察および検査

病歴聴取

大腿部強打 → 筋が大腿骨との間に挟まれて発生 ▶ 骨に近い深部の筋損傷（中間広筋）が多い <1>

コンタクトスポーツに多い

チャーリーホースとも呼ばれる

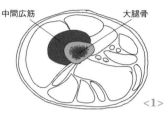

中間広筋　　大腿骨

<1>

患者の観察

膝関節伸展位〜軽度屈曲位で逃避性跛行を呈する

重症例では起立，歩行不能となる

患部の状態

受傷直後は鈍痛と膝関節屈曲制限がみられる ▶ 経時的に増強する

損傷部位に圧痛がみられる

筋内出血により筋内圧が上昇 ▶ 皮膚の緊張，光沢 ▶ 急性コンパートメント症候群も起こり得る

受傷後 5 〜 6 時間以内の疼痛増強では医師の診察が必要である

● 損傷程度による分類 <2>

軽　度	90°以上屈曲できるもの
中等度	90°まで屈曲できないもの
重　度	45°まで屈曲できないもの

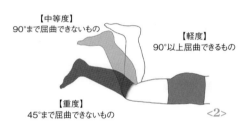

【中等度】
90°まで屈曲できないもの

【軽度】
90°以上屈曲できるもの

【重度】
45°まで屈曲できないもの

<2>

合併症の確認

動脈損傷 ▶ 後脛骨動脈，足背動脈の拍動

神経損傷 ▶ 患部の感覚異常の有無

検査手技・動作

● 他動的に伸長 <3>

・患者を腹臥位とし，力を抜くよう指示する

・患者の患側に位置する

・一手で患側の下腿遠位端部を把持し，他手は骨盤部（殿部）にあてる

・検者は膝関節をゆっくり屈曲する

※ 重症なほど踵殿部間距離（HBD）は延長する

※ 尻上がり現象による代償運動に注意する

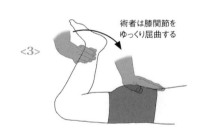

術者は膝関節を
ゆっくり屈曲する

<3>

● 自動収縮（膝伸展）に抵抗 <4>

・患者を腹臥位とし，膝関節を 90°屈曲位とする

・患者の患側に位置する

・一手で患側の下腿遠位端部を把持し，他手は骨盤部（殿部）にあてる

・患者に膝関節伸展を指示するとともに，抵抗を加える

・損傷部に一致した疼痛が誘発されれば陽性とする

※ 膝関節 90°屈曲不能であれば，最大屈曲位として抵抗を加える

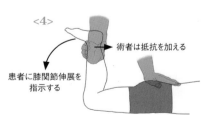

<4>

術者は抵抗を加える

患者に膝関節伸展を
指示する

固定肢位（初期固定）

膝関節最大屈曲位とする ▶ 損傷筋の伸長を保つことで血腫形成を抑制し膝関節屈曲制限を予防

損傷部に圧迫を加える ▶ 出血量が減少，血腫形成の抑制

後遺症

骨化性筋炎を発症することがある

慢性化すると骨化性筋炎や筋組織の拘縮により膝関節屈曲制限を残すことがある

 大腿部骨化性筋炎
　筋打撲の後に起こりやすい ▶ 血腫にカルシウムが異常集積する
　大腿部痛，腫脹，膝関節の屈曲制限がみられる
　単純Ｘ線写真で骨化像を認める ▶ 超音波画像では単純Ｘ線写真よりも早期に描出できる
　発症しても早急に手術を行うことはない
　患部の安静と温熱療法を中心に行う ▶ 約６か月でほぼ治癒することが多い
　完全な吸収はまれである

２．大腿四頭筋肉ばなれの診察および検査

病歴聴取

股関節伸展位，膝関節屈曲位での遠心性収縮で発生する ▶ 最も張力が強い肢位である

サッカーのキック動作，ダッシュ動作時の発生が多い

大腿直筋の筋腱移行部に好発する

受傷直後に膝くずれ現象がみられることがある

患者の観察

膝関節伸展位〜軽度屈曲位で逃避性跛行を呈する

重症例では起立，歩行不能となる

患部の状態

受傷時に鋭い大腿部前面の疼痛がみられる

膝関節屈曲制限がみられる

皮下出血斑は24時間以内では現れにくい ▶ 損傷程度にもよるが受傷直後には認めない

抵抗下に膝関節自動伸展を行うと損傷部に一致した疼痛がみられる

完全断裂では筋断裂部に陥凹を触知できる

腹臥位で膝屈曲角度を計測する

● 損傷程度による分類

Ⅰ度（軽　度）	90°以上屈曲できるもの	筋組織のみ損傷
Ⅱ度（中等度）	90°まで屈曲できないもの	筋腱移行部（特に腱膜）の損傷
Ⅲ度（重　度）	45°まで屈曲できないもの	筋腱移行部（腱性部・付着部）の完全断裂

 MRIによる損傷度分類
　Ⅰ度：筋腱移行部に損傷がなく，血管のみの損傷で，筋内に出血を認める（出血型）
　Ⅱ度：筋腱移行部の損傷を認めるが，完全断裂・付着部の裂離を認めない（筋腱移行部損傷型）
　Ⅲ度：筋腱の短縮を伴う腱の完全断裂または付着部裂離（筋腱付着部損傷型）
　※　損傷程度の確認にはMRI，超音波検査が有用である
　※　MRIは受傷翌日以降の撮影が望ましい ▶ 出血等の所見がはっきりしないことがあるため

合併症の確認

動脈損傷 ▶ 後脛骨動脈，足背動脈の拍動

神経損傷 ▶ 患部の感覚異常の有無

検査手技・動作

● 他動的に伸長 ＜5＞

　・患者を腹臥位とし，力を抜くよう指示する

　・患者の患側に位置する

　・一手で患側の下腿遠位端部を把持し，他手は骨盤部（殿部）にあてる

　・検者は膝関節をゆっくり屈曲する

　・損傷部に一致した疼痛が誘発されれば陽性とし，疼痛出現角度を確認する

　※　重症なほど踵殿部間距離（HBD）は延長する

　※　尻上がり現象による代償運動に注意する

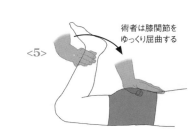
＜5＞　術者は膝関節をゆっくり屈曲する

● 自動収縮（膝伸展）に抵抗 <6>

・患者を腹臥位とし，膝関節を 90° 屈曲位とする

・患者の患側に位置する

・一手で患側の下腿遠位端部を把持し，他手は骨盤部（殿部）にあてる

・患者に膝関節伸展を指示するとともに，抵抗を加える

・損傷部に一致した疼痛が誘発されれば陽性とする

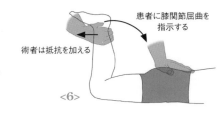

患者に膝関節屈曲を
指示する

術者は抵抗を加える

<6>

3．ハムストリングス肉ばなれの診察および検査

病歴聴取

筋の遠心性収縮で発生する <7>

短距離疾走での発生が多い ▶ 非接触型損傷では大腿二頭筋長頭の筋腱移行部に好発する

遊脚期後半や接地期における骨盤前傾，股関節屈曲位，膝関節伸展位の瞬間に発生するものが多い

大腿四頭筋とハムストリングスとの筋力差が大きいほど肉ばなれを起こしやすい

患者の観察

膝関節伸展位〜軽度屈曲位で逃避性跛行を呈する

重症例では起立，歩行不能となる

患部の状態

受傷時に鋭い大腿部後面の疼痛がみられる

重症例では筋断裂部に陥凹を触知できる ▶ 腫脹により受傷後数時間で触れにくくなる

成長期では筋腱付着部の裂離（坐骨結節の裂離骨折）を認めることもある

損傷程度の確認方法 ▶ 腹臥位とし膝関節を伸展できるか

背臥位とし SLR テストにて疼痛の出現，角度を確認する

合併症の確認

動脈損傷 ▶ 後脛骨動脈，足背動脈の拍動

神経損傷 ▶ 患部の感覚異常の有無

検査手技・動作

● 他動的に伸長（SLR テスト）<8>

・患者をベッドに背臥位とする

・患者の患側に位置する

・一手で患側の下腿遠位端部を把持し，他手は骨盤部（腸骨稜）にあてる

・患側膝関節伸展位のまま，ゆっくり患肢を挙上する

・損傷部に一致した疼痛が誘発されれば陽性とし，疼痛出現角度を確認する

※ SLR テストで評価する ▶ 重症であるほど挙上できる角度が小さくなる

● 自動収縮（膝屈曲）に抵抗 <9>

・患者を腹臥位とし，膝関節を 90° 屈曲位とする

・患者の患側に位置する

・一手で患側の下腿遠位端部を把持し，他手は骨盤部（殿部）にあてる

・患者に膝関節屈曲を指示するとともに，抵抗を加える

・損傷部に一致した疼痛が誘発されれば陽性とする

※ ハムストリングスの収縮力低下を代償するために尻上がり現象が生じることがある

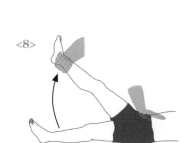

<7>

ハムストリングスの
遠心性収縮

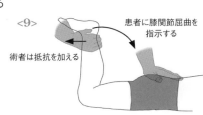

<8>

<9>

患者に膝関節屈曲を
指示する

術者は抵抗を加える

No.	問　題	チェック	解　説	解答
1	大腿部前面打撲では大腿直筋の損傷が多い	☐☐☐	直達外力により筋が大腿骨との間に挟まれることにより発生するため，表層の筋より骨に近い深部の筋（とくに中間広筋）の発生が多い．	×
2	大腿部前面打撲では皮膚に光沢を帯びることがある	☐☐☐	打撲部の腫脹が強いと疼痛が強いばかりか，筋内の出血や腫脹により筋内圧が上昇し，皮膚の緊張も強まり光沢をみることがある．	○
3	大腿部前面打撲後5〜6時間以内の疼痛増強では医師の診察が必要である	☐☐☐	重度の打撲では，筋内圧が過度に上昇して急性コンパートメント症候群を合併することがある．受傷後5〜6時間以内の疼痛増強では医師の診察が必要である．	○
4	大腿部前面打撲の急性期は損傷筋が弛緩する膝関節伸展位で固定する	☐☐☐	損傷した筋を伸ばした状態で（膝関節最大屈曲位）で固定し，出血後の筋が硬くなって伸びにくくなること（膝関節屈曲制限）を予防する．	×
5	大腿部前面打撲が慢性化すると膝関節屈曲制限をきたす	☐☐☐	慢性化すると，出血による細胞の増殖で筋が硬くなったり，癒着したりすることにより筋組織の拘縮が生じ，膝関節の屈曲制限が残存してしまう．	○
6	大腿四頭筋肉ばなれは大腿直筋の遠心性収縮で発生する	☐☐☐	大腿直筋は二関節筋であるため張力が大きく，最も張力が強くなる股関節伸展，膝関節屈曲位で遠心性収縮が加わったときに発生する．	○
7	大腿四頭筋肉ばなれの直後から皮下出血斑が出現する	☐☐☐	損傷程度にもよるが，受傷後3日ほど経過すると皮下出血が現れることがある．受傷後24時間以内では現れにくい．	×
8	大腿四頭筋肉ばなれの直後に膝くずれ現象がみられることがある	☐☐☐	受傷直後，大腿直筋の正常な緊張がなくなることで膝関節の安定性が損なわれ，膝に力が入らずガクッと崩れる現象（giving way）が生じることがある．	○
9	大腿四頭筋の筋腱移行部腱膜損傷は第Ⅲ度損傷である	☐☐☐	筋腱移行部の腱膜損傷は第Ⅱ度損傷である．第Ⅰ度は筋実質の損傷，第Ⅲ度は筋腱移行部・付着部の断裂である．	×
10	重度の大腿四頭筋肉ばなれでは踵殿部間距離が延長する	☐☐☐	損傷程度の確認のため，腹臥位として膝屈曲角度を計測する．重症であるほど膝屈曲角度が小さいので，踵殿部間距離は延長する．	○
11	ハムストリングス肉ばなれは大腿二頭筋長頭の損傷が多い	☐☐☐	とくに大腿二頭筋長頭において多く発生し，その受傷部位は筋線維が腱または腱膜に接続する筋腱移行部での断裂であることが報告されている．	○
12	ハムストリングス肉ばなれは遊脚期後半に生じやすい	☐☐☐	股関節屈曲，膝関節伸展が同時に起こり，足を接地する動作に切り替わる際のブレーキ動作として伸長性負荷が増大する遊脚期後半に発生するものが多い．	○
13	肉ばなれの損傷程度の確認にはMRIが有用である	☐☐☐	損傷程度や範囲，血腫の存在等の確認にはMRIが有用である．受傷当日は周囲組織にも炎症性変化がみられるので，受傷翌日以降に撮影することが望ましい．	○
14	超音波画像の方が単純X線よりも早く大腿部の筋内骨化像を確認できる	☐☐☐	単純X線像で骨化が確認できるのは発症後約3〜4週間である．超音波画像は単純X線像よりも早期に骨化を描出できる．	○
15	大腿部骨化性筋炎では早期に筋内の骨組織を摘出する	☐☐☐	形成された骨組織は次第に吸収されるため，基本的には消失が確認されるまで安静にしながら温熱療法を行う．数か月でほぼ吸収されるものが多い．	×

27 膝関節側副靱帯損傷

1. 内側側副靱帯損傷（MCL）の診察

病歴聴取

膝靱帯損傷では内側側副靱帯損傷の発生頻度が高い <1>

膝関節へ外反力が強制されて発生する

接触型損傷（膝外側からの直達外力）が多い ▶ 膝関節外反力に下腿外旋力が強制され発生する

前十字靱帯損傷，内側半月板損傷を合併するものが多い

Ⅱ度損傷以上では受傷時に pop 音を自覚しているものもある

患者の観察

膝関節軽度屈曲位で逃避性跛行を呈する

重症例では荷重不能となる

患部の状態

膝内側部に圧痛がみられる ▶ MCL の大腿骨付着部に認めることが多い <2>

膝屈伸時の運動痛，荷重痛を認める

Ⅱ度損傷以上では膝関節に外反動揺性がみられる

陳旧例では内側広筋を中心とした筋萎縮を認める

合併症の確認

前十字靱帯損傷，半月板損傷

動脈損傷 ▶ 後脛骨動脈，足背動脈の拍動

神経損傷 ▶ 患部の感覚異常の有無

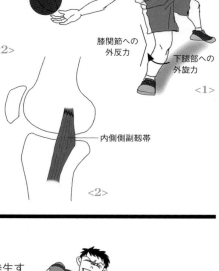

膝関節への
外反力

下腿部への
外旋力

<1>

内側側副靱帯

<2>

2. 外側側副靱帯損傷（LCL）の診察

病歴聴取

膝関節に内反力が強制されて発生する <3>

後外側支持機構（外側側副靱帯，膝窩筋腱，膝窩腓骨靱帯）損傷として発生することが多い

単独損傷はまれである

患者の観察

膝関節軽度屈曲位で逃避性跛行を呈する

重症例では荷重不能となる

患部の状態

膝外側部に圧痛がみられる

膝屈伸時の運動痛，荷重痛を認める

膝関節に内反動揺性がみられる

陳旧例では歩行時に内反動揺性による内側スラスト現象，回旋不安定性による膝くずれ現象がみられる

合併症の確認

十字靱帯損傷，半月板損傷

動脈損傷 ▶ 後脛骨動脈，足背動脈の拍動

神経損傷 ▶ 患部の感覚異常の有無

膝関節に内反力が
強制される

<3>

3．検査手技・動作

外反動揺性テスト <4>

【目的】

膝関節の膝外反支持組織の動揺性（主として内側側副靱帯の機能不全）の有無を鑑別する

【方法】

・患者をベッドに背臥位とする

・検者は検査する側に位置する

・一手で下腿遠位内側を把持し，他手を大腿遠位外側にあてる

・膝関節 30° 屈曲位として膝部に外反力を加える

　（膝 30° 屈曲位で陽性であった場合）

・下肢筋をリラックスさせるために，いったん下肢をベッドに戻し，その後，膝関節伸展位として膝部に外反力を加える

【陽性所見】

患部の疼痛，あるいは健側と比較して動揺性があれば陽性とする

【意義】

健側と比較して膝 30° 屈曲位で外反動揺性が認められる場合は内側側副靱帯損傷，膝伸展位でも外反動揺性が認められる場合は，関節包損傷や前十字靱帯損傷等の合併が疑われる

※ 膝関節 30° 屈曲位，伸展位で行う ▶ 30° 屈曲位で陰性の場合は伸展位で実施しなくてよい

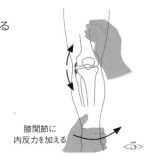

膝関節に
外反力を加える

<4>

内反動揺性テスト <5>

【目的】

膝関節の膝後外側支持組織の動揺性（主として外側側副靱帯の機能不全）の有無を鑑別する

【方法】

・患者をベッドに背臥位とする

・検者は検査する側に位置する

・一手で下腿遠位外側を把持し，他手を大腿遠位内側にあてる

・膝関節 30° 屈曲位として膝部に内反力を加える

　（膝 30° 屈曲位で陽性であった場合）

・下肢筋をリラックスさせるために，いったん下肢をベッドに戻し，その後，膝関節
　伸展位として膝部に内反力を加える

膝関節に
内反力を加える

<5>

【陽性所見】

患部の疼痛，あるいは健側と比較して動揺性があれば陽性とする

【意義】

健側と比較して膝 30° 屈曲位で内反動揺性が認められる場合は外側側副靱帯損傷，膝伸展位でも内反動揺性が認められる場合は，膝窩筋腱損傷，膝窩腓骨靱帯損傷，十字靱帯損傷等の合併が疑われる

牽引アプレイテスト <6>

【目的】

膝側副靱帯損傷の有無を鑑別する

【方法】

・患者をベッドに腹臥位とする

・検者は検査する側に位置する

・患者の膝関節を 90° 屈曲位とし，両手で足部を把持する

・検者の下腿近位部を患者の大腿後面にあてる

・足部から天井への長軸方向に牽引を加える

・牽引しながら下腿を内旋あるいは外旋する

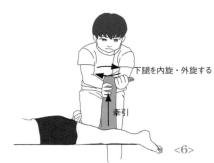

下腿を内旋・外旋する

牽引

<6>

【陽性所見】

膝内側部または外側部に疼痛を訴えれば陽性とする

【意義】

膝関節への牽引ストレスにより半月板への圧縮は解除された状態になる．その反面，靱帯や関節包は緊張が高まる．回旋ストレスを加えることにより側副靱帯へストレスを生じさせ，疼痛を誘発している．疼痛が誘発されれば，疼痛が誘発された側の側副靱帯損傷が疑われる

４．膝内側側副靱帯損傷の固定

固定材料

テープ，アンダーラップ，ヒールベース

※ シリンダーギプス（円筒ギプス）を用いることもある

固定肢位

立位とし，ヒールベースを用いて患側踵部を補高し，膝関節軽度屈曲位，下腿内・外旋中間位とする

固定の手順 <7>

・患者を立位とする

・ヒールベースを用いて患側踵部を補高し，下腿内・外旋中間位とする

・アンダーラップを下腿中央部から大腿中央部に巻く

・アンカーを下腿部，大腿部に貼付する

・3本のXサポートを貼付する

・アンカーを下腿部，大腿部に貼付する

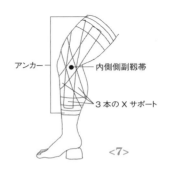

アンカー — 内側側副靱帯
3本のXサポート
<7>

固定範囲

下腿中央部から大腿中央部まで

固定後の確認

テープの緊縛度の確認

後脛骨動脈，足背動脈の拍動

脛骨神経，腓骨神経障害の有無 ▶ 足関節底・背屈運動障害，感覚異常の有無

固定期間

Ⅰ度損傷：約2〜3週間，Ⅱ・Ⅲ度損傷：約6週間

No.	問　題	チェック	解　説	解答
1	内側側副靱帯は膝関節に外反が強制され発生する	□□□	膝外側からの直達外力による接触性損傷，ジャンプ着地，ストップ動作，ターン動作による非接触性損傷とあるが，ともに膝関節に外反力が強制され発生する．	○
2	膝関節靱帯損傷の中では内側側副靱帯損傷が最も多い	□□□	MCL 浅層は膝関節外反の制御，脛骨外旋の制御に作用する．したがって，膝外反・下腿外旋の強制で最もストレスを受けるため，損傷も多い．	○
3	複合損傷より内側側副靱帯単独損傷の発生が多い	□□□	単独損傷よりも前十字靱帯損傷，内側半月板損傷を合併する複合損傷の発生が多い．	×
4	内側側副靱帯Ⅱ度以上の損傷では受傷時に pop 音を聞くこともある	□□□	Ⅱ度以上の損傷や前十字靱帯損傷を合併した場合には pop 音（断裂音）を自覚するものもある．	○
5	外側側副靱帯単独損傷はまれである	□□□	LCL の単独損傷はまれであり，後外側支持機構損傷として発生することが多い．また，前・後十字靱帯損傷も合併する．	○
6	膝の内側からタックルされた場合は内側側副靱帯損傷が発生する	□□□	膝の内側からタックルされた場合，膝関節に内反・内旋が強制されるため，外側側副靱帯損傷が発生する．	×
7	膝外反動揺性テストが膝伸展位で陽性の場合は前十字靱帯損傷の合併を疑う	□□□	膝伸展位でも外反不安定が認められる場合は，関節包損傷および前十字靱帯損傷の合併が疑われる．	○
8	グラビティテストが陽性の場合は内側側副靱帯損傷を疑う	□□□	患側下肢の下腿部をベッドから出して重力にさらすことで膝関節内側に外反ストレスを加え，不安定性や疼痛が誘発された場合は内側側副靱帯損傷を疑う．	○
9	内側側副靱帯損傷ではステインマンテストが陽性となる	□□□	半月板損傷を疑う．背臥位で股関節・膝関節を最大屈曲位にして，下腿に内・外旋力を加え，膝関節裂隙にクリックや疼痛が誘発された場合を陽性とする．	×
10	牽引アプレイテストは膝 30°屈曲位と伸展位で側副靱帯の機能を評価する	□□□	牽引アプレイテストは，患者を腹臥位とし，膝関節 90°屈曲位で下腿を天井への長軸方向に牽引しながら回旋を加え，半月板の疼痛を誘発する検査法である．	×
11	膝 30°屈曲位で外反動揺性がない場合は伸展位の検査は実施しなくてよい	□□□	膝 30°屈曲位での外反動揺性テストが陰性の場合は，MCL の軽微な損傷が疑われる．膝関節包損傷や前十字靱帯損傷の合併はないので実施しなくてよい．	○
12	Ⅱ度損傷以上では側方動揺性がみられる	□□□	内・外側副靱帯損傷ともに，膝 30°屈曲位で側方動揺性を認めないが圧痛のあるものをⅠ度損傷とする．側方動揺性はⅡ度以上で出現する．	○
13	膝内側側副靱帯損傷に対するテープ固定では下腿外旋位とする	□□□	患側踵部を補高し，下腿内・外旋中間位とする．下腿外旋位は受傷肢位であるため，受傷肢位にならないよう固定する．	×
14	膝内側側副靱帯損傷に対するテープ固定では膝伸展位とする	□□□	膝側副靱帯損傷にテーピング固定をする場合は，膝関節軽度屈曲位で固定する．	×
15	膝内側側副靱帯Ⅰ度損傷ではギプスで 2〜3 週間固定する	□□□	軟性材料で 2〜3 週間固定し，その後サポーター等に変更し固定を継続する．	×

28 膝関節十字靱帯損傷

1. 前十字靱帯損傷（ACL）の診察および検査

病歴聴取

非接触型	急激な停止，ジャンプの着地，急な方向転換等で発生する ▶ 発生が多い 単独損傷の発生が多い 10 歳代の女性に好発する
接触型 <1>	膝関節外反・下腿回旋が強制されて発生する ▶ knee in toe out での発生が多い 内側側副靱帯損傷，内側半月板損傷を合併するものが多い

※ 受傷時に pop 音を自覚しているものが多い

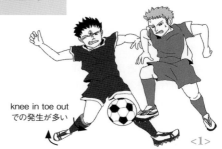

knee in toe out
での発生が多い
<1>

患者の観察

膝関節軽度屈曲位で逃避性跛行を呈する

重症例では立位不能となる

膝くずれ現象がみられる

患部の状態

受傷直後から膝部の疼痛，腫脹，可動域制限，不安定感

受傷後 12 時間以内に関節腫脹（関節血腫）がみられる ▶ 膝蓋跳動がみられる

陳旧例では内側広筋を中心とした筋萎縮を認める

合併症の確認

膝側副靱帯損傷，半月板損傷

動脈損傷 ▶ 後脛骨動脈，足背動脈の拍動

神経損傷 ▶ 患部の感覚異常の有無

徒手検査・動作

● ラックマンテスト <2>

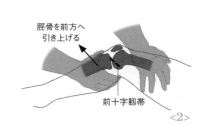

脛骨を前方へ
引き上げる

前十字靱帯
<2>

【目的】

膝関節の前方不安定性（前十字靱帯の機能不全）の有無を鑑別する

【方法】

・患者をベッドに背臥位とする

・検者は検査する側に位置する

・右膝の場合は，左手で大腿骨遠位外側面を，右手で脛骨近位内側面を手のひらで（指先に力を入れすぎないように）軽く把持する

・膝関節を 15 〜 30° 屈曲位にする

　（患者に力を抜かせた状態とする）

・大腿骨を押さえながら脛骨を前方へ引き上げる

【陽性所見】

健側と比較し，脛骨の前方への移動が大きい，柔らかで不明瞭なエンドポイントが感じられた場合を陽性とする

【意義】

脛骨の前方引き出し時にエンドポイント（靱帯が緊張し骨の移動が「カクッ」と止まる感触）の感触が不明瞭であり，前方不安定性がみられる場合は前十字靱帯損傷が疑われる

※ エンドポイントがなければ陽性と判断する

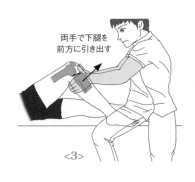

● 前方引き出しテスト ＜3＞

【目的】

膝関節の前方不安定性（前十字靱帯の機能不全）の有無を鑑別する

【方法】

・患者をベッドに背臥位とする

・検者は検査する側に位置する

・患者の膝関節を 90°屈曲位，下腿中間位とする

・検者の殿部を患者の前足部に乗せて固定する

・検者の両母指を脛骨近位端部にあて，四指で下腿近位端部後方を把持する

・両手で下腿を前方に引き出す

【陽性所見】

健側と比較し，脛骨の前方への移動が大きい場合を陽性とする

【意義】

脛骨の前方引き出し時にエンドポイント（靱帯が緊張し骨の移動が「カクッ」と止まる感触）の感触が不明瞭であり，前方不安定性がみられる場合は前十字靱帯損傷が疑われる

※ エンドポイントがなければ陽性と判断する

● Ｎテスト ＜4＞

【目的】

膝関節の回旋不安定症（前十字靱帯の機能不全）の有無を鑑別する

【方法】

・患者をベッドに背臥位とする

・検者は検査する側に位置する

・膝屈曲 60 〜 90°位とし，一手で足部を握り，他手を大腿外側部にあてる

・膝部に外反と下腿内旋を加えつつ，母指で腓骨頭を前方に押し，足底部から膝関節へ軸圧を加え，徐々に膝を伸展させていく

【陽性所見】

膝屈曲 30°付近で瞬間的にガクッと脛骨外側が大腿骨に対して内旋しながら前方に亜脱臼する現象が生じ，同時に患者が不安感・恐怖感を訴える場合を陽性とする

【意義】

前十字靱帯は脛骨の前方移動を制御する以外に脛骨の内旋を制御する．その脛骨の前方移動と内旋を強制するために，膝関節への軸圧と外反ストレス，下腿内旋を加える．前十字靱帯断裂があると膝屈曲 30°付近で脛骨外側が前方へ移動する現象（ジャーク現象）が確認できる

※ Ｎテストの逆動作（膝伸展位から屈曲位）の検査法をラテラル・ピボットシフトテストという

２．後十字靱帯損傷（PCL）の診察および検査

病歴聴取

膝関節屈曲位にて脛骨粗面部を強打して発生する ▶ ダッシュボード損傷，オートバイ事故等

患者の観察

膝関節軽度屈曲位で逃避性跛行を呈する

重症例では立位不能となる

患部の状態

受傷直後から膝部の疼痛，腫脹，可動域制限，不安定感 ▶ 関節血腫を形成する

疼痛は膝後面にみられることが多い

合併症の確認

膝側副靱帯損傷，半月板損傷

動脈損傷 ▶ 後脛骨動脈，足背動脈の拍動

神経損傷 ▶ 患部の感覚異常の有無

【検査手技・動作】

● サギングサイン <5>

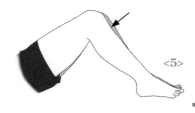

<5>

【目的】

膝関節の後方不安定性（後十字靱帯の機能不全）の有無を鑑別する

【方法】

・患者をベッドに背臥位とする

・検者は検査する側に位置する

・患者の膝関節を 90° 屈曲位，下腿中間位とする

　（患者に力を抜かせた状態とする）

・側面から脛骨粗面の位置（高さ）を観察する

【陽性所見】

健側と比較し，脛骨が後方へ落ち込んでいる場合を陽性とする

【意義】

下腿の重量で脛骨が後方に落ち込むということは脛骨の後方移動が制御できていないと考えられ，後十字靱帯の機能不全が疑われる

● 後方押し込みテスト <6>

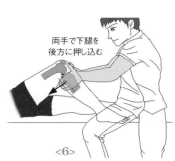

両手で下腿を
後方に押し込む

<6>

【目的】

膝関節の後方不安定性（後十字靱帯の機能不全）の有無を鑑別する

【方法】

・患者をベッドに背臥位とする

・検者は検査する側に位置する

・患者の膝関節を 90° 屈曲位，下腿中間位とする

・検者の殿部を患者の前足部に乗せて固定する

・検者の両母指を脛骨近位端部にあて，四指で下腿近位端部後方を把持する

・両手で下腿を後方に押し込む

【陽性所見】

健側と比較し，脛骨の後方への移動が大きい場合を陽性とする

【意義】

脛骨の後方押し込み時にエンドポイント（靱帯が緊張し骨の移動が「カクッ」と止まる感触）の感触が不明瞭であり，後方不安定性がみられる場合は後十字靱帯損傷が疑われる

※ 膝屈曲位にした時，すでにサギングを生じているため，後方への移動量を過小評価しないよう注意する

※ 同様にサギングを生じているため脛骨前方動揺と誤らないよう注意する

No.	問　題	チェック	解　説	解答
1	ジャンプ着地の際に前十字靱帯を損傷することが多い	□□□	ジャンプからの着地時，膝関節に過度の回旋が生じ，ACLに強い伸長力が加わることにより発生する．	○
2	前十字靱帯損傷は接触型損傷の発生が多い	□□□	ジャンプの着地，急激な減速，切り返し動作等他者との接触のない受傷機転で起こる非接触型損傷の発生が多い（約70%が非接触型損傷といわれている）．	×
3	非接触型の前十字靱帯損傷は女性に好発する	□□□	筋力，アライメント不良，関節弛緩，女性ホルモンによる靱帯弛緩等，種々の因子により女性の発症が多いことが知られている．	○
4	非接触型の前十字靱帯損傷は内側側副靱帯損傷や半月板損傷の合併が多い	□□□	非接触型損傷では単独損傷の発生が多い．接触型損傷では内側側副靱帯損傷や半月板損傷の合併が多い．	×
5	前十字靱帯損傷時にpop音を自覚することが多い	□□□	受傷時にpop音（断裂音）や膝がずれた感覚を自覚することが多い．	○
6	前十字靱帯完全断裂では受傷直後に膝くずれ現象がみられる	□□□	前十字靱帯完全断裂に伴う静的支持機構の破綻から膝くずれ現象（giving way）が出現する．	○
7	受傷後数時間で関節血腫による膝の著明な腫脹を認める	□□□	受傷後数時間で関節血腫が認められることが多い．この場合，膝蓋跳動が陽性となる．	○
8	脛骨粗面部の強打で後十字靱帯損傷が発生する	□□□	事故や転倒等，膝屈曲位で脛骨粗面部を強打した際（ダッシュボード損傷）に発生することが多い．膝の過屈曲や過伸展強制でも発生する．	○
9	前十字靱帯損傷の確定診断にはストレスX線撮影が必要である	□□□	確定診断にはMRIが必要である．MRIによるACL断裂の直接所見として，靱帯の不連続性，靱帯内の高信号，靱帯の辺縁不整，波状走行等が知られている．	×
10	前十字靱帯損傷ではサギング徴候がみられる	□□□	サギング徴候（自重による脛骨の後方への落ち込み現象）は後十字靱帯損傷でみられる．患者の膝90°屈曲位とし，脛骨粗面部を側方から観察する．	×
11	ラックマンテストでエンドポイントがなければ陽性と評価する	□□□	健側と比較し，脛骨の前方移動が大きい，エンドポイント（靱帯が緊張し骨の移動が「カクッ」と止まる感触）の感触が不明瞭な場合を陽性と判断する．	○
12	Nテストでは膝関節の前方不安定性の有無を評価する	□□□	Nテストでは，膝屈曲30°付近で瞬間的にガクッと脛骨外側が大腿骨に対して内旋しながら前方に亜脱臼する現象（前外側回旋不安定性）の有無をみる．	×
13	Nテストの逆動作で行う検査法をラテラル・ピボットシフトテストという	□□□	Nテストの逆動作（膝伸展位から屈曲位）の検査法をラテラル・ピボットシフトテストという．前外側回旋不安定性の有無を評価する．	○
14	サギング徴候では側面から脛骨粗面の位置を観察する	□□□	側面から脛骨粗面の位置（高さ）を観察することで，脛骨の後方落ち込みの有無を評価する．	○
15	ラックマンテストは患側の膝関節を伸展位として行う	□□□	患者をベッドに背臥位とし，患側の膝関節を15～30°屈曲位にし，大腿骨を押さえながら脛骨を前方へ引き上げる．	×

29 膝関節半月板損傷

1．診察および検査

病歴聴取

膝関節屈曲位で荷重した状態に下腿の回旋が強制されて発生する

内側半月の損傷が多い ▶ 後節の損傷が多い <1>

単独損傷は少ない ▶ 内側側副靱帯損傷，前十字靱帯損傷を合併するものが多い

加齢に伴う変性でも損傷する

円板状半月に起因する損傷は小児期，思春期に多い

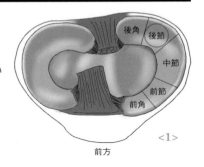

前方

<1>

患者の観察

膝関節軽度屈曲位で逃避性跛行を呈する

重症例では荷重不能となる

患部の状態

関節裂隙に圧痛，運動痛，荷重痛がみられる

膝の屈伸時に引っかかり感がみられる ▶ ひどい場合にはロッキング（嵌頓症状）を呈する <2>

関節水腫がみられる ▶ 半月板辺縁部損傷，膝靱帯損傷合併の場合では関節血腫もみられる

陳旧例では内側広筋を中心とした筋萎縮を認める

合併症の確認

膝側副靱帯損傷，膝十字靱帯損傷

動脈損傷 ▶ 足背動脈の拍動

神経損傷 ▶ 患部の感覚異常の有無

断裂した半月板が
嵌頓する

<2>

> **円板状半月**
> 半月板が生まれつき三日月状ではなく円板状に丸くなっているもの
> 小児期，思春期の半月板損傷の原因であることが多い
> ほとんどは外側である
> 本来よりも肉厚で大きいので，常に強い荷重がかかり，変性や断裂
> が生じやすい

損傷した
円板状半月

前方

検査手技・動作

● マックマレーテスト

【目的】

半月板損傷の有無を鑑別する

【方法】

・患者をベッドに背臥位とする

・検者は検査する側に位置する

・右膝の場合は，左手で膝関節部（示指は内側関節裂隙，母指は外側
　関節裂隙）を，右手で踵部を把持し，股関節を最大屈曲位とする

【内側半月板】<3>

・膝関節を最大屈曲位，下腿外旋位とする

・膝関節を徐々に伸展する

【外側半月板】<4>

・膝関節を最大屈曲位，下腿内旋位とする

・膝関節を徐々に伸展する

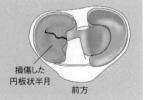
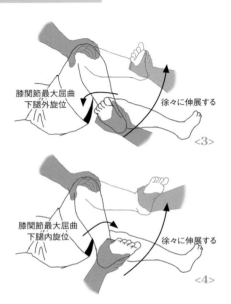

膝関節最大屈曲
下腿外旋位

徐々に伸展する

<3>

膝関節最大屈曲
下腿内旋位

徐々に伸展する

<4>

【陽性所見】

動作の途中で関節裂隙にクリックの触知や疼痛があれば陽性とする

【意義】

下腿の回旋を加えることで大腿骨と半月板が相対する位置をわざと変化させ, 半月板により強いストレスを生じさせて疼痛, クリック音を誘発している. 半月板の断裂部が後方にあるほど, 深屈曲位で疼痛やクリック音を再現できる. 疼痛やクリック音が誘発された側の半月板損傷が疑われる.

● 圧迫アプレイテスト <5>

【目的】

半月板損傷の有無を鑑別する

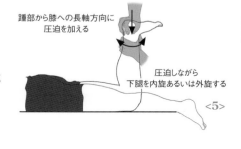

踵部から膝への長軸方向に
圧迫を加える

圧迫しながら
下腿を内旋あるいは外旋する

<5>

【方法】

・患者をベッドに腹臥位とする

・検者は検査する側に位置する

・患者の膝関節を 90° 屈曲位とし, 一手で踵部, 他手で下腿遠位部を把持する

・踵部から膝への長軸方向に圧迫を加える

・圧迫しながら下腿を内旋あるいは外旋する

【陽性所見】

膝関節裂隙に疼痛が誘発されれば陽性とする

【意義】

膝関節に圧迫ストレスを加えた上で回旋ストレスを加えることにより半月板へストレスを生じさせ, 断裂部の疼痛を誘発している. 疼痛が誘発された側の半月板損傷が疑われる.

● ワトソン・ジョーンズテスト <6>

【目的】

半月板損傷の有無を鑑別する

【方法】

・患者を背臥位とする

・検者は検査する側に位置する

・一手を膝蓋骨にあて, 他手で足部を把持する

・膝関節に過伸展を強制する

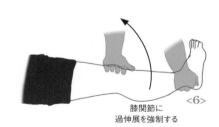

膝関節に
過伸展を強制する

<6>

【陽性所見】

膝関節裂隙に疼痛が誘発されれば陽性とする

【意義】

膝関節伸展位付近では半月板中節～前節部が主としてストレスを受けるため, 主に中節～前節部の疼痛を誘発している. 前方に疼痛が誘発されれば半月板前節の損傷が疑われる.

● ステインマンテスト <7>

【目的】

半月板損傷の有無を鑑別する

【方法】

・患者を背臥位または座位とする

・検者は検査する側に位置する

・股関節と膝関節を屈曲位とし, 下腿に内・外旋力を加える

※膝関節の屈曲と伸展を交互に繰り返し, 関節裂隙の疼痛が屈曲時に後方へ, 伸展時に前方へ移動するかどうかをみる方法もある

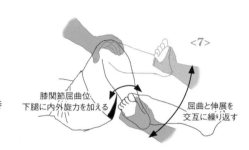

<7>

膝関節屈曲位
下腿に内外旋力を加える

屈曲と伸展を
交互に繰り返す

【陽性所見】

関節裂隙に疼痛が誘発された場合を陽性とする

【意義】

下腿の回旋を加えることで大腿骨と半月板が相対する位置をわざと変化させ，半月板により強いストレスを生じさせて疼痛を誘発している．内旋時に外側に疼痛が誘発されれば外側半月板損傷，外旋時に内側に疼痛が誘発されれば内側半月板損傷が疑われる．

確認問題 **膝関節半月板損傷**

No.	問　題	チェック	解　説	解答
1	屈曲位にある膝に回旋力が加わり発生する	□□□	膝屈曲位で大腿脛骨間に挟み込まれた半月板に下腿の回旋が加わることで大腿骨と半月板の位置が変化し，半月板に強いストレスが生じて発生する．	○
2	外側半月板の損傷が多い	□□□	内側半月板は肉厚で可動性が低く，外側半月板は薄く可動性が高い．そのため，内側半月板にかかるストレスの方が大きい．	×
3	内側半月板の単独損傷よりも複合損傷の発生が多い	□□□	内側半月板の単独損傷は少なく，内側側副靱帯損傷，前十字靱帯損傷を合併するものが多い．	○
4	円板状半月に起因する半月板損傷は高齢者に多い	□□□	小児に多い．半月板が生まれつき三日月状ではなく円板状に丸くなっているため，常に過酷な荷重環境にあり，反復する荷重負荷により変性や断裂が生じる．	×
5	損傷側の関節裂隙に圧痛がある	□□□	半月板は大腿脛骨間に存在するため，損傷側の膝関節裂隙に圧痛がみられる．MCL の 1 横指後方に圧痛を認めることが多い．	○
6	膝屈伸時に引っかかり感がみられる	□□□	半月板損傷に伴う大腿骨顆部の滑動障害により，膝を伸ばすときに一瞬引っかかるような違和感（キャッチング）がみられる．	○
7	陳旧例では内側広筋の萎縮を認めるものが多い	□□□	膝痛に伴う活動性の低下により大腿四頭筋の筋萎縮，とくに伸展位付近で活動する内側広筋の筋萎縮がみられる．	○
8	半月板の嵌頓によってロッキングが起こる	□□□	断裂部位が大きく，大腿骨脛骨間に半月板の一部が嵌入すると，ある角度から膝が伸ばせない状態（ロッキング）となる．	○
9	マックマレーテストは股・膝関節を 90° 屈曲位として行う	□□□	背臥位とし，股・膝関節を最大屈曲位（殿部に踵をつけるくらい）として行う．膝深屈曲位にすることで，より半月板の後方にストレスを加えることができる．	×
10	マックマレーテストでは一手を内・外側関節裂隙部にあてる	□□□	右膝の場合は，左手で膝関節部（示指は内側関節裂隙，母指は外側関節裂隙）を，右手で踵部を把持して実施する．	○
11	ワトソン・ジョーンズテストでは主に半月板後節損傷の有無を評価する	□□□	半月板は膝関節伸展に伴い前方移動するため，過伸展強制することで主に半月板前節にストレスを加え，関節裂隙部の疼痛を誘発する検査法である．	×
12	圧迫アプレイテストでは疼痛が誘発された側の半月板損傷を疑う	□□□	膝に圧迫・回旋ストレスを加えることにより半月板へストレスを加え，断裂部の疼痛を誘発する検査法である．疼痛が誘発された側の半月板損傷が疑われる．	○
13	圧迫アプレイテストでは膝関節に内・外反の圧迫力を加え疼痛を誘発する	□□□	腹臥位で膝 90° 屈曲位とし，踵部から膝への長軸方向に圧迫を加え，さらに回旋を加えることにより断裂部の疼痛を誘発する検査法である．	×
14	ステインマンテストは腹臥位で行う	□□□	ステインマンテストは，患者を背臥位または座位とし，股関節と膝関節を屈曲位とし，下腿に内・外旋力を加え，関節裂隙部の疼痛を誘発する検査法である．	×
15	ステインマンテストで前方不安定性がみられるものを陽性とする	□□□	内旋時に外側に疼痛が誘発されれば外側半月板損傷，外旋時に内側に疼痛が誘発されれば内側半月板損傷が疑われる．	×

30 下腿三頭筋肉ばなれ

1．診察および検査

病歴聴取

膝関節伸展位での足関節背屈（足関節背屈位での膝関節伸展）時の遠心性収縮により発生する

30 歳を境に年代が高くなるほど発生が多い ▶ 加齢に伴う変性

腓腹筋部を殴打されたような衝撃を自覚することが多い

腓腹筋（内側）の筋腱移行部に好発する <1>

テニス	サーブ，踏み込み，踏ん張り，切り返し ▶ テニスレッグと呼ばれる
剣道	踏み込み，踏ん張り
バドミントン	踏み込み，踏ん張り，切り返し
陸上競技	ダッシュ時，長距離走（距離が長いほど筋疲労による発生が多い）
ゴルフ	長距離歩行による筋疲労，加齢の影響，斜面の歩行

※ ヒラメ筋肉ばなれは，慢性外力の継続による障害であることが多く，膝屈曲位で登坂ランニング等を行った時に内側の筋腱移行部に生じやすい

患者の観察

荷重痛のため，免荷歩行や患側のすり足歩行を呈する

患部の状態

損傷部に圧痛，腫脹，硬結がみられ，断裂があれば陥凹を認める

受傷翌日頃から皮下出血斑が出現する ▶ 経時的に足趾まで拡がる

重度の損傷ではつま先立ちは不能である

合併症の確認

動脈損傷 ▶ 後脛骨動脈，足背動脈の拍動

神経損傷 ▶ 患部の感覚異常の有無

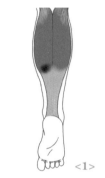

<1>

検査手技・動作

● 他動的に伸長 <2>

　・患者をベッドに背臥位とする

　・膝関節軽度屈曲位とし，足部をベッドの端から出す

　・患者の患側に位置する

　・一手で足底から足部を把持し，他手は下腿遠位部にあてる

　　（患者に力を抜くよう指示する）

　・足関節を他動的にゆっくり背屈する

　・損傷部に一致した疼痛が誘発されれば陽性とする

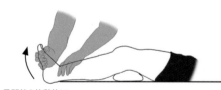

足関節を他動的に
ゆっくり背屈する　　　<2>

● 自動収縮（底屈）に抵抗 <3>

　・患者をベッドに背臥位とする

　・膝関節軽度屈曲位とし，足部をベッドの端から出す

　・患者の患側に位置する

　・一手で足底から足部を把持し，他手は下腿遠位部にあてる

　・患者に足関節底屈を指示するとともに，抵抗を加える

　・損傷部に一致した疼痛が誘発されれば陽性とする

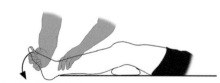

患者に足関節底屈を指示し，
術者は抵抗を加える　　　<3>

No.	問　題	チェック	解　説	解答
1	膝関節が伸展位にある状態で足関節が背屈した時に発生する	□□□	二関節筋である腓腹筋は，膝関節伸展位で足関節背屈した際に遠心性収縮が起こり，大きな負担がかかるため発症する.	○
2	腓腹筋に求心性収縮が起こり発生する	□□□	筋の長さは伸長されながらも収縮する形態である遠心性収縮の際に発生する.	×
3	50歳を境に年齢が増すほど発生が多い	□□□	30歳を境に年代が高くなるほど発生が多い. 加齢による組織変化（反応時間の遅延，筋柔軟性の低下，筋・腱の血流減少等）が要因である.	×
4	腓腹筋部を殴打されたような衝撃を自覚することが多い	□□□	断裂時には，「ボールが当たったような」「人に蹴られたような」衝撃があったと感じるほど，強く急な痛みを感じる.	○
5	テニスレッグとは腓腹筋肉ばなれのことである	□□□	テニスのサーブや踏ん張り，切り返し動作で，腓腹筋には遠心性収縮が作用するため受傷機会が多いことから，テニスレッグともいわれる.	○
6	患側のすり足歩行を呈する	□□□	荷重痛のため免荷歩行，患側のすり足歩行を呈する.	○
7	腓腹筋外側の筋腱移行部に好発する	□□□	腓腹筋内側の筋腱移行部に好発する. 足関節が背屈した際，同時に外がえし運動も起こるため，腓腹筋外側頭よりも内側頭に大きな張力がかかる.	×
8	10歳代のスポーツ選手に好発する	□□□	加齢による筋線維の変性が関与するため，中年以降に好発する.	×
9	筋疲労が基盤となって発生する	□□□	筋疲労により筋柔軟性が低下するため，肉ばなれを発生する割合が高くなる. 長距離走は距離が長いほど発生が多い.	○
10	受傷直後より著明な皮下出血斑がみられる	□□□	受傷翌日頃から皮下出血斑が出現することが多く，経時的に足趾まで拡がる.	×
11	断裂があれば陥凹を認める	□□□	断裂した筋の断端は短縮するため，触診により陥凹を触知することができる.	○
12	重度の損傷ではつま先立ちができない	□□□	重度損傷では，腓腹筋へのストレスが強くかかる「つま先立ち」はできない. また，立ったまま膝を軽く曲げただけでも痛みが誘発される.	○
13	抵抗下での足関節自動底屈で疼痛が誘発される	□□□	抵抗下での足関節自動底屈運動では，つま先立ちをするのと同じように，腓腹筋へのストレスが強くかかるため疼痛が誘発される.	○
14	重症の場合には膝関節軽度屈曲位，足関節底屈位で固定する	□□□	重症では，腓腹筋を弛緩させるために，膝関節軽度～90°屈曲位，足関節最大底屈位で固定する.	○
15	金属副子固定をする場合は踵部に綿花枕子をあてる	□□□	金属副子による踵部の圧迫は褥瘡の原因となるため，褥瘡予防のため踵部に綿花枕子をあてて固定する.	○

31 アキレス腱断裂

1. 診察および検査

病歴聴取

跳躍動作の着地時に強い張力が作用して発生する

アキレス腱部を殴打されたような衝撃を自覚することが多い

中年以降に発生することが多い ▶ 腱の変性が基盤にある

好発部位はアキレス腱狭小部である ▶ 踵骨付着部より 2 ～ 4 cm 近位部 <1>

受傷時に pop 音を自覚しているものが多い

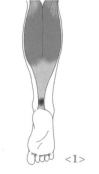
<1>

患者の観察

不全断裂では歩行可能なことが多い

完全断裂では歩行困難なことが多い ▶ 患肢荷重は可能だが，正常歩行はできない

患部の状態

断裂部に陥凹を生じる <2>

疼痛・腫脹は軽微である

つま先立ちは不能である

足関節の自動底屈運動は可能である

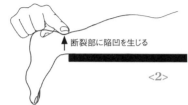
断裂部に陥凹を生じる
<2>

合併症の確認

動脈損傷 ▶ 後脛骨動脈，足背動脈の拍動

神経損傷 ▶ 患部の感覚異常の有無

検査手技・動作

● トンプソンテスト <3>

【目的】

アキレス腱の断裂（下腿三頭筋の機能不全）の有無を鑑別する

【方法】

・患者をベッドに腹臥位とし，膝関節を 90°屈曲する
　（膝関節を伸展位として行う方法でもよい）

・検者は検査する側に位置する

・下腿三頭筋の筋腹を把持し，つかむ（絞る）

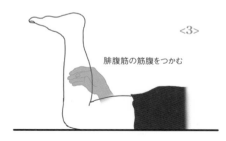
<3>
腓腹筋の筋腹をつかむ

【陽性所見】

足関節の動き（底屈）がみられない場合を陽性とする

【意義】

正常では下腿三頭筋筋腹の把持に連動して足関節が底屈するが，足関節の底屈がみられない場合は，アキレス腱断裂により下腿三頭筋の緊張が伝わらないと解釈することができ，アキレス腱断裂を疑う

● マトレステスト（膝屈曲テスト）<4>

【目的】

アキレス腱の静止張力を評価する

【方法】

・患者をベッドに腹臥位とし，ベッドの端から足部を出す

・足関節を底屈位にしたまま自動運動で膝を 90°まで屈曲させる

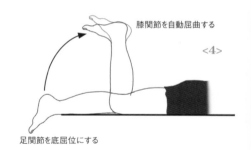
膝関節を自動屈曲する
<4>
足関節を底屈位にする

【陽性所見】

足関節が中間位や軽度背屈位に落ち込んだら陽性とする

【意義】
膝関節を屈曲する（腓腹筋を収縮させる）ことで足関節が底屈位でない場合は，腓腹筋の筋線維が静止長に戻ろうとする力が機能していないと解釈することができ，アキレス腱断裂を疑う

2. 固 定

固定材料
金属副子，包帯，枕子

固定肢位
膝関節 90°屈曲位，足関節底屈位（自然下垂位）<5>

固定の手順
・褥瘡予防のため踵部に綿花枕子をあてる
・腓骨神経麻痺予防のため腓骨頭部に綿花枕子をあてる
・助手に固定肢位を維持させながら，金属副子が正しくあたるかどうか確認
　し，患肢にあてる
・助手に金属副子を保持させる
・包帯で固定する

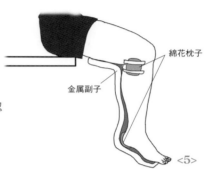
綿花枕子
金属副子
<5>

固定範囲
大腿中央部から MP 関節手前まで
※ 固定による腓骨頭部の圧迫は腓骨神経麻痺の原因となる

固定後の確認
腓骨神経圧迫の有無 ▶ 足背部の感覚異常，足趾の背屈運動
血流障害の有無 ▶ 足趾の爪圧迫
固定具の圧迫による疼痛の有無

固定期間
約 4 〜 6 週間

● 保存療法のデメリット
　再断裂のリスクが高い，治療期間が長くなる，下肢筋力低下をきたしやすい

No.	問題	チェック	解説	解答
1	ジャンプ着地時に発生する	□□□	跳躍動作の着地時等，アキレス腱に強い張力が作用して発生する.	○
2	発育期のスポーツ活動中の発生が多い	□□□	スポーツ中に発生することが多いが，発生には腱の変性が関与しているため，30～50歳代に好発する.	×
3	足関節の自動底屈運動は可能である	□□□	足関節および足趾の自動底屈運動は，足底筋，長趾屈筋，長母趾屈筋，後脛骨筋等の作用により可能である. ただし，筋力は弱い.	○
4	つま先立ちは可能である	□□□	下腿三頭筋の作用が踵骨に伝わらないため，つま先立ちができなくなるのが特徴である.	×
5	患肢荷重は可能である	□□□	受傷直後は受傷肢に体重をかけることができないこともあるが，しばらくすると患肢荷重は可能となる. ただし，正常歩行はできない.	○
6	完全断裂では歩行不能である	□□□	受傷直後は，疼痛のため患肢荷重や歩行が困難な状況となるが，少し時間が経つと歩行可能となることもある. ただし，正常歩行はできない.	×
7	完全断裂では受傷時にpop音を自覚する	□□□	完全断裂では受傷時にpop音（断裂音）を自覚しているものがほとんどである.	○
8	完全断裂では受傷直後から著明な腫脹を認める	□□□	好発部位であるアキレス腱付着部から2～4cm近位部は血流が乏しいため，出血による腫脹は軽度である.	×
9	アキレス腱の筋腱移行部で好発する	□□□	アキレス腱狭小部に好発する. 次いで筋腱移行部での発生が多い. アキレス腱狭小部（踵骨付着部から2～4cm近位部）は血流に乏しく，変性が起こりやすい.	×
10	完全断裂があれば下腿三頭筋をつかんだ時に足関節が底屈する	□□□	正常では，腓腹筋をつかむと下腿三頭筋は収縮するので足関節は底屈する. 足関節の底屈がみられない場合は，アキレス腱断裂を疑う（トンプソンテスト陽性）.	×
11	腹臥位で膝90°屈曲すると健側よりも足関節が背屈する	□□□	マトレステスト（膝屈曲テスト）の陽性所見である. 下腿三頭筋の作用が踵骨に伝わらないことが原因である.	○
12	大腿中央部からMP関節手前まで固定する	□□□	腓腹筋を弛緩させた肢位を維持するため，大腿中央部からMP関節手前まで固定する. その際，腓骨頭部，踵部に綿花枕子をあて，圧迫から保護する必要がある.	○
13	膝関節軽度屈曲位，足関節底屈位で固定する	□□□	腓腹筋弛緩のため膝関節90°付近まで屈曲し，足関節は断裂部が接近する底屈位として固定する. 機能予後の観点から膝関節固定を行わない方法もある.	×
14	固定材料で腓骨頭部が圧迫されていないことを確認する	□□□	固定による腓骨頭部の圧迫は腓骨神経麻痺の原因となるため，固定中および固定後に腓骨頭部の圧迫がないことを確認する必要がある.	○
15	保存療法では再断裂のリスクが比較的高い	□□□	観血療法と比較すると，再断裂のリスクが高い，治療期間が長くなる，下肢筋力低下をきたしやすい等のデメリットがある.	○

32 足関節外側靭帯損傷

1. 診察および検査

病歴聴取

内がえし強制で発生する <1>

前距腓靭帯の単独損傷の発生が多い

受傷時に pop 音を自覚しているものもある

患者の観察

逃避性跛行を呈する

患部の状態

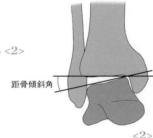

<1>

損傷部位を中心に圧痛，腫脹がみられる ▶ 損傷程度と必ずしも一致しない

断裂した靭帯部に陥凹を触知することがある

受傷肢位を強制すると疼痛が増強する

底屈位での疼痛増強は前距腓靭帯の断裂を疑う

中間位での疼痛と不安定性は踵腓靭帯の断裂を疑う

外果下方に皮下出血斑が出現することもある

ストレス X 線像で距骨の傾斜がみられる ▶ 重度損傷であるほど距骨傾斜角は増大する <2>

陳旧性では足根洞や内果関節裂隙にも圧痛が認められることが多い

● 圧痛部位

距骨傾斜角

前距腓靭帯損傷	外果前下部
踵腓靭帯損傷	外果下部
後距腓靭帯損傷	外果後下部

<2>

合併症の確認

外果の裂離骨折 ▶ 骨折部に一致した圧痛の有無

距骨滑車骨軟骨骨折 ▶ 単純 X 線像でも困難 ▶ CT，MRI が有用

検査手技・動作

● 前方引き出しテスト <3>

【目的】

足関節の前方不安定性（主として前距腓靭帯の機能不全）の有無を鑑別
する

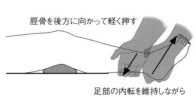

脛骨を後方に向かって軽く押す

足部の内転を維持しながら
後足部を前方へ引き出す

<3>

【方法】

・患者をベッドに背臥位とする

・検者は検査する側に位置する

・患者の足部をベッドの端から出し，足関節を軽度底屈位，足部軽度内転位とする

・膝窩部にタオルや枕等を入れ，膝関節を軽度屈曲位とする

・検者は一手で後足部（踵骨・距骨）を一体に外側から把持し，他手で脛骨前方を把持する

・足部の内転を維持しながら，後足部を前方へ引き出すとともに，他手で脛骨を後方に向かって軽く押す

【陽性所見】

健側に比較して疼痛や前方不安定性（距骨の前方移動）が認められれば陽性とする

（外果前方に関節包の陥凹が観察されたり，距骨と脛骨の轢音を触知したりすることもある）

【意義】

健側と比較して距骨の前方移動量が大きい場合は前距腓靭帯損傷が疑われる

（足部を軽度内転するのは，内側靱帯の前脛距部，脛舟部を弛緩させるためである）

● 内反動揺性テスト ＜4＞

【目的】

足関節の内反不安定性（主として踵腓靱帯の機能不全）の有無を鑑別する

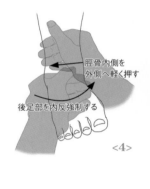

脛骨内側を
外側へ軽く押す

後足部を内反強制する

＜4＞

【方法】

・患者をベッドに背臥位とする

・検者は検査する側に位置する

・患者の足部をベッドの端から出し，膝窩部にタオルや枕等を入れ，膝関節を軽度屈曲位とし，足関節を軽度底屈位とする

・一手で後足部（踵骨・距骨）を把持し，他手を脛骨内側にあてる

・後足部を内反強制するとともに，他手で脛骨内側を外側へ向かって軽く押す

【陽性所見】

健側に比較して疼痛や不安定性（距骨の内方傾斜）が認められれば陽性とする

【意義】

健側と比較して距骨の内反傾斜が大きい場合は踵腓靱帯損傷および前距腓靱帯損傷が疑われる

２．固 定

（固定材料）

局所副子，包帯，枕子またはテープ，アンダーラップ

（固定肢位）

足関節底背屈 0°，足部中間位

（固定の手順）＜5＞

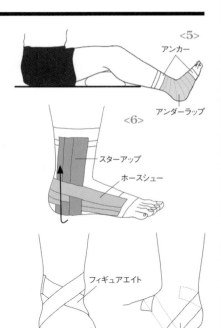

＜5＞
アンカー

アンダーラップ

＜6＞
スターアップ

ホースシュー

フィギュアエイト

ヒールロック

＜7＞

・患者をベッドに座位とする（ベッド縁から足部を出す）

・足関節底背屈 0°，足部中間位とし，肢位を維持するよう患者に指示する

・アンダーラップを下腿遠位部から足部中央部まで巻く

・アンカーを下腿遠位部と足部中央部に貼付する

【バスケットウィーブ】＜6＞

・スターアップ ▶ ホースシューの順番で 1 本ごと交互に 3 本貼付する

　（スターアップは内側から外側へ引き上げる）

・アンカーを下腿遠位部と足部中央部に貼付する

【フィギュアエイト・ヒールロック】＜7＞

・フィギュアエイト ▶ ヒールロックの順番で巻く

　（フィギュアエイトは外果からスタートし，外果に戻る）

　（ヒールロックは内側と外側各 1 本あるいは両側連続して 1 本でもよい）

・アンカーを下腿遠位部と足部中央部に貼付する

※ 初期の包帯固定では血腫形成の抑制を目的とし，外果部に圧迫枕子をあてることもある

（固定範囲）

下腿遠位部から足部中央部まで

（固定後の確認）

緊縛による疼痛の有無

循環障害の有無 ▶ 爪圧迫

（固定期間）

前距腓靱帯部分断裂	約 3 週間
前距腓靱帯完全断裂	6〜8 週間
外側靱帯完全断裂	6〜8 週間

● 再発予防として長・短腓骨筋の筋力増強訓練，固有受容器を刺激して神経筋の反応の促通等を行う

確認問題 足関節外側靱帯損傷

No.	問　題	チェック	解　説	解答
1	前距腓靱帯単独損傷では外果前下部に圧痛がある	□□□	前距腓靱帯は外果前縁に起始し，距骨頸に停止する．そのため，外果前下部に圧痛があり，同部を中心に腫脹がみられる．	○
2	前距腓靱帯損傷では足関節底屈により疼痛が増強する	□□□	前距腓靱帯は外果前縁に起始して距骨頸に停止するため，足関節底屈で緊張し，背屈で弛緩する．足関節底屈による靱帯の緊張で疼痛が増強する．	○
3	疼痛や腫脹の程度と損傷程度は比例する	□□□	受傷直後はⅠ度損傷であっても疼痛のため起立不能となることがある．Ⅱ・Ⅲ度損傷では関節包損傷も伴うので足関節全体に腫脹や皮下出血がみられる．	×
4	踵腓靱帯損傷では外果と第5中足骨基部を結ぶ線の中点から2横指前方に圧痛がある	□□□	踵腓靱帯は外果下縁に起始するため，外果下部に圧痛がある．二分靱帯損傷では，外果と第5中足骨基部を結ぶ線の中点から2横指前方に圧痛がある．	×
5	前方引き出しテストは足関節の前方不安定性の有無を評価する	□□□	前距腓靱帯は足関節の底屈と距骨の前方移動を制限する作用を持つ．前方引き出しテストで距骨の前方不安定性（前距腓靱帯の機能不全）の有無を評価する．	○
6	踵腓靱帯損傷では足関節の内反強制で外果下部の裂隙が拡大する	□□□	外側靱帯は足関節内反を制限している．健側と比較して距骨の内反傾斜が大きい場合は，前距腓靱帯・踵腓靱帯の複合損傷が疑われる．	○
7	距骨傾斜角の減少は重度損傷でみられる	□□□	重度損傷であるほど距骨傾斜角は健側より増大する．15°未満は前距腓靱帯損傷，15～30°は前距腓・踵腓靱帯損傷，30°以上は外側靱帯損傷と推察される．	×
8	足関節中間位での疼痛と不安定性は前距腓靱帯損傷を疑う	□□□	足関節底屈位での疼痛増強は前距腓靱帯，中間位（底背屈0°）での疼痛増強と不安定性は踵腓靱帯損傷を疑う．	×
9	前方引き出しテストは足関節軽度底屈位，足部軽度内転位として行う	□□□	内外側靱帯（前脛距部・脛舟部）も距骨前方移動を制限するため，足部を内転し内側靱帯を弛緩させることで前距腓靱帯の機能を評価できる．	○
10	後距腓靱帯損傷ではスクイーズテストが陽性となる	□□□	後距腓靱帯損傷では後方押し込みテストが陽性となる．スクイーズテスト陽性の場合は前脛腓靱帯結合部損傷を疑う．	×
11	初期の包帯固定では外果に圧迫枕子をあてる	□□□	初期固定ではRICE処置に則り，損傷部に圧迫を加え，出血量を減少させることで血腫形成の抑制を図る．	○
12	外側靱帯完全断裂の固定期間は6～8週間である	□□□	一般的な固定期間は，前距腓靱帯部分断裂：3週間，前距腓靱帯完全断裂：6～8週間，外側靱帯完全断裂：6～8週間である．	○
13	固定後から足関節周辺の筋に対して等張性運動を行うよう指導する	□□□	固定後は固定した関節を動かさないことが必要であるが，筋力低下や関節拘縮などの廃用症候群を生じてしまうため，等尺性運動を指導する必要がある．	×
14	不安定性を改善する目的で長・短腓骨筋を強化する	□□□	足部の外反作用を持つ長・短腓骨筋，第3腓骨筋の筋力強化をすることで，足関節の安定性を高める（内反不安定性を軽減させる）ことは大切である．	○
15	陳旧性外側靱帯損傷では足根洞にも圧痛を認めることがある	□□□	足関節内がえし強制時に骨間距踵靱帯も損傷することがある．足根洞内に出血し，これが瘢痕組織や線維組織に変わり，運動時痛や圧痛の発生原因になる．	○

足関節外側靱帯損傷

33 包帯法

固定の目的

・整復位保持と再転位の防止
・患部の安静保持
・関節可動域を制限し，治癒を促進
・再受傷の防止
・変形の防止と矯正

包帯各部の名称

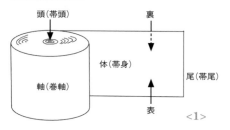

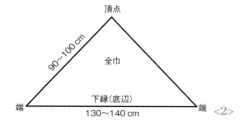

包帯の種類

晒	幅 31 〜 33.5 cm，長さ約 9 m の木綿 そのままの幅，あるいは 2 つに折って 2 裂幅としてロール状にして使用する 肋骨骨折，腰部の固定に用いられる
巻軸包帯 <1>	晒を縦に 2 〜 8 等分に裂いて巻軸状にしたもの 3 等分にしたものが 3 裂包帯，4 等分にしたものが 4 裂包帯である
弾性包帯	綿，レーヨン，ポリエステル，ポリウレタン等の素材でできた伸縮性包帯 腫脹の軽減，あるいは関節の軽い固定に用いられる
ガーゼ包帯	体幹の被覆等に用いられる
三角巾 <2>	1 辺 90 〜 100 cm の正方形の布を対角線上で 2 つに切った二等辺三角形の布 下縁（底辺）は 130 〜 140 cm 提肘に用いられることが多い 頭部，体幹，四肢の損傷部に巻軸包帯の代わりとして用いることもある
ギプス包帯	ギプスとは石膏を意味するドイツ語 石膏を目の粗いガーゼに塗布しロール状にしたもの 水につけると発熱し硬化する

 三角巾による提肘の方法
両端を前胸部で交差させないで頸部で結ぶ方法
両端を前胸部で交差させて頸部で結ぶ方法
結び目は頸部の正中からずらす
（頸部の側面で両端を結ぶ）

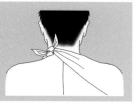

● 巻軸包帯の種類

単頭帯	頭（帯頭）が 1 つのもの ▶ 通常の巻軸包帯
多頭帯 （並列帯）	晒や包帯に切り込みを入れ，頭（帯頭）を（並列に）複数にしたもの ・腹帯：腹部，胸部，腰部，骨盤部の術創の保護，固定に用いる

※ 頭部，顔面，顎関節を被覆する基本包帯法に単頭帯，複頭帯がある
※ その他の多頭帯
　　T 字帯：会陰部，肛門部に用いる
　　投石帯：顎関節の固定に用いられるもの

● ギプスの種類

有褥ギプス	下巻きを用いて巻くギプス包帯
無褥ギプス	下巻きなしで皮膚上に直接巻くギプス包帯

有窓ギプス	患部の観察を可能にしたギプス包帯
歩行ギプス	足底部にヒールをつけ歩行可能にしたギプス包帯
ギプスシーネ	ギプス包帯を折り重ね，損傷部分にあてて硬化させたもの
ギプスシャーレ	全周性にギプス包帯を巻いて硬化させた後，半分に切ったもの

※ 褥：下に敷く柔らかい敷物，ふとん

包帯の巻き方

順巻き	主に右手で包帯を操作し，左から右へ巻いていく方法
逆巻き	主に左手で包帯を操作し，右から左に巻いていく方法
表巻き	巻軸帯の表（内）面を表にして巻いていく方法
裏巻き	巻軸帯の裏（外）面を表にして巻いていく方法

・包帯は順巻きの表巻きが原則である
・環行帯に始まり環行帯で終わる
・原則，四肢では遠位部から近位部に向かって巻く
・巻軸包帯は軸を持ち，体表面に接して，転がすようにして巻く
・紡錘形に近い部位を巻くときは麦穂帯あるいは折転帯等を用いる
・巻き始め部位は，動きの激しい部位や弛緩しやすい部位としないこと
・巻き終わり部の結び目が患部を圧迫しないようにすること
・巻き終わり部は正面からみえる位置にするとよい
・2巻以上を巻くときは，2巻目の帯尾を1巻目の帯頭の下方に入れ，1周環行してから巻くとよい
　　▶ 巻き戻しの際に1巻目の帯頭が浮き上がり，見つけやすい（探しやすい）
・包帯の除去は静かに束ねながら解き戻すこと

基本包帯法の種類と適応

環行帯	第1行の上に第2行をそのまま重ねて被覆していくもの 巻き始めと巻き終わりに用いる
螺旋帯	第1行に第2行を1/2から2/3重ねて被覆するもの 上行（求心性）螺旋帯，下行（遠心性）螺旋帯がある
蛇行帯	第1行と第2行の間に間隔をあけて螺旋状に被覆するもの 下巻き，副子の一次固定（仮止め）等に用いる
折転帯	包帯の浮き上がりを防ぐため表と裏を交互に折り返して被覆するもの 包帯の走行を変更する時，太さが一定でない部位を巻くときに用いる
亀甲帯 （扇状帯）	関節の屈伸運動を保持するため，屈側で交差させ8の字に被覆するもの 離開（遠心性）亀甲帯，集合（求心性）亀甲帯がある
麦穂帯 （人字帯，スパイカ帯）	体幹に連結する関節，太さが一定でない部位を8の字に被覆するもの 上行麦穂帯，下行麦穂帯がある

● その他の包帯法

三節帯（三角巻き）	踵部のような三角形の部位を被覆するもの
単頭帯	頭部，顔面，顎関節を被覆するもの（左右非対称）
複頭帯	頭部，顔面，顎関節を被覆するもの（左右対称）
ヒポクラテス帽子帯	二頭帯を用いて頭部を被覆するもの
隻指（せきし）帯	指先から基節部までを螺旋状に被覆するもの
指（趾）頭包か帯	指先を回るように掌背側を繰り返し包んだのちに指先で折転させて螺旋帯で被覆するもの

冠名包帯法の種類と適応

デゾー包帯	鎖骨骨折，肩関節疾患
ヴェルポー包帯	肩関節疾患
ジュール包帯	肩関節疾患

基本包帯法および冠名包帯法の実施法

● 基本包帯法の選択

各部の形態的・機能的特徴や受傷の程度，時期あるいは年齢等に応じて包帯法が選択される
身体の大きさにより包帯サイズは異なる

● 包帯の走行

環行帯	・巻き始めは環行帯が滑りやすいので帯尾を斜めに置き，1周させたのち，端の三角部を折り返し，その上を環行する ・同一部位を2～3回環行する
螺旋帯	多くの場合，遠位から近位に向かって巻く
蛇行帯	多くの場合，遠位から近位に向かって，間隔をあけて螺旋状に巻く
折転帯	・太さに差のある部位で部分的に用いる（連続して折転することは少ない） ・折転する場合は手前に折る ・折転部は接触面が小さくなり，圧迫力がかかりやすくなることがある ・偶数回やらなければ裏巻きになってしまう
亀甲帯 （扇状帯）	・離開（遠心性）亀甲帯：次第に外に開いていくもの ・集合（求心性）亀甲帯：外から中央に向かっていくもの ・8の字の交点がずれない
麦穂帯 （人字帯， スパイカ帯）	・上行麦穂帯：遠位から近位に向かうもの ・下行麦穂帯：近位から遠位に向かうもの ・8の字の交点が近位または遠位に順次ずれていく

● デゾー包帯（右側）

適応	鎖骨骨折，肩関節疾患
肢位	肩関節下垂位，肘関節90°屈曲位，前腕中間位
材料	綿包帯（3・4裂）
第1帯	枕子の固定 ・腋窩の高さで胸部を環行する ・腋窩枕子を固定する ・健側肩部に8字帯をかける ・胸部を環行する ・螺旋帯で胸部を下行する
第2帯	患肢を胸壁に固定 ・患側肩関節下垂位，肘関節90°屈曲位，前腕中間位とする ・腋窩の高さから上腕の遠位部まで螺旋帯で下行する
第3帯	患部の固定，患肢の保持 ・健側腋窩前面から背部を斜めに上行し患側肩部後面へ ・患側肩部前面から垂直に下行し患側肘部前面へ ・患側肘部後面から背部を斜めに上行し健側腋窩後面へ ・健側腋窩前面から胸部を斜めに上行し患側肩部前面へ ・患側肩部後面から垂直に下行し患側肘部後面へ ・患側肘部前面から胸部を斜めに上行し健側腋窩前面へ ※以下「腋→肩→肘」の三角帯を繰り返す
第4帯	患肢の吊り下げ（提肘） ・健側腋窩前面から背部を斜めに上行し患側肩部後面へ ・患側肩部前面から胸部を下行し前腕遠位端部を前から後へまわり，胸部を上行し，健側肩部前面から後面を通り，背部で止める

110

● ヴェルポー包帯（右側）

適応	肩関節疾患
肢位	肩関節強制内転・内旋位，肘関節屈曲位
材料	綿包帯（3・4裂）

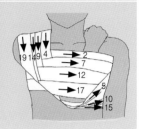

・患側手を健側の頸肩部にあてるよう指示する
　（肩関節強制内転位，肘関節屈曲位）
・腋窩の高さで患肢と体幹を環行する
・健側腋窩後面から背部を斜めに上行し患側肩部後面へ
・患側肩部前面から垂直に下行し肘部外面から後面へまわり，健側
　腋窩前面へ
・健側腋窩後面から背部を水平に走行し，患側上腕部後面から前面
　へまわり，胸部を水平に走行し，健側腋窩前面へ
※ 以下，繰り返し
　垂直に下行する包帯は「内→外」へ向かう
　胸背部を水平に横断する包帯は「上→下」へ向かう

● ジュール包帯（右側）

適応	肩関節疾患
肢位	肩関節強制内転・内旋位，肘関節屈曲位
材料	綿包帯（3・4裂）

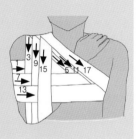

・患側手を健側の頸肩部にあてるよう指示する
　（肩関節強制内転位，肘関節屈曲位）
・腋窩の高さで患肢と体幹を環行する
・健側腋窩後面から背部を斜めに上行し患側肩部後面へ
・患側肩部前面から垂直に下行し肘部外面へ
・患側肘部後面から垂直に上行し患側肩部後面へ
・患側肩部前面から胸部を斜めに下行し健側腋窩前面へ
・健側腋窩後面から背部を水平に走行し，患側上腕部後面から前面
　へまわり，胸部を水平に走行し，健側腋窩前面へ
※ 以下，繰り返し
　垂直に下行する包帯は「外→内」へ向かう
　胸背部を水平に横断する包帯は「上→下」へ向かう

【適切な包帯の条件】

巻き締めの強さ	きつ過ぎず，ゆる過ぎず，適度な強さで巻く 強さの程度は，包帯の目的や巻く部位の構造，腫脹の状況等を考慮する
均等な圧	巻軸が体表面に接するように，局所表面に均等な圧が加わるように巻く 決して引っ張って巻いてはならない
美しさ	均等な重なりで，浮き上がらず，ほぼ均等な厚さになるように巻く
包帯を巻く速さ	一定の速さが要求される

【二次的損傷の確認】

四肢末梢部の皮膚温，色調の変化

四肢末梢部の運動機能障害

四肢末梢部の感覚障害

手足爪部の循環障害（爪床を圧迫 ▶ ブランチテスト）

固定後の疼痛増大

確認問題 包帯法

1	巻軸包帯の巻き始め（始端）部位を帯頭という	□□□	巻き始めの部位は帯尾（尾端，始端），ロール状の部分を巻軸，巻き終わり（ロール状の中心部分）の部位を帯頭（軸頭，軸心）という.	×
2	4裂包帯の幅は約10cmである	□□□	幅約30cmの晒を4等分にしたものが4裂包帯であるので，幅約7.5cmとなる.	×
3	三角巾の結び目は頸部の後ろをまわり頸部の側面で両端を結ぶ	□□□	結び目が正中にあると棘突起にあたって痛むので，頸部の側面で両端を結ぶとよい.	○
4	順巻きの表巻きが原則である	□□□	原則として，主に右手で包帯を操作し，左から右へ巻いていく（順巻き）．その際，巻軸帯の表（内）面を表にして巻いていく（表巻き）.	○
5	2巻目を巻くときは2巻目の帯尾を1巻目の帯頭の下方に入れる	□□□	包帯除去の際に1巻目の帯頭が浮き上がって見つけやすい（探しやすい）ため，2巻目の帯尾を1巻目の帯頭の下方に入れる.	○
6	第1行と第2行の間に間隔をあけて螺旋状に被覆するものを螺旋帯という	□□□	第1行と第2行の間に間隔をあけて螺旋状に被覆するものを蛇行帯という.	×
7	8の字の交点がずれずに被覆するのは扇状帯である	□□□	8の字に被覆する包帯法として，亀甲帯（扇状帯）と麦穂帯（人字帯）がある．麦穂帯では交点が順次ずれていくが，亀甲帯では交点がずれない.	○
8	原則として四肢では近位部から遠位部に向かって巻く	□□□	原則，四肢では遠位部から近位部に向かって巻く.	×
9	折転帯は包帯の浮き上がりを防ぐ	□□□	紡錘形に近い部位を巻くときには接触面が不均等になり包帯が浮き上がってしまう．それを防ぐために適宜折転帯，麦穂帯を用いる.	○
10	ギプス包帯を折り重ね，損傷部にあてて硬化させたものをギプスシャーレという	□□□	ギプス包帯を折り重ね，損傷部分に当てて硬化させたものをギプスシーネ，全周性にギプス包帯を巻いて硬化させた後，半割したものをギプスシャーレという.	×
11	巻軸を持つと巻きにくいので帯身を持つ	□□□	巻軸帯は軸を持ち，体表面に接して，ころがすようにして巻く．母指と四指で巻軸を握る方法と，母指と他指で巻軸を挟む方法がある.	×
12	きつ過ぎる包帯は循環障害を起こすのでゆるめに巻く	□□□	包帯はきつくもなく，ゆるくもない，適度な強さで巻いていく．ゆるめに巻くことで固定強度が弱まり，固定の目的を果たさなくなる.	×
13	ヴェルポー包帯の巻き終わりは胸背部ともに三角形が形成される	□□□	巻き終えたジュール包帯は胸背部ともに三角形が形成される．ヴェルポー包帯の巻き終わりは，胸背部にVの字が形成される（Velpeau'sはV字）.	×
14	右鎖骨骨折にデゾー包帯を用いる場合は逆巻きで巻いてもよい	□□□	順巻きでは，第2巻で患側後面から前面へ走行させることになる．これが再転位を助長させる力として作用する可能性があるので，逆巻きで巻いてもよい.	○
15	ジュール包帯は肩関節強制内転・内旋位，肘関節屈曲位で固定する	□□□	ジュール包帯，ヴェルポー包帯ともに肩関節強制内転・内旋位，肘関節屈曲位として，上腕と前腕を体幹で支えて肩関節の安定化を図る固定法である.	○

112

徒手検査法一覧

【頭部・顔面部】

カーテン徴候 （舌咽神経，迷走神経の検査）	「ア〜」と声を出してもらった時に，口蓋垂と咽頭後壁が健側に引かれる（偏位する）かどうかをみる
舌下神経の検査	舌を前に突き出してもらった時に，舌が前に出ずに患側に偏位するかどうかをみる

【脊柱部】

頸椎神経根の障害	ジャクソンテスト	座位として患者の後方に位置し，患者の頸椎を後屈位にして前頭部に両手を置き，頭部を下方に圧迫した時に，上肢に疼痛・放散痛が出現するかどうかをみる
	スパーリングテスト	座位として患者の後方に位置し，患者の頸椎を患側に側屈し，やや後屈位にして前頭部に両手を置き，頭部を下方に圧迫した時に，上肢に疼痛・放散痛が出現するかどうかをみる
胸郭出口症候群	モーリーテスト	座位として患者の前方に位置し，母指を用いて鎖骨上窩を圧迫した時に，局所の圧痛・放散痛が誘発されるかどうかをみる
	アドソンテスト	座位とし，一手（両手）で患側（または両側）の橈骨動脈を触知し，頸部を伸展し，患側に回旋し，深呼吸させ，橈骨動脈の拍動が減弱・消失するかどうかをみる
	アレンテスト	座位として患者の後方に位置し，一手で橈骨動脈を触知しながら他動的に肘関節を90°屈曲，肩関節を90°外転・外旋位とし，頸部を反対方向に回旋させた時に，橈骨動脈の拍動が減弱・消失するかどうかをみる
	ライトテスト	座位として患者の後方に位置し，両側の橈骨動脈を触知しながら他動的に肘関節を90°屈曲，肩関節を90°外転・外旋位とし，橈骨動脈の拍動が減弱・消失するかどうかをみる
	ルーステスト （3分間挙上テスト）	座位とし，自動的に肘関節を90°屈曲，肩関節を90°外転・外旋位とし，手指のグー・パー運動を3分間継続させ，運動が継続できるかどうか，症状が再現するかどうかをみる
	エデンテスト	座位として患者の後方に位置し，一手（あるいは両手）で患側（あるいは両側）の橈骨動脈を触知し，胸を反る（気をつけ）姿勢をとるよう指示するとともに，他動的に患側上肢を後下方に引いた時に橈骨動脈の拍動が減弱・消失するかどうかをみる
仙腸関節の障害	ニュートンテスト	背臥位とし，左右の上前腸骨棘が近づくように内方へ圧迫，あるいは上前腸骨棘を引き離すように外方へ圧迫した時に仙腸関節部に疼痛が誘発されるかどうかをみる 腹臥位とし，両手掌を仙骨部にあて下方に圧迫した時に，仙腸関節部に疼痛が誘発されるかどうかをみる
上位腰椎神経根の障害	大腿神経伸長テスト （FNSテスト）	腹臥位とし，膝関節を約90°屈曲して膝部を把持し，他手で骨盤部を押さえながら股関節を伸展した時に，大腿前面部に疼痛が誘発されるかどうかをみる
腰椎神経根の障害	下肢伸展挙上テスト （SLRテスト）	背臥位として患側の足元に位置し，股関節中間位として踵骨部を支え，他方の手で膝関節が屈曲しないように膝蓋骨上に置いて押さえながら，ゆっくりと下肢を挙上した時に，坐骨神経に沿った疼痛（殿部痛，下肢痛）が誘発されるかどうかをみる
	Well SLRテスト （Cross SLRテスト）	健側下肢にSLRテストを行った時に，患側下肢に坐骨神経に沿った疼痛（殿部痛，下肢痛）が誘発されるかどうかをみる
	ケンプ徴候	立位として後方に位置し，検者は両手で患者の両肩部を把持し，患者の膝伸展位を保ちつつ体幹を患側に回旋させ，伸展させた時に，坐骨神経に沿った疼痛（殿部痛，下肢痛）が誘発されるかどうかをみる
	Bow stringテスト	SLRテストで陽性になった角度で，膝関節を約20°屈曲させ，患側足を検者の肩にのせる．膝窩部を圧迫し，大腿後面から殿部に疼痛が誘発されるかどうかをみる
	ブラガードテスト	SLRテストで疼痛が誘発された角度から少し挙上を緩め，膝関節前面を押さえていた手を外し，足底先端に当て足関節の背屈を強制した時に，坐骨神経に沿った疼痛（殿部痛，下肢痛）が誘発されるかどうかをみる

【上肢】

腱板損傷	ペインフルアークサイン（有痛弧徴候）	肘伸展位，手掌を前面に向け，肩関節を自動挙上した際，または挙上した位置から下してくる際に約60°～120°の位置で疼痛が出現するかどうかをみる
	クレピタス	外転90°付近で肩峰前縁部に雑音を触知するかどうかをみる
	インピンジメントサイン	肩関節を内旋・挙上し，肩峰下と大結節を衝突させて疼痛の再現をみる
	ドロップアームサイン	他動的に肩関節を90°に外転し，その付近で支持を外したときに，その肢位を保持できるのかをみる
	リフトオフテスト	手背を腰部にあて，その手背を腰部から離すこと（肩関節内旋運動）ができるかどうかをみる
上腕二頭筋長頭腱炎	ヤーガソンテスト	肘関節屈曲位，前腕回内位から，前腕を回外させる．このときに抵抗を加え結節間溝部の疼痛を誘発する
	スピードテスト	肘関節伸展位，前腕回外位で肩関節を前方挙上させる際に抵抗を加え，結節間溝部の疼痛を誘発する
	肘屈曲テスト	前腕回外位で肘を屈曲する際に抵抗を加え，結節間溝部の疼痛を誘発する
SLAP損傷	クランクテスト	背臥位とし，肩甲骨面で120°挙上する．肘関節を90°屈曲し，上腕骨頭を押し込み，軽く回旋させることで関節唇を刺激し，症状の再現をみる
	オ・ブライエンテスト	肩90°前方挙上，10°水平屈曲，前腕回内位で抵抗をかけた際の痛みや脱力の有無をみる．SLAPの症例では，前腕回内位で痛みが強く，前腕回外位で痛みが軽減・消失する傾向がある
動揺性肩関節	サルカスサイン	患者の上腕を下方へ引き下げると，肩峰と上腕との間に間隙ができる
	ロードアンドシフトテスト	背臥位とし，肩関節外転30°，45°，90°それぞれで，上腕骨頭を関節窩に押し付けるように軸圧を加えながら，他手で上腕骨頭へ前後方向のストレスを加えた時に，不安定性の有無をみる
肩鎖関節障害	ハイアークテスト	他動的に上肢を肩甲骨面で挙上させ，160～180°の範囲で肩鎖関節部に疼痛が出現するかどうかをみる
肘内側側副靱帯損傷	肘外反ストレステスト	肘30°屈曲，前腕回外位とし，一方の手で肘外側部を把持し，他手で前腕遠位部を把持し，肘関節部の手を支点として前腕を把持している手で外反ストレスを加えた時に，疼痛・不安定性の有無をみる
	グラビティテスト	ベッド等から患肘上肢の前腕部を出して重力にさらし，上肢の自重により肘関節内側に外反ストレスがかかることで，不安定性や疼痛が誘発されるかどうかをみる
肘関節後外側回旋不安定症	PLRIテスト	肘関節に軸圧を加えながら，回外，外反力を加え，橈骨頭が後外側に亜脱臼するかどうかをみる
上腕骨外側上顆炎	トムゼンテスト	前腕回内位，手関節背屈位とし，検者は手背から屈曲方向に抵抗を加え，外側上顆に疼痛が誘発されるかどうかをみる
	ミルズテスト	前腕回内位，手関節掌屈位とし，検者は回内屈曲方向へ力を加える．患者はその抵抗に打ち勝つように前腕を回外させ，外側上顆に疼痛が誘発されるかどうかをみる
	チェアーテスト	肘関節伸展位，前腕回内位でイスを持ち上げさせ，外側上顆に疼痛が誘発されるかどうかをみる
	中指伸展テスト	自動伸展させた中指に屈曲方向の抵抗を加え，外側上顆に疼痛が誘発されるかどうかをみる
回内筋症候群	スピナーの誘発テスト	（円回内筋部での圧迫の有無）前腕回内，手関節屈曲位とし，検者は抵抗を加え，疼痛が誘発されるかどうかをみる（浅指屈筋の腱性アーチ部での圧迫の有無）中指の浅指屈筋の抵抗運動で疼痛が誘発されるかどうかをみる
肘部管症候群	フローマン徴候	母・示指で紙を強くつまむよう指示し，検者がその紙を引き抜こうとする時，母指IP関節が屈曲するかどうかをみる
	肘屈曲テスト	肘を最大屈曲して手関節を最大背屈させ，3分以内に症状が再現するかどうかをみる
TFCC損傷	尺骨頭ストレステスト	肘関節90°屈曲，前腕中間位とし，一手で前腕部，他手で手部を把持し，手関節に圧迫を加えながら尺屈強制，回内・外した際に尺側部の疼痛やクリックが誘発されるかどうかをみる
ド・ケルバン病	フィンケルスタインテスト	検者が患者の母指を握り（あるいは母指を内転させ検者が母指と手部をつかむ），他動的に手関節尺屈を強制し，疼痛が誘発されるかどうかをみる
手根管症候群	ファーレンテスト	手背を合わせて手関節を90°屈曲し，1分以内にしびれ感が増強するかどうかをみる
母指MP関節側副靱帯損傷	側方動揺性テスト	MP関節を屈曲位とし，外反ストレスを加え，不安定性の有無をみる
PIP関節側副靱帯損傷	側方動揺性テスト	PIP関節を伸展位とし，橈側（あるいは尺側）ストレスを加え，不安定性の有無をみる

【下肢】

股関節の障害 (仙腸関節の障害)	パトリックテスト	背臥位とし，検査側の足部を対側下肢の大腿遠位部の上に置き，検査側の股関節を屈曲・外転・外旋位とし，一手で骨盤部を固定し，他手で検査側の膝内側より下方へ圧を加えた時に，股関節部（仙腸関節部）に疼痛が誘発されるかどうかをみる
梨状筋症候群	フライバーグテスト	背臥位とし股関節 90°屈曲，膝関節 90°屈曲し，股関節を内旋した際に大腿後面から下肢後面に放散痛が再現されるかどうかをみる
	ヒップテスト	腹臥位とし，膝関節 90°屈曲し，股関節を内旋した際に大腿後面から下腿後面に放散痛が再現されるかどうかをみる
股関節屈曲位拘縮	トーマステスト	背臥位とし健側の股関節を最大屈曲した際に，患側の股関節も屈曲してくる（患側の大腿部が浮き上がってくる）かどうかをみる
股関節屈曲位拘縮 大腿部打撲 大腿四頭筋肉ばなれ ジャンパー膝	尻上がり現象 （エリーテスト）	腹臥位とし，膝関節を他動的に屈曲したときに殿部が浮き上がるかどうかをみる 大腿直筋の柔軟性低下により膝関節屈曲時に寛骨が前傾し，股関節屈曲（殿部挙上）を呈する
発育性股関節形成不全	アリスサイン	背臥位で両股関節，両膝関節を屈曲し，両下腿をそろえて左右の膝の高さを比べ，膝の高さに差がある（患側が低い）かどうかをみる
	オルトラニのクリックサイン	徒手的に股関節を開排したり閉じたりした（骨頭が整復されたり，脱臼したりする）際に轢音が触知できるかどうかをみる
	テレスコーピングサイン	股関節 90°屈曲位で大腿を長軸方向に牽引したり緩めたりすることにより，大腿が遠位，近位に移動するかどうかをみる
大腿骨頭すべり症	ドレーマン徴候	背臥位とし，患側大腿前面を腹部につけるよう股関節を屈曲した際に，股関節が開排するかどうかをみる
腸腰筋の機能不全	ルドロフ徴候	端座位から股関節の自動屈曲が可能かどうかをみる 90°以上の屈曲は腸腰筋の作用によることを利用している 大腿骨小転子骨折では陽性となる
膝関節液貯留	膝蓋跳動	膝伸展位で一方の手掌を膝蓋上包部に広く押し当ててそこに貯留した液を下方に押しやる．これにより膝蓋骨は浮上するので他方の指で軽く膝蓋骨を沈めるように押す．液量が一定量を越えると膝蓋骨が明らかに浮き沈みするのが指で感じ取ることができる
	ワイプテスト （拭き取りテスト）	少量の関節液貯留の有無を評価する．背臥位（膝関節完全伸展位）とし，膝蓋骨内側で関節裂隙の下より手掌を使い撫で上げる．膝蓋骨の外側を撫で下げる．膝蓋骨内側部が膨れあがれば陽性とする
半月板損傷	マックマレーテスト	背臥位とし，股関節・膝関節を最大屈曲位にして，一方の手を内・外側関節裂隙にあて，他方の手で足部を把持し，下腿に内・外旋力を加え伸展し，クリックの有無や疼痛が誘発されるかどうかをみる
	圧迫アプレイテスト	腹臥位で膝関節を 90°屈曲位とし，一手（両手）で足底部から膝部に向かって圧迫を加えながら下腿を内・外旋し，疼痛が誘発されるかどうかをみる
	ワトソン・ジョーンズテスト	背臥位で一手を膝蓋骨にあて，他手で足部を把持し，膝関節に過伸展を強制し，疼痛が誘発されるかどうかをみる（半月板前角損傷の有無をみる）
	ステインマンテスト	背臥位または座位で膝関節を屈曲位にして，下腿に内・外旋力を加え，クリックの有無や疼痛が誘発されるかどうかをみる
内側側副靱帯損傷	外反ストレステスト	背臥位とし，一手で膝外側を押さえ，他手で足部を把持し，膝関節 30°屈曲位として軽く瞬間的に膝外反力を加え，不安定性の有無をみる．30°で陽性の場合は膝関節 0°でも外反不安定性の有無をみる．0°でも陽性の場合は前十字靱帯の合併損傷と判断する
	牽引アプレイテスト	腹臥位で膝関節を 90°屈曲位とし，両手で足部を把持し，検者の下腿を患者の大腿後面にあて，足部を天井への長軸方向に牽引を加えながら下腿を内・外旋し，膝内側部に疼痛が誘発されるかどうかをみる
	グラビティテスト	ベッド等から患側下肢の下腿部を出して重力にさらし，下肢の自重により膝関節内側に外反ストレスがかかることで，不安定性や疼痛が誘発されるかどうかをみる
外側側副靱帯損傷	内反ストレステスト	背臥位とし，一手で膝内側を押さえ，他手で足部を把持し，膝関節 30°屈曲位として軽く瞬間的に膝内反力を加え，不安定性の有無をみる．30°で陽性の場合は膝関節 0°でも内反不安定性の有無をみる．0°でも陽性の場合は後外側構成体の合併損傷と判断する
	牽引アプレイテスト	腹臥位で膝関節を 90°屈曲位とし，両手で足部を把持し，検者の下腿を患者の大腿後面にあて，足部を天井への長軸方向に牽引を加えながら下腿を内・外旋し，膝外側部に疼痛が誘発されるかどうかをみる

前十字靱帯損傷	ラックマンテスト	背臥位とし，右膝の場合は左手で大腿骨遠位外側面を，右手で脛骨近位内側面を手のひらで軽く把持し，膝関節 15 〜 30° 屈曲位とし，大腿骨を押さえながら脛骨を前方へ引き上げ，（健側と比較し）脛骨の前方への移動が大きいか，柔らかで不明瞭なエンドポイントが感じられたどうかをみる
	前方引き出しテスト	背臥位で膝関節を 90° 屈曲位とし，下腿中間位とし，検者の殿部を患者の前足部に乗せて固定し，検者の両母指を脛骨近位端部に当て，四指で下腿近位端部後方を把持し，両手で下腿を前方に引き出し，脛骨の前方不安定性の有無をみる
	N テスト	背臥位で膝関節 60 〜 90° 屈曲位とし，一手で足部を握り，他手を大腿外側部に当て，膝部に外反と下腿内旋を加えつつ，足底部から膝関節へ軸圧を加え，徐々に膝を伸展させた際，膝屈曲 30° 付近で瞬間的にガクッと脛骨が前方に亜脱臼するかどうかをみる
	ラテラル・ピボットシフトテスト	背臥位で膝関節伸展位とし，一手で足部を握り，他手を大腿外側部に当て，膝部に外反と下腿内旋を加えて徐々に膝を屈曲させると，前方亜脱臼した脛骨が屈曲 30° 付近で瞬間的にガクッと整復されるかどうかをみる
後十字靱帯損傷	後方押し込みテスト	背臥位で膝関節を 90° 屈曲位とし，下腿中間位とし，検者の殿部を患者の前足部に乗せて固定し，検者の両母指を脛骨近位端部に当て，四指で下腿近位端部後方を把持し，両手で下腿を後方に押し込み，脛骨の後方不安定性の有無をみる
	サギング徴候（脛骨後方落ち込み徴候）	背臥位で膝関節 90° 屈曲位とし，側面から観察した際に健側に比して脛骨粗面が後方に落ち込んでいるかどうかをみる
腸脛靱帯炎	グラスピングテスト	背臥位で膝関節屈曲位とし，外側関節裂隙から近位 10 cm 部に圧迫を加えながら膝の屈伸を行わせた際に疼痛が誘発されるかどうかをみる
反復性膝蓋骨脱臼（亜脱臼）	膝蓋骨アプリヘンションサイン	背臥位で膝関節伸展位とし，大腿四頭筋の力を抜かせ，膝蓋骨を徒手的に外方に偏位させた際に，不安感が誘発されるかどうかをみる
膝蓋軟骨軟化症	膝蓋骨グライディングテスト	膝関節軽度屈曲位で膝蓋骨を大腿骨に圧迫しながら上下，左右に動かすとざらざらした感じを触知し，疼痛が誘発される
脛骨疲労骨折	ホップテスト	患側片脚跳躍動作で疼痛が誘発されるかどうかをみる
アキレス腱断裂	トンプソンテスト	腹臥位で膝関節 90° 屈曲位とし，腓腹筋筋腹をスクイーズした時に足関節が底屈するかどうかをみる
	マトレステスト	腹臥位で膝関節 90° 屈曲位とした時に，足関節が軽度底屈位となるか，中間位のままかをみる
前距腓靱帯損傷	前方引き出しテスト	背臥位で膝窩部にタオルや枕等を入れ膝関節軽度屈曲位とし，患者の足部をベッドの端から出し，足関節を軽度底屈位，足部軽度内転位とし，一手で後足部を把持し，他手で脛骨前方を把持し，後足部を前方へ引き出した際の不安定性の有無をみる
踵腓靱帯損傷	内反ストレステスト	背臥位で膝窩部にタオルや枕等を入れ膝関節軽度屈曲位とし，患者の足部をベッドの端から出し，足関節を軽度底屈位とし，一手で後足部を把持し，他手で脛骨内側を把持し，後足部を内反強制した際の不安定性の有無をみる
前脛腓靱帯損傷	スクイーズテスト	両手で下腿中央部を内・外から把持し，外側（腓骨側）から圧迫した時に，前脛腓靱帯部に疼痛が誘発されるかどうかをみる
	背屈外旋テスト	一手で下腿遠位部を把持し，他手で中足部を掴み，足関節を背屈・外旋した時に，前脛腓靱帯部に疼痛が誘発されるかどうかをみる

必修強化書
問題編

1 柔道整復師と柔道

Q1-1 自分の全精力を尽くして努力した上で成功を期待するべきという意味を持つのはどれか.

1. 柔能制剛
2. 相助相譲
3. 尽己竢成
4. 順道制勝

Q1-2 嘉納師範が修業した主な柔術流派と師匠で正しい組合せはどれか.

1. 起倒流 ―――― 磯正智
2. 直信流 ―――― 寺田満英
3. 天神真楊流 ―――― 福田八之助
4. 竹内流 ―――― 植芝盛平

Q1-3 敬礼（立礼）の姿勢について正しいのはどれか.

1. 手の位置は膝頭の上，拳二握りまで下げる.
2. 指先を閉じる.
3. 両踵間は拳一握り開ける.
4. 礼の時間は約 6 秒である.

Q1-4 敬礼（座礼）について正しいのはどれか.

1. 右足から座る.
2. 示指と示指の間は約 10 cm とする.
3. 手の位置は大腿部の延長線上につく.
4. 畳と前額との距離は約 10 cm とする.

Q1-5 柔道の理念として誤っているのはどれか.

1. 教　育
2. 体　育
3. 勝　負
4. 修　心

2 倫理・コミュニケーション

Q2-1 倫理原則について正しい組合せはどれか.

1. 負傷者の状況に応じ優先順位を決める ―――
   善　行
2. 患者に利益をもたらす医療を提供する ―――
   無危害
3. 自己決定を尊重する ―――――
   公　正
4. 公平な資源の配分を行う ―――――
   正　義

Q2-2 ヒポクラテスの誓いの内容で誤っているのはどれか.

1. 堕胎の肯定
2. 患者の利益の優先
3. 安楽死の否定
4. 患者の差別の否定

Q2-3 パターナリズムに該当するのはどれか.

1. 患者の治療に対する価値観を尊重する.
2. 患者の家庭・職場に関する背景を尊重する.
3. 治療が患者に与える影響を患者とともに検討する.
4. 治療方針について医療者の解釈モデルを尊重する.

Q2-4 強い疼痛のある患者への共感を示す言葉として適切なのはどれか.

1. 「その痛みはつらいですね」
2. 「安静にしていましたか？」
3. 「骨は大丈夫ですよ」
4. 「痛いのによく頑張っていますね」

Q2-5 ノーマライゼーションについて誤っているのはどれか.

1. ユニバーサルデザインの設備を導入すること.
2. 地域住民へ障害についての啓発活動をすること.
3. 障害者に施設への入所を勧めること.
4. 公共交通機関をバリアフリー化すること.

3 患者の権利

Q3-1 リスボン宣言に規定されていないのはどれか.

1. 良質の医療を受ける権利
2. 自己の秘密を保持する権利
3. 宗教的支援を受ける権利
4. 人間らしい生活を送るための権利

Q3-2 インフォームド・コンセントについて誤っているのはどれか.

1. ヘルシンキ宣言で導入された.
2. 患者は同意をいつでも撤回できる.
3. パターナリズムに基づいている.
4. 目的は患者の人権を尊重することである.

Q3-3 インフォームド・コンセントについて誤っているのはどれか.

1. 小児医療においてはインフォームド・アセントという.
2. 柔道整復師法に努力義務として規定されている.
3. 予後についての説明も必要である.
4. 患者が詳しい病状説明を希望しなければその意向に沿う.

Q3-4 個人情報保護法で誤っているのはどれか.
1. 接骨院は個人情報取扱事業者である.
2. 本人への開示を遅延しない.
3. 紙媒体以外の情報は含まれない.
4. 施術録は個人情報である.

Q3-5 個人識別符号はどれか.
1. レントゲン写真
2. DNAの塩基配列
3. 携帯電話番号
4. クレジットカード番号

4 リスクマネジメント

Q4-1 医療現場においてヒヤリ・ハットはどれか.
1. アクシデント
2. インシデント
3. ハザード
4. リスク

Q4-2 インシデントとして正しいのはどれか.
1. 間違った施術により肋骨骨折が生じた.
2. 間違った施術により入院の必要が生じた.
3. 間違った施術による影響の有無については経過観察が必要と判断された.
4. 間違った施術により後遺症は残ったがADLに支障はない.

Q4-3 インシデントレポートの目的はどれか.
1. 医療事故の防止
2. 責任の追及
3. 懲罰決定の根拠
4. 当事者の反省

Q4-4 医療安全支援センターについて正しいのはどれか.
1. 医療事故調査制度における医療事故の報告先である.
2. 患者やその家族からの医療に関する苦情・相談に

応じる.
3. 医療事故の再発防止に関する普及啓発を行う.
4. 患者またはその家族に対して医療安全についての研修を行う.

Q4-5 施術所における安全管理で誤っているのはどれか.
1. 転倒防止のために手すりを増設する.
2. 押圧による骨折を防止するために治療技術を向上させる.
3. ラメ入りの服の上からマイクロ波を照射する.
4. コッヘル法は高齢者の肩関節烏口下脱臼には極力用いない.

5 医療事故と医療過誤

Q5-1 医療過誤について正しいのはどれか.
1. 医療行為の過程で起こった事故.
2. 医療事故には至らなかったが事故につながる可能性があった出来事.
3. 医療事故のうち医療従事者の行為に過失があるもの.
4. 間違ったことが実行され医療事故に至ってしまった出来事.

Q5-2 民法で柔道整復師に課せられる義務はどれか.
1. 善管注意義務
2. 秘密を守る義務
3. 広告の制限
4. 外科手術, 薬品投与等の禁止

Q5-3 誤っているのはどれか.
1. 医療過誤の法的責任はほとんどが民事責任である.
2. 罰金以上の刑に処せられた者は行政処分の対象となる.
3. 施術所の段差につまずき骨折した場合は医療事故である.
4. 施術契約上の義務が果たされなかったことを不法行為という.

Q5-4 柔道整復師法に基づくのはどれか.
1. 善管注意義務
2. 守秘義務
3. 結果予見義務
4. 損害賠償責任

Q5-5 施術契約上の義務が果たされなかったことを意味するのはどれか.

1. 債務不履行
2. 不法行為
3. 損害賠償
4. 使用者責任

6 社会保険制度

Q6-1 国民健康保険で定める保険者でないのはどれか.

1. 国民健康保険組合
2. 国
3. 都道府県
4. 市町村

Q6-2 医療保険と被保険者との組合せで正しいのはどれか.

1. 共済組合 ──────── 自営業
2. 国民健康保険 ─── 無職者
3. 協会けんぽ ─── 私立学校教員
4. 組合健保 ─── 公務員

Q6-3 後期高齢者医療制度で誤っているのはどれか.

1. 被保険者は 70 歳以上の人である.
2. 保険者は医療広域連合である.
3. 高額療養費制度が設けられている.
4. 現役並み所得者の自己負担割合は 3 割である.

Q6-4 介護保険制度について正しいのはどれか.

1. 保険者は国である.
2. 第 1 号被保険者は 70 歳以上の人である.
3. 要介護認定の申請は市町村に行う.
4. 要支援 2 であれば介護給付が受けられる.

Q6-5 公的年金制度について正しいのはどれか.

1. 積立方式で運営されている.
2. 会社員は国民年金と厚生年金に加入する.
3. 任意加入である.
4. 会社員は第 1 号被保険者である.

7 社会福祉制度

Q7-1 生活保護法の扶助でないのはどれか.

1. 教 育
2. 介 護
3. 葬 祭

4. 授 産

Q7-2 生活保護法について正しいのはどれか.

1. 最低限度の生活保障と自立を助長することを目的とする.
2. 保護を決定するのは厚生労働大臣である.
3. 憲法第 14 条に規定する理念に基づいている.
4. ホームレスは保護の対象外である.

Q7-3 65 歳以上で要介護 3 ～ 5 の認定を受けている人を入居対象としているのはどれか.

1. 特別養護老人ホーム
2. 養護老人ホーム
3. 老人福祉センター
4. 老人短期入所施設

Q7-4 老人福祉施設でないのはどれか.

1. 軽費老人ホーム
2. 老人介護支援センター
3. 介護老人保健施設
4. 老人デイサービスセンター

Q7-5 老人福祉法で規定する老人の年齢で正しいのはどれか.

1. 60 歳以上
2. 65 歳以上
3. 70 歳以上
4. 75 歳以上

8 国民医療費
（令和元（2019）年度の状況で解答すること）

Q8-1 国民医療費について正しいのはどれか.

1. 総額は 50 兆円を超える.
2. 国民所得に対する比率は 30% を上回る.
3. 財源の半分は保険料である.
4. 国民一人当たりの医療費は年間 50 万円を超える.

Q8-2 国民医療費について正しいのはどれか.

1. 柔道整復師の療養費は約 4000 億円である.
2. 年齢階級別では 65 歳以上が 70% を占める.
3. 人口一人当たりでは 65 歳以上が 65 歳未満の約 4 倍である
4. 歯科診療が薬局調剤を上回っている.

Q8-3 国民医療費に含まれないのはどれか.
1. 訪問看護医療費
2. 柔道整復療養費
3. 薬局調剤費
4. 訪問介護費

Q8-4 医療保険の給付対象となるのはどれか.
1. 人間ドックの費用
2. 柔道整復師の施術（保険適用分）
3. 正常分娩の費用
4. 予防接種の費用

Q8-5 柔道整復師の療養費で正しいのはどれか.
1. 2700 億円
2. 3200 億円
3. 3600 億円
4. 4100 億円

9 柔道整復師と療養費

Q9-1 柔道整復療養費の支給の可否を決定するのはどれか.
1. 厚生労働大臣
2. 保険者
3. 地方厚生局
4. 保健所長

Q9-2 療養費の支給条件でないのはどれか.
1. 捻挫に対して医師の同意なく柔道整復師から施術を受けた場合.
2. 医師が必要と認めたコルセットを装着した場合.
3. 疲労性疾患に対して柔道整復師から施術を受けた場合.
4. 施術管理者ではない勤務柔道整復師による施術.

Q9-3 受領委任払い制度について正しいのはどれか.
1. 患者が全額を支払った後，患者自ら保険者に申請して払い戻しを受ける.
2. 患者が保健医療機関の窓口で保険証を提示し，一部負担金を支払う.
3. 患者が接骨院で購入した回数券を使用して疲労性疾患の施術を受ける.
4. 患者は一部負担金だけを接骨院に支払い，施術管理者が患者に代わって残りの費用を保険者に請求する.

Q9-4 療養費受領委任払いを取扱うために契約を結ぶのはどこか.
1. 厚生労働大臣
2. 保険者
3. 保健所長
4. 地方厚生局長

Q9-5 療養費受領委任の取扱いが認められるのはどれか.
1. 柔道整復師でない開設者から選任され施術管理者となった勤務柔道整復師による療養費請求.
2. トレーナー活動の現場（競技場）で行った施術管理者による施術.
3. 登録（承諾）された施術所に勤務する柔道整復師による療養費請求.
4. 登録（承諾）された施術所での柔道整復学生による施術.

10 柔道整復師法

Q10-1 柔道整復師免許について正しいのはどれか.
1. 免許を与えるとは免許証を交付することである.
2. 自然人と法人に与えられる無形の身分や資格である.
3. 試験合格後に免許の申請をすることで法的効力が発生する.
4. 法により免許制度を設けることで衛生水準の向上が図られている.

Q10-2 柔道整復師免許の資格要件で正しいのはどれか.
1. 麻薬中毒者には免許を付与しない.
2. 精神機能障害者に該当する場合には意見聴取の機会が与えられる.
3. 柔道整復師国家試験合格は消極的資格要件である.
4. 柔道整復の業務に不正があると必ず資格を喪失する.

Q10-3 柔道整復師名簿について誤っているのはどれか.
1. 現住所は登録事項ではない.
2. 名簿登録の消除申請時に免許証を返納しなければならない.
3. 氏名に変更を生じたときは 14 日以内に名簿の訂正を申請しなければならない.
4. 柔道整復師が死亡した場合の届出義務者は戸籍法

に規定される.

Q10-4 柔道整復師の業務で正しいのはどれか.
1. 施術に伴う患部への湿布貼付は業務範囲を超える.
2. 超音波観察装置を用いた診断をしてもよい.
3. 脱臼の応急手当の後, 医師の同意を得ずに引き続き施術をすることはできない.
4. 骨折の応急手当としての徒手整復は1回のみである.

Q10-5 柔道整復師の守秘義務について誤っているのはどれか.
1. 業務上知り得た秘密を洩らした罪は親告罪である.
2. 柔道整復師法により規定される.
3. 秘密には医療とかかわらない内容も含まれる.
4. 守秘義務違反は30万円以下の罰金に処せられる.

11 関係法規

Q11-1 政令はどれか.
1. 柔道整復師法
2. 柔道整復師法施行規則
3. 柔道整復師法施行令
4. 柔道整復師学校養成施設指定規則

Q11-2 医師法で誤っているのはどれか.
1. 医師でなければ医業をできない.
2. 保健指導を行う義務がある.
3. 守秘義務を規定している.
4. 免許取得後に2年以上の臨床研修を受けなければならない.

Q11-3 再教育研修制度がない職種はどれか.
1. 理学療法士
2. 准看護師
3. 保健師
4. 薬剤師

Q11-4 応招義務がない職種はどれか.
1. 薬剤師
2. 看護師
3. 助産師
4. 歯科医師

Q11-5 名称独占と業務独占の両方を有する職種はどれか.
1. 診療放射線技師
2. 保健師
3. 歯科技工士
4. 臨床検査技師

12(1) 定型的鎖骨骨折の診察および整復

Q12(1)-1 定型的鎖骨骨折の転位について誤っているのはどれか.
1. 遠位骨片は前下方に転位する.
2. 遠位骨片の転位に自重が関与する.
3. 近位骨片は後上方に転位する.
4. 近位骨片の転位に大胸筋が作用する.

Q12(1)-2 定型的鎖骨骨折について正しいのはどれか.
1. 整復固定保持は比較的容易である.
2. 高齢者では観血療法となるものが多い.
3. 中央・遠位1/3境界部に剪断力が作用し骨折する.
4. 再整復の繰り返しは偽関節の要因となる.

Q12(1)-3 鎖骨骨折の発生機序として最も多いのはどれか.
1. 鎖骨への直接強打
2. 肩部を衝いての転倒
3. 手掌を衝いての転倒
4. 肘部を衝いての転倒

Q12(1)-4 鎖骨骨折でみられないのはどれか.
1. 肩幅が減少する.
2. 顔面部は患側を向く.
3. 胸椎は後弯傾向にある.
4. 患側肩の位置が低い.

Q12(1)-5 座位整復法について正しいのはどれか.
1. 第1助手の膝・下腿近位部を第7胸椎付近にあてる.
2. 第1助手の操作により下方転位を除去する.
3. 第2助手の操作により短縮転位を除去する.
4. 術者は近位骨折端のみを把持して整復する.

12 (2) 定型的鎖骨骨折の固定

Q 12(2)-1 鎖骨骨折の固定肢位について正しいのはどれか.
1. 肩甲骨上方回旋位
2. 肩甲骨外転位
3. 肩甲骨挙上位
4. 上腕骨外転位

Q 12(2)-2 鎖骨骨折の固定法で正しいのはどれか.
1. ミッデルドルフ副子固定法
2. ロバート・ジョーンズ固定
3. ハンギングキャスト固定
4. リング固定

Q 12(2)-3 セイヤー絆創膏固定法の目的について誤っている組合せはどれか.
1. 腋窩枕子 ——— 末梢牽引
2. 第1帯 ——— 短縮転位防止
3. 第2帯 ——— 近位骨片上方転位防止
4. 第3帯 ——— 骨折部の圧迫

Q 12(2)-4 鎖骨骨折の固定法で局所副子の位置について正しいのはどれか.
1. 近位骨折端部
2. 近位骨片中央部
3. 骨折部
4. 遠位骨折端部

Q 12(2)-5 鎖骨骨折の固定管理として誤っているのはどれか.
1. すべての固定除去は8週間とする.
2. 圧迫による神経障害の予防で腋窩枕子を使用する.
3. 上肢のしびれがある時は直ちに固定法を改善する.
4. 骨折部で軋轢音があれば直ちに再整復する.

13 上腕骨外科頸外転型骨折の診察および整復

Q 13-1 上腕骨外科頸外転型骨折について誤っているのはどれか.
1. 高齢者に多い骨折である.
2. 介達外力で発生することが多い.
3. 上腕軸の骨折端部は内側へ向く.
4. 前外方凸の変形を呈する.

Q 13-2 上腕骨外科頸外転型骨折について正しいのはどれか.
1. 受傷後は上腕部を胸壁に密着させている.
2. 肩内転位で手掌を衝いて転倒した際に発生する.
3. 三角筋の膨隆が消失する.
4. 阻血性骨壊死を合併する.

Q 13-3 上腕骨外科頸外転型骨折の骨片転位で正しいのはどれか.
1. 近位骨片は軽度外転する.
2. 遠位骨片の骨軸は前外方に偏位する.
3. 上腕軸が内転位をとる.
4. 側方から観察すると骨折部は前方凸となる.

Q 13-4 上腕骨外科頸外転型骨折の整復で誤っているのはどれか.
1. 第1助手は牽引用帯で近位骨片を固定する.
2. 短縮転位を除去するために術者の両母指を大結節にあてる.
3. 内方転位を除去するために遠位骨片を外方に引き出す.
4. 第2助手が前方挙上する動作に合わせて直圧し前方転位を整復する.

Q 13-5 整復後の確認で誤っているのはどれか.
1. 触診で変形の消失をみる.
2. 肩外側部の感覚障害を確認する.
3. 肩関節外転の自動運動の可否を確認する.
4. 橈骨動脈の拍動を確認する.

14 上腕骨骨幹部三角筋付着部より遠位骨折の固定

Q 14-1 上腕骨骨幹部三角筋付着部より遠位骨折の固定範囲について正しいのはどれか.
1. 体幹から前腕遠位部まで
2. 肩関節から前腕遠位部まで
3. 肩関節から手関節まで
4. 上腕近位部から手関節まで

Q 14-2 上腕骨骨幹部三角筋付着部より遠位骨折で肩関節の固定肢位で正しいのはどれか.
1. 下垂位
2. 外転30度

3. 外転 70 度
4. 外転 90 度

Q14-3 上腕骨骨幹部三角筋付着部より遠位骨折の固定肢位で誤っているはどれか.
1. 肩関節 70 度外転
2. 肩関節 30 度水平屈曲
3. 前腕回内位
4. 手関節中間位

Q14-4 上腕骨骨幹部三角筋付着部より遠位骨折の固定期間で誤っているのはどれか.
1. 斜骨折 ——— 8 週間
2. 螺旋状骨折 ——— 7 週間
3. 横骨折 ——— 8 週間
4. 横骨折 ——— 10 週間

Q14-5 上腕骨骨幹部三角筋付着部より遠位骨折の固定法で正しいのはどれか.
1. ミッデルドルフ三角副子で固定する.
2. 綿花枕子を骨折端の前後面にあてる.
3. スダレ副子は内外側の 2 面で固定する.
4. ロバート・ジョーンズ固定をする.

15(1) コーレス骨折の診察および整復

Q15(1)-1 手掌を衝いて転倒した際に遠位骨片に作用する外力はどれか.
1. 背屈・回外強制
2. 背屈・回内強制
3. 掌屈・回外強制
4. 掌屈・回内強制

Q15(1)-2 コーレス骨折の定型的変形で誤っているのはどれか.
1. 急峻な背側の突出
2. なだらかな円形の掌側突出
3. 手関節の横径の増大
4. 手の尺側偏位

Q15(1)-3 コーレス骨折の症状で誤っているのはどれか.
1. 腫脹は患側手部全体にみられる.
2. 母・示指のピンチ運動障害がみられる.
3. 患側のグリップ運動が障害される.
4. 橈骨小窩に限局性圧痛がみられる.

Q15(1)-4 牽引直圧整復法について誤っているのはどれか.
1. 患者の肘関節を伸展位とする.
2. 助手は近位骨折端部を把持し固定する.
3. 前腕回内位で末梢牽引する.
4. 術者の両母・示指による直圧で背側転位を除去する.

Q15(1)-5 屈曲整復法で術者が最初に除去する転位はどれか.
1. 背側転位
2. 尺側転位
3. 回外転位
4. 短縮転位

15(2) コーレス骨折の固定

Q15(2)-1 コーレス骨折の固定範囲について正しいのはどれか.
1. 上腕近位部から MP 関節の手前まで
2. 上腕中央部から MP 関節の手前まで
3. 上腕中央部から PIP 関節の手前まで
4. 前腕近位部から MP 関節まで

Q15(2)-2 コーレス骨折の固定肢位で正しいのはどれか.
1. 肘関節軽度屈曲位 － 前腕中間位 － 手関節屈曲位
2. 肘関節軽度屈曲位 － 前腕回内位 － 手関節機能肢位
3. 肘関節 90° 屈曲位 － 前腕回外位 － 手関節軽度伸展位
4. 肘関節 90° 屈曲位 － 前腕回内位 － 手関節軽度屈曲位

Q15(2)-3 コーレス骨折の固定期間で正しいのはどれか.
1. 2 週間
2. 4 週間
3. 6 週間
4. 8 週間

Q15(2)-4 コーレス骨折の固定法で綿花枕子をあてる位置で正しいのはどれか.
1. 肘 窩

2. 肘　頭
3. 前腕遠位部掌側
4. 前腕遠位部尺側

Q15(2)-5 コーレス骨折固定後の確認で誤っているのはどれか.

1. 受傷後1週は再転位に留意し手指の運動は控える.
2. 整復と固定に不具合がなければ疼痛は改善される.
3. 爪圧迫検査で血流の維持を確認する.
4. 指先の感覚は必ず健側と比較する.

16 第5中手骨頸部骨折の固定

Q16-1 第5中手骨頸部骨折の固定範囲で正しいのはどれか.

1. 前腕遠位 1/3 部から指尖まで
2. 手根部から指尖まで
3. 前腕遠位 1/3 部から PIP 関節まで
4. 前腕遠位 1/3 部から MP 関節まで

Q16-2 第5中手骨頸部骨折の固定肢位で誤っているのはどれか.

1. 手関節軽度背屈位
2. MP 関節 90° 屈曲位
3. PIP 関節軽度屈曲位
4. DIP 関節軽度屈曲位

Q16-3 第5中手骨頸部骨折の固定期間について正しいのはどれか.

1. 1 週間
2. 2 週間
3. 3 週間
4. 6 週間

Q16-4 第5中手骨頸部骨折のアルミ副子固定法について誤っているのはどれか.

1. 背側に固定する.
2. 掌側に固定する.
3. 指は小指を固定する.
4. 指は環指と小指を固定する.

Q16-5 第5中手骨頸部骨折の固定法で枕子について誤っているのはどれか.

1. 褥瘡予防で背側に綿花枕子を使用する.

2. 褥瘡予防で掌側に綿花枕子を使用する.
3. 骨折部に圧迫枕子を使用する.
4. 環指との間に綿花枕子を使用する.

17 下腿骨骨幹部骨折の固定

Q17-1 下腿骨骨幹部骨折の固定範囲について正しいのはどれか.

1. 大腿近位部から下腿遠位部まで
2. 大腿中央部から MP 関節手前まで
3. 大腿遠位部から MP 関節手前まで
4. 下腿近位部から趾尖まで

Q17-2 下腿骨骨幹部骨折の固定肢位について正しいのはどれか.

1. 膝関節 30° 屈曲位，足関節 20° 背屈位
2. 膝関節 30° 屈曲位，足関節 0°
3. 膝関節 60° 屈曲位，足関節 20° 底屈位
4. 膝関節 60° 屈曲位，足関節 0°

Q17-3 下腿骨骨幹部骨折の固定期間について正しいのはどれか.

1. 4 ～ 6 週
2. 6 ～ 8 週
3. 8 ～ 10 週
4. 10 ～ 12 週

Q17-4 下腿骨骨幹部骨折の固定材料と目的についての組合せで誤っているのはどれか.

1. 綿花枕子 ─── 褥瘡予防
2. 綿花枕子 ─── 神経圧迫予防
3. 局所副子 ─── 固定肢位の保持
4. 金属副子 ─── 骨折部の安定性

Q17-5 PTB キャストの利点について誤っているのはどれか.

1. 膝関節の拘縮を予防する.
2. 膝蓋腱で体重を支持する.
3. 早期荷重が可能である.
4. 下腿骨に垂直圧が加わる.

18 肋骨·骨折の固定

Q18-1 肋骨骨折の固定法の目的について誤っているのはどれか.

1. 呼吸運動を抑制

2. 臓器の二次的損傷予防
3. 疼痛の軽減
4. 整復位の維持

Q18-2 肋骨骨折の固定法の材料について誤っているのはどれか.
1. 巻軸包帯
2. クラーメル金属副子
3. 厚紙副子
4. 胸部固定帯

Q18-3 肋骨骨折の絆創膏固定について誤っているのはどれか.
1. 貼付範囲をアルコール綿で清拭する.
2. 乳頭部をガーゼで保護する.
3. 上方から始める.
4. 剃毛する.

Q18-4 肋骨骨折の屋根瓦状絆創膏固定について誤っているのはどれか.
1. 前後の正中線を越えて貼付する.
2. 骨折部の上下 10 cm に貼付する.
3. 肋骨弓下縁から始める.
4. ゆっくりとした呼吸で貼付する.

Q18-5 肋骨骨折の副子固定について正しいのはどれか.
1. 局所副子として骨折部を圧迫する.
2. 助手は患側に位置して副子を支えるように指示する.
3. 厚紙副子と皮膚との間には保護材を装着する.
4. 絆創膏固定と副子固定は併用しない.

19(1) 肩鎖関節上方脱臼の診察および整復

Q19(1)-1 トッシーの分類で正しいのはどれか.
1. 第Ⅰ度損傷では肩鎖靱帯が完全断裂する.
2. 烏口鎖骨靱帯完全断裂のあるものは第Ⅱ度損傷である.
3. 第Ⅱ度損傷の病態は捻挫である.
4. 第Ⅲ度損傷では鎖骨遠位端下面が肩峰上面より上方に転位している.

Q19(1)-2 肩鎖関節上方脱臼（第Ⅲ度）で誤っているのはどれか.
1. 肩関節の外転運動が著しく制限される.

2. 反跳症状がみられる.
3. 鎖骨遠位端部に限局性圧痛を認める.
4. びまん性の高度な腫脹を認める.

Q19(1)-3 第Ⅲ度損傷受傷直後の患者の外観で誤っているのはどれか.
1. 鎖骨遠位端部と肩峰との間に深い窪みがみられる.
2. 頭部を健側に傾ける.
3. 患肢を健側の手で保持する.
4. 鎖骨遠位端部骨折に似た変形がみられる.

Q19(1)-4 患者の介助で誤っているのはどれか.
1. ベッドに背臥位とする.
2. 健側から脱衣させる.
3. 脱衣時に患肢を保持する.
4. 患肢を支え安定させる.

Q19(1)-5 徒手整復における第1助手への指示で誤っているのはどれか.
1. 患者の患側前方に位置させる.
2. 患側上腕骨を把持させる.
3. 患側上肢を後上方に持ち上げさせる.
4. 背部を固定させる.

19(2) 肩鎖関節上方脱臼の固定

Q19(2)-1 肩鎖関節上方脱臼の絆創膏固定で圧迫の位置として正しいのはどれか.
1. 鎖骨近位端
2. 鎖骨中・外 1/3 境界部
3. 鎖骨遠位端
4. 肩鎖関節中央部

Q19(2)-2 肩鎖関節上方脱臼（第Ⅰ度）の提肘期間として正しいのはどれか.
1. 1 週間
2. 3 週間
3. 5 週間
4. 7 週間

Q19(2)-3 肩鎖関節上方脱臼第Ⅱ度損傷で局所副子の固定期間として正しいのはどれか.
1. 1 週
2. 2 週

3. 4 週

4. 8 週

Q 19(2)-4 肩鎖関節上方脱臼の固定法として正しいのは
どれか.

1. リング固定

2. ハンギングキャスト

3. クラーメル副子固定

4. ロバート・ジョーンズ固定

Q 19(2)-5 肩鎖関節上方脱臼の絆創膏固定で誤っている
のはどれか.

1. 第Ⅰ度損傷で前面は乳頭部より下まで貼付する.

2. 第Ⅰ度損傷で後面は肩甲骨下角より下まで貼付す
る.

3. ロバート・ジョーンズ法は胸部正中線を越えた位
置から始める.

4. ロバート・ジョーンズ法では上腕を引き上げなが
ら肩峰を通過させる.

20(1) 肩関節烏口下脱臼の診察 および整復

Q 20(1)-1 肩関節烏口下脱臼の発生機序で誤っているの
はどれか.

1. 前方へ手を伸ばして手掌を衝いての転倒

2. 肩関節過伸展強制

3. 肩部後方からの直達外力

4. 肩関節外転・外旋強制

Q 20(1)-2 肩関節烏口下脱臼の症状で正しいのはどれ
か.

1. 肩関節下垂・内旋位に弾発性固定される.

2. 下垂手変形がみられる.

3. 上肢が仮性延長する.

4. 反跳症状がみられる.

Q 20(1)-3 肩関節烏口下脱臼の症状で誤っているのはど
れか.

1. 三角筋部の膨隆消失

2. 烏口突起の突出

3. モーレンハイム窩の消失

4. 肩関節の弾発性固定

Q 20(1)-4 コッヘル法で誤っているのはどれか.

1. 回転法である.

2. まず上腕を末梢牽引しながら内転する.

3. 高齢者に適した整復法である.

4. 最初の整復操作の末梢牽引は肘関節 90° 屈曲位
で行う.

Q 20(1)-5 ヒポクラテス法で誤っているのはどれか.

1. 踵骨法である.

2. 橈骨神経損傷の発生に注意する.

3. 術者は患者の患側に接して座る.

4. 助手は患者の頭側に位置する.

20(2) 肩関節烏口下脱臼の固定

Q 20(2)-1 肩関節烏口下脱臼の固定範囲として正しいの
はどれか.

1. 肩関節と肩鎖関節

2. 肩関節のみ

3. 肩関節から肘関節まで

4. 肩関節から前腕まで

Q 20(2)-2 肩関節烏口下脱臼の固定肢位として正しい
のはどれか.

1. 肩関節軽度屈曲, 内旋位

2. 肩関節軽度屈曲, 外旋位

3. 肩関節軽度外転, 外旋位

4. 肩関節軽度伸展, 内旋位

Q 20(2)-3 肩関節烏口下脱臼の年齢と固定期間の組合
せとして誤っているのはどれか.

1. 10 歳代 ——— 5 週間

2. 30 歳代以下 ——— 5 週間

3. 30 歳代 ——— 3 週間

4. 40 歳代以上 ——— 5 週間

Q 20(2)-4 肩関節烏口下脱臼の固定材料として使用しな
いものはどれか.

1. 金属副子

2. 厚紙副子

3. すだれ副子

4. 腋窩枕子

Q 20(2)-5 肩関節烏口下脱臼の固定法について正しい
のはどれか.

1. ロバート・ジョーンズ固定
2. ハンギングキャスト
3. 麦穂帯包帯固定
4. セイヤー絆創膏固定

21(1) 肘関節後方脱臼の診察および整復

Q 21(1)-1 肘関節後方脱臼について誤っているのはどれか.
1. 関節包の後面が断裂する.
2. 自発性の連続痛がある.
3. 肘頭はヒューター線より高位となる.
4. 健側手で患側の前腕を保持している.

Q 21(1)-2 肘関節後方脱臼の症状はどれか.
1. 上腕三頭筋腱が索状に触れる.
2. 前腕は仮性延長する.
3. ヒューター三角は正常である.
4. 肘頭が前方に突出する.

Q 21(1)-3 肘関節後方脱臼の整復で誤っているのはどれか.
1. 患者を背臥位とする.
2. 助手に患側上腕部を把持させる.
3. 術者は肘関節を過伸展し遠位方向に牽引する.
4. 鉤状突起先端を越えると同時に肘を屈曲し整復する.

Q 21(1)-4 肘関節後方脱臼で整復後の確認として誤っているのはどれか.
1. 最大伸展から最大屈曲まで肘の可動性を慎重に確認する.
2. 示指と中指の指尖部の感覚障害を確認する.
3. 橈骨動脈の拍動を確認する.
4. 母・示指間の背側部の感覚障害を確認する.

Q 21(1)-5 肘関節後方脱臼で誤っているのはどれか.
1. 前方に突出した上腕骨滑車で正中神経損傷を合併することがある.
2. 成人では内側上顆骨折を合併することが多い.
3. 内側側副靱帯損傷が頻発する.
4. 肘関節後外側回旋不安定症を後遺することがある.

21(2) 肘関節後方脱臼の固定

Q 21(2)-1 肘関節後方脱臼の固定範囲で正しいのはどれか.
1. 上腕遠位部から手指まで
2. 上腕中央部からMP関節まで
3. 上腕近位部からMP関節まで
4. 上腕近位部から前腕遠位部まで

Q 21(2)-2 肘関節後方脱臼の固定肢位について正しいのはどれか.
1. 肘関節80°屈曲位 ——— 前腕回外位
2. 肘関節90°屈曲位 ——— 前腕中間位
3. 肘関節90°屈曲位 ——— 前腕回内位
4. 肘関節100°屈曲位 ——— 前腕中間位

Q 21(2)-3 肘関節後方脱臼の固定期間について正しいのはどれか.
1. 1週間
2. 2週間
3. 3週間
4. 5週間

Q 21(2)-4 肘関節後方脱臼の固定材料について正しいのはどれか.
1. 金属副子を前面にあてて上肢を固定する.
2. 厚紙副子は局所副子として使用する.
3. シリンダーギプスで上肢を固定する.
4. 三角巾で肘関節90°屈曲位を保つ.

Q 21(2)-5 肘関節後方脱臼の固定法について誤っているのはどれか.
1. 肘頭部に綿花枕子をあてる.
2. 上肢全体に綿花枕子をあてる.
3. 手指は包帯で運動を制限する.
4. 受傷1週間後に固定肢位を変化させる.

22 肘内障の診察および整復

Q 22-1 肘内障について正しいのはどれか.
1. 肘引っ張り症候群である.
2. 橈骨頭の位置異常がある.
3. 肩関節運動に制限はない.
4. 単純X線写真で確定診断する.

Q 22-2 肘内障について正しいのはどれか.

1. 前腕は回外位となる.
2. 肘外側部に腫脹がある.
3. 腕橈関節に圧痛がある.
4. 上肢長の延長が認められる.

Q 22-3 肘内障について誤っているのはどれか.

1. 予後は良好である.
2. 腫脹は軽微である.
3. 2〜4歳の乳幼児に多い.
4. 寝転んでいる際に発生することもある.

Q 22-4 肘内障について正しいのはどれか.

1. 整復時にクリック音を触知できる.
2. 自然には整復されない.
3. 徒手整復が困難な場合は持続牽引を行う.
4. 整復後数日間は副子固定を行う.

Q 22-5 肘内障について誤っているのはどれか.

1. 整復後に上肢の自動運動を誘導する.
2. 患肢が右の場合は術者の右母指を橈骨頭にあてる.
3. 整復の際は患児を保護者等に抱いてもらう.
4. 機能障害を残すことはない.

23 示指 PIP 関節背側脱臼の固定

Q 23-1 示指 PIP 関節背側脱臼の固定範囲について正しいのはどれか.

1. 前腕遠位部から指先端まで
2. 前腕遠位部から DIP 関節まで
3. 手根部から指先端まで
4. 手根部から DIP 関節まで

Q 23-2 示指 PIP 関節背側脱臼の固定肢位について誤っているのはどれか.

1. MP 関節 30° 屈曲位
2. PIP 関節 30° 屈曲位
3. DIP 関節 20° 屈曲位
4. 手関節 30° 屈曲位

Q 23-3 示指 PIP 関節背側脱臼の固定期間について正しいのはどれか.

1. 1 週間
2. 2 週間
3. 3 週間

4. 4 週間

Q 23-4 示指 PIP 関節背側脱臼に合併損傷がある場合の固定についての組合せで誤っているのはどれか.

1. 正中索損傷 ——— 4 週間固定
2. 正中索損傷 ——— 指関節軽度屈曲位固定
3. 掌側板損傷 ——— 3 週間固定
4. 側副靱帯断裂 ——— 指関節軽度屈曲位固定

Q 23-5 示指 PIP 関節背側脱臼の固定法について誤っているのはどれか.

1. 手関節の固定肢位は経時的に変更する.
2. 指の固定肢位は経時的に伸展位にする.
3. 隣接指と包帯固定する.
4. 金属副子は示指背側にあてる.

24 肩腱板損傷の診察

Q 24-1 腱板損傷の徒手検査法はどれか.

1. ヤーガソンテスト
2. サルカスサイン
3. リフトオフテスト
4. トムゼンテスト

Q 24-2 インピンジメントサイン（ニアー法）で誤っているのはどれか.

1. 術者は患者の患側後方に位置する.
2. 一手で肩峰部を押さえ，他手で上腕遠位部を把持する.
3. 他動的に肩関節外旋位にする.
4. 他動的に肩関節を肩甲骨面で挙上する.

Q 24-3 腱板断裂の症状で誤っているのはどれか.

1. 大結節部に圧痛を認める.
2. 肩関節自動外転運動が制限される.
3. 直達外力では発生しない.
4. 加齢による変性が進行し断裂することもある.

Q 24-4 腱板損傷で正しいのはどれか.

1. 受傷直後に筋萎縮がみられる.
2. 陳旧例では肩関節拘縮がみられる.
3. 烏口突起の1横指外側に圧痛を認める.
4. 原則として観血療法を選択する.

Q24-5 腱板損傷で誤っているのはどれか.

1. 夜間痛がみられる.
2. 若年者に好発する.
3. 肩外転 60 〜 120° の間で疼痛が生じる.
4. 関節包や滑液包の損傷を合併することもある.

25 上腕二頭筋長頭腱損傷の診察

Q25-1 上腕二頭筋長頭腱損傷について誤っているのはどれか.

1. 大結節との摩擦で発生しやすい.
2. 結節間溝部での損傷が多い.
3. 加齢的変化は発生頻度を高くする.
4. 上腕二頭筋の収縮が腱に張力を加え発生する.

Q25-2 上腕二頭筋長頭腱断裂について誤っているのはどれか.

1. 結節間溝部での発生頻度が高い.
2. 筋腱移行部での断裂は若年者に多い.
3. 上腕二頭筋の筋腹が遠位側に移動する.
4. 圧痛は結節間溝部に強い.

Q25-3 上腕二頭筋長頭腱炎について誤っているのはどれか.

1. 長頭腱と小結節との摩擦によって発生する.
2. 結節間溝部に圧痛がある.
3. 内転・内旋の反復運動で発生する.
4. 可動域制限はほとんどない.

Q25-4 上腕二頭筋長頭腱炎の徒手検査法として正しいのはどれか.

1. リフトオフテスト
2. インピンジメントサイン
3. ライトテスト
4. ヤーガソンテスト

Q25-5 スピードテストについて誤っているのはどれか.

1. 肘関節伸展位とする.
2. 前腕回外位とする.
3. 肩関節伸展位とする.
4. 肩関節屈曲運動を指示する.

26 大腿部打撲・肉ばなれの診察

Q26-1 大腿部前面打撲の症状で誤っているのはどれか.

1. 膝関節伸展制限がみられる.
2. 逃避性跛行を呈する.
3. 重症例では起立，歩行不能となる.
4. コンパートメント症候群を合併するものがある.

Q26-2 大腿部前面の打撲で正しいのはどれか.

1. 介達外力による発生が多い.
2. 骨化性筋炎となることがある.
3. RICE 処置は膝関節伸展位とする.
4. ダッシュ時に発生することが多い.

Q26-3 大腿四頭筋肉ばなれで誤っているのはどれか.

1. II 度損傷は筋腱移行部の完全断裂である.
2. 発症の危険因子として筋疲労がある.
3. 初期固定では損傷部に圧迫を加える.
4. 重症なほど踵殿部間距離は延長する.

Q26-4 ハムストリングス肉ばなれで誤っているのはどれか.

1. 短距離では大腿二頭筋に好発する.
2. 損傷程度を SLR テストで判断する.
3. 重症例では断裂部に陥凹を触知できる.
4. 求心性収縮の際に起こりやすい.

Q26-5 ハムストリングス肉ばなれの検査として正しいのはどれか.

1. 背臥位にて自動収縮に抵抗を加え評価する.
2. 自動収縮に抵抗を加えた時に尻上がり現象が生じることがある.
3. 腹臥位にて他動的に伸長を加え評価する.
4. 他動的に伸長させるために大腿神経伸長（FNS）テストで評価する.

27(1) 膝関節側副靱帯損傷の診察

Q27(1)-1 膝内側側副靱帯損傷の検査法はどれか.

1. 膝内反ストレステスト
2. ピボットシフトテスト
3. グラスピングテスト
4. グラビティテスト

Q 27(1)-2 膝内側側副靱帯損傷の発生機序で正しいのはどれか.

1. 膝回旋強制
2. 膝外反強制
3. 膝内反強制
4. 膝伸展強制

Q 27(1)-3 膝外反ストレステストで誤っているのはどれか.

1. 一手で下腿遠位外側を把持し，他手を大腿遠位内側にあてる.
2. 30°屈曲位で外反動揺性があるものを陽性とする.
3. 膝伸展位でも外反動揺性があるものは前十字靱帯損傷の合併を疑う.
4. 30°屈曲位で陰性の場合は膝伸展位で実施しなくてもよい.

Q 27(1)-4 膝内側側副靱帯損傷について正しいのはどれか.

1. 非接触型損傷が多い.
2. 単独損傷の発生が多い.
3. Ⅲ度単独損傷は観血療法の絶対適応である.
4. 単独損傷では著明な関節血腫はみられない.

Q 27(1)-5 膝外側側副靱帯損傷で誤っているのはどれか.

1. 膝関節への内反強制で発生する.
2. 単独損傷の発生が多い.
3. 重症例では荷重不能となる.
4. 高エネルギーにより発生するものが多い.

27(2) 膝関節内側側副靱帯損傷の固定

Q 27(2)-1 膝関節内側側副靱帯損傷の膝関節固定肢位について正しいのはどれか.

1. 伸展位
2. 30°屈曲位
3. 60°屈曲位
4. 90°屈曲位

Q 27(2)-2 膝関節内側側副靱帯損傷の固定範囲について正しいのはどれか.

1. 股関節から足関節
2. 大腿近位部から下腿遠位部
3. 大腿近位部から足関節

4. 大腿遠位部からMP関節

Q 27(2)-3 膝関節内側側副靱帯損傷と固定材料について誤っているのはどれか.

1. ジョーンズ包帯はⅠ度損傷で使用する.
2. ギプスシャーレは内側部にあてる.
3. 局所副子として厚紙副子を内・外側にあてる.
4. テーピングは軽度屈曲位で行う.

Q 27(2)-4 膝関節内側側副靱帯損傷の対処法についての組合せで誤っているのはどれか.

1. Ⅰ度損傷 ———————— 3週間固定
2. Ⅱ度損傷荷重痛なし —— 6週間固定
3. Ⅱ度損傷荷重痛あり —— 6週間固定
4. Ⅲ度損傷 ———————— 手術適応

Q 27(2)-5 膝関節内側側副靱帯損傷のテーピングについて誤っているのはどれか.

1. 1インチ幅のホワイトテープを使用する.
2. アンカーテープは大腿中央部と下腿中央部に貼付する.
3. サポートテープは下腿部から大腿部の方向に走行させる.
4. Xサポートは内側関節裂隙で交差させる.

28 膝関節十字靱帯損傷の診察

Q 28-1 前十字靱帯損傷の検査法はどれか.

1. 牽引アプレイテスト
2. グラビティテスト
3. ピボットシフトテスト
4. 後方落ち込み徴候

Q 28-2 前十字靱帯複合損傷の発生が最も多いのはどれか.

1. ラグビー
2. バレーボール
3. 器械体操
4. バスケットボール

Q 28-3 前十字靱帯損傷でみられないのはどれか.

1. 関節血腫
2. pop音の自覚
3. 引っかかり感
4. 不安定感

Q28-4 後方引き出しテストで誤っているのはどれか.
1. 背臥位で膝軽度屈曲位とする.
2. 術者の殿部を患者の前足部に乗せる.
3. 下腿を後方に押し込む.
4. 後方への移動量を過小評価しないよう注意する.

Q28-5 ラックマンテストで誤っているのはどれか.
1. エンドポイントがあれば陽性と判断する.
2. 膝関節軽度屈曲位で実施する.
3. 受傷直後の患者に用いることができる.
4. 大腿部の筋を弛緩させた状態で実施する.

29 膝関節半月板損傷の診察

Q29-1 半月板損傷の検査法はどれか.
1. グラビティテスト
2. グラスピングテスト
3. ステインマンテスト
4. ピボットシフトテスト

Q29-2 マックマレーテストで誤っているのはどれか.
1. 患者を背臥位とする.
2. 股関節を最大屈曲位とする.
3. 膝関節を最大屈曲位とする.
4. 下腿外旋位とし外側半月を評価する.

Q29-3 半月板単独損傷でみられないのはどれか.
1. 嵌頓症状
2. 引っかかり感
3. 関節裂隙の圧痛
4. 関節不安定性

Q29-4 半月板損傷で誤っているのはどれか.
1. 変性により断裂する.
2. 小児では損傷しない.
3. 陳旧例では内側広筋に筋萎縮がみられる.
4. 関節水腫がみられる.

Q29-5 半月板損傷について正しいのはどれか.
1. 単独損傷の発生が多い.
2. 内側半月の損傷が多い.
3. 膝伸展位での受傷が多い.
4. 半月板前節の断裂が多い.

30 下腿三頭筋肉ばなれの診察

Q30-1 下腿三頭筋肉ばなれの好発部位はどれか.
1. 腓腹筋内側頭筋腱移行部
2. 腓腹筋外側頭筋腱移行部
3. ヒラメ筋起始部
4. ヒラメ筋停止部

Q30-2 腓腹筋内側頭肉ばなれはどれか.
1. シンスプリント
2. テニスレッグ
3. チャーリーホース
4. フットボーラーズアンクル

Q30-3 腓腹筋肉ばなれの症状で誤っているのはどれか.
1. 下腿中央部内側の腫脹
2. アキレス腱狭小部の陥凹
3. 皮下出血斑
4. すり足歩行

Q30-4 腓腹筋肉ばなれで正しいのはどれか.
1. 抵抗下での足関節自動底屈により疼痛が増強する.
2. 腹臥位で膝関節 90° 屈曲した時に足関節が中間位のままである.
3. 腓腹筋をつかんだ時に足関節が底屈しない.
4. 重度の損傷でもつま先立ちが可能である.

Q30-5 腓腹筋肉ばなれで誤っているのはどれか.
1. 若年者に好発する.
2. 腓腹筋部を強打されたような衝撃を自覚する.
3. 足関節運動に伴い損傷部の疼痛が増強する.
4. 歩行不能となることもある.

31 アキレス腱断裂の固定

Q31-1 アキレス腱断裂の固定範囲について正しいのはどれか.
1. 大腿部近位から足趾
2. 大腿部中央から MP 関節手前
3. 大腿部中央から踵骨
4. 下腿部近位から MP 関節手前

Q31-2 アキレス腱断裂の受傷初期の固定肢位について正しいのはどれか.

1. 膝関節伸展位
2. 足関節最大底屈位
3. 足関節 0°
4. MP 関節軽度背屈位

Q 31-3 アキレス腱断裂の固定による神経障害で発生しやすいはどれか.
1. 伏在神経
2. 脛骨神経
3. 総腓骨神経
4. 坐骨神経

Q 31-4 アキレス腱断裂の固定による圧迫障害が発生しやすい部位はどれか.
1. 踵骨部
2. 大腿骨顆部
3. 膝蓋骨部
4. アキレス腱狭小部

Q 31-5 アキレス腱断裂の固定管理の内容で誤っているのはどれか.
1. 受傷後 2 週間は歩行時に足底を地面につけない.
2. 受傷後 2 ～ 3 週で膝関節以下の固定にする.
3. 受傷後 2 ～ 3 週で足関節を 0° に変更する.
4. 固定期間は約 6 週とする.

32(1) 足関節外側靱帯損傷の診察

Q 32(1)-1 内がえし強制で損傷しにくいのはどれか.
1. 前距腓靱帯
2. 前脛腓靱帯
3. 踵腓靱帯
4. 後距腓靱帯

Q 32(1)-2 主に前距腓靱帯の機能を評価する検査法について正しいのはどれか.
1. 腹臥位とする.
2. 足部をベッドの端から出し足関節を底背屈 0° とする.
3. 一手で足部を軽度内転しながら距骨を前方に引き出す.
4. 健側と比較して距骨の内方傾斜が認められれば陽性とする.

Q 32(1)-3 前距腓靱帯完全断裂の症状で誤っているのはどれか.

1. スクイーズテストが陽性となる.
2. 距骨傾斜角が増大する.
3. 受傷時に pop 音がある.
4. 逃避性跛行を呈する.

Q 32(1)-4 足関節外側靱帯完全断裂で誤っているのはどれか.
1. 外果下方に著明な皮下出血斑が生じる.
2. 内反の強制により距骨と外果の間に間隙を触れることがある.
3. 三角靱帯にも圧痛が生じる.
4. 底背屈の角度に関係なく内がえしを強制すると疼痛が増強する.

Q 32(1)-5 足関節内がえし捻挫について誤っているのはどれか.
1. 重症例では距骨傾斜角が減少する.
2. 前距腓靱帯単独損傷の発生が最も多い.
3. 疼痛や腫脹と損傷程度が必ずしも一致しない.
4. 長・短腓骨筋の筋力強化が再発防止に有用である.

32(2) 足関節外側靱帯損傷の固定

Q 32(2)-1 前距腓靱帯完全断裂時の固定期間で正しいのはどれか.
1. 2 週
2. 4 週
3. 8 週
4. 10 週

Q 32(2)-2 前距腓靱帯部分断裂時の固定期間で正しいのはどれか.
1. 1 週
2. 3 週
3. 6 週
4. 8 週

Q 32(2)-3 足関節外側靱帯完全断裂の固定肢位で誤っているのはどれか.
1. 足関節中間位
2. 足関節 0°
3. 踵部中間位
4. 踵部内反位

133

問題編

Q 32(2)-4 足関節外側靱帯損傷のテーピングの名称と制限の組合せとして誤っているのはどれか.

1. スターアップ ——————— 足関節内がえし
2. ホースシュー ——————— 足部内転
3. フィギュアエイト ——————— 足関節底屈
4. ヒールロック ——————— 足関節背屈

Q 32(2)-5 足関節外側靱帯損傷のテーピング順で正しいのはどれか.

1. アンカー ― ホースシュー ― スターアップ ― サーキュラー
2. アンカー ― スターアップ ― ホースシュー ― サーキュラー
3. アンカー ― サーキュラー ― スターアップ ― ホースシュー
4. スターアップ ― ホースシュー ― サーキュラー ― アンカー

33 包帯法

Q 33-1 基本包帯法の別名について誤っている組合せはどれか.

1. 亀甲帯 ——————— 扇状帯
2. 螺旋帯 ——————— 折転帯
3. 三節帯 ——————— 三角帯
4. 麦穂帯 ——————— 人字帯

Q 33-2 基本包帯法で誤っているのはどれか.

1. 環行帯 ——————— 第1行の上にそのまま重ねて第2行を巻く.
2. 螺旋帯 ——————— 包帯が重ならないように間隔をあけて巻く.
3. 亀甲帯 ——————— 屈側で交差させ8の字を描くように巻く.
4. 麦穂帯 ——————— 8の字の交点が順次少しずれるように巻く.

Q 33-3 並列帯はどれか.

1. 単頭帯
2. 多頭帯
3. 隻指帯
4. 指頭包か帯

Q 33-4 包帯法の原則として適切でないのはどれか.

1. 環行帯に始まり環行帯で終わる.
2. 四肢では近位部から遠位部に向けて巻く.

3. 原則,順巻きの表巻きで巻く.
4. 巻軸を持ち体表面に接して転がすようにして巻く.

Q 33-5 包帯の巻き方について誤っているのはどれか.

1. 巻き始め部は動きの激しい部位としない.
2. 巻き終わり部が患部を圧迫しないようにする.
3. 巻き終わり部は後面からみえる位置にするとよい.
4. 2巻以上を巻くときは2巻目の帯尾を1巻目の帯頭の下とする.

必修強化書
解答・解説編

1 柔道整復師と柔道

1 × じゅうのうせいごう（柔よく剛を制す）．温柔な者が剛強な者に勝つ．相手の力を巧みに利用し，小さい人でも大きい人を豪快に投げ飛ばすことができる．

2 × そうじょそうじょう．互いに助け合い，譲り合って互いの心の手をつなぐこと．

3 ○ じんきしせい．おのれをつくしてなるをまつ．力を尽くし切っていないのに失敗を運のせいにしてはいけない．幸運を望む前に，まず自分の力を尽くせ．また，失敗した不運を嘆いて努力を止めてはならない．さらに勤勉と辛抱を怠らず，成就を待て．成功者は，努力の限りを尽くした結果，自身の運命を拓き得たのである．

4 × じゅんどうせいしょう．道に順（したが）いて勝ちを制す．勝っても負けても道に順うことに価値を見出す．負けても道に順って負ければ，道に背いて勝ったより価値がある．

A 1-2 ‥‥‥‥‥‥‥‥‥‥‥‥‥‥‥‥‥【解答】3

1 × 起倒流柔術（投技が中心）を飯久保恒年に学んだ．

2 × 講道館柔道創始以前に存在した直信流柔道（井上正順により直心流柔術から流名変更）の創始者が寺田満英とされる．

3 ○ 天真真楊流柔術（抑込技，固技，当身技が中心）を福田八之助，磯正智に学んだ．

4 × 植芝盛平は合気道の創始者である．竹内流の創始者は竹内久盛である．

A 1-3 ‥‥‥‥‥‥‥‥‥‥‥‥‥‥‥‥‥【解答】2

1 × 手の位置は膝頭の上，拳一握りまで下げる．

2 ○ 指先は軽く揃えて伸ばし体側につける．

3 × 両踵をつけ，足先を約60°開く．

4 × 礼の時間は約4秒である．

A 1-4 ‥‥‥‥‥‥‥‥‥‥‥‥‥‥‥‥‥【解答】3

1 × 座るときは左足から，立つときは右足から．

2 × 示指と示指の間は約6cmとする．

3 ○ 手の位置は大腿部の延長線上につく．

4 × 畳と前額との距離は約30cmとする．

A 1-5 ‥‥‥‥‥‥‥‥‥‥‥‥‥‥‥‥‥【解答】1

柔道修行の根本原理（精力善用・自他共栄）からすれば，日々「体育・勝負・修心」を鍛錬修養して「一本を目指すこと」，「他者を思いやる礼法を大切にすること」が「己の完成と世の補益」につながるのであり，これが「道（人としての生き方や在り方）」である．すなわち，

「体育・勝負・修心」を養うことが柔道の理念である．

1 × 「己の完成と世の補益」を目的とした人間教育のために，柔道修行の根本原理や理念がある．

2 ○ 柔道の実践によって身体を強化し，健全な身体を養うこと．

3 ○ 勝負の理法を社会生活に応用（実践）すること．

4 ○ 柔道の実践によって知育と徳育を養うこと．

2 倫理・コミュニケーション

A 2-1 ‥‥‥‥‥‥‥‥‥‥‥‥‥‥‥‥‥【解答】4

1 × トリアージ（負傷者の状況に応じ優先順位を決めること）は，正義・公正の原則に該当する．

2 × 患者に利益をもたらす医療を提供することは，善行の原則に該当する．

3 × 患者が自己決定した内容を尊重し，従うのは，自律尊重の原則に該当する．

4 ○ 限られた医療資源（医療施設・医療機器・医薬品・医療従事者等）をいかに公平に配分するのかは，正義・公正の原則に該当する．

A 2-2 ‥‥‥‥‥‥‥‥‥‥‥‥‥‥‥‥‥【解答】1

1 × お願いされても妊婦の流産の手伝いはいたしません（堕胎の否定）．

2 ○ 患者にとって良いと思うことしかいたしません（患者利益の優先）．

3 ○ お願いされても死の手伝いはいたしません（安楽死の否定）．

4 ○ 患者の身分に関係なくベストを尽くします（患者の差別否定）．

A 2-3 ‥‥‥‥‥‥‥‥‥‥‥‥‥‥‥‥‥【解答】4

パターナリズムとは，医師の父権主義（権威主義）的な倫理観のことである．

1 × 患者の価値観を尊重しており，双方向的である．

2 × 患者の社会的背景を尊重しており，双方向的である．

3 × 患者の解釈モデルを聴取しており，双方向的である．

4 ○ 医療者の一方的な考え方を尊重している．

※ 解釈モデルとは，患者や医療者が考える病気の原因，病態，経過，病気の影響，望む治療法，期待感等の体系であり，患者との良好な関係を構築するために必要とされる情報である．

A 2-4 ‥‥‥‥‥‥‥‥‥‥‥‥‥‥‥‥‥【解答】1

施術者の態度として適切なのは，理解的態度，共感的態度，支持的態度である．

1 ○ 共感的態度である．

2 × 調査的態度である.

3 × 評価的態度である.

4 × 支持的態度である.

A2-5 ································· 【解答】3

1 ○ ユニバーサルデザイン（障害の有無・老若男女・能力・言語の違いを問わず，誰でも利用可能な製品・設計・情報）の導入は，ノーマライゼーションを実現するための手法である.

2 ○ 地域住民の障害に対するより高い認識や理解を深めることは，障害を持つ人が健常者と共存して普通の生活を送るために必要なことである.

3 × 「脱施設化」がノーマライゼーションの考え方である.本人が希望すれば地域で共に生活できるよう支援することが求められる.

4 ○ 公共交通機関や建物等の段差や仕切り，社会制度，人々の意識，情報等，さまざまな障壁を取り除くこと（バリアフリー化）は，障害を持つ人が健常者と共存して普通の生活を送るために必要なことである.

3 患者の権利

A3-1 ································· 【解答】4

1 ○ 差別されることなく適切な医療を受ける権利，いかなる外部干渉も受けていない医師からの治療を受ける権利，医療を継続して受ける権利等.

2 ○ 患者に関するすべての情報は，患者の死後も秘密が守られなければならない.

3 ○ 信仰する宗教の聖職者による支援を含む，精神的，道徳的慰問を受けるか受けないかを決める権利.

4 × 日本国憲法における基本的人権の「社会権」のことである.

A3-2 ································· 【解答】3

1 ○ 1964年，世界医師会は第29回世界医師会総会において，ヒトを対象とする医学研究の倫理原則を採択し，1975年の東京改正版から，被験者の同意を「インフォームド・コンセント」と表現するようになった.

2 ○ 一度同意したものであっても，いつでも撤回することができる.

3 × インフォームド・コンセントは「患者中心の医療」の理念に基づいている.一方，パターナリズム（父権主義，権威主義）は「医師中心の医療」である.

4 ○ インフォームド・コンセントは，自律尊重の原

則，患者の知る権利，自己決定権を尊重する行為，すなわち，患者の人権を尊重することを目的とする.

A3-3 ································· 【解答】2

1 ○ 「アセント」とは，法的規制を受けない子どもからの了承という意である.インフォームド・アセントとは，医療従事者が子どもに理解できるように発達段階に合わせてわかりやすく説明し，その内容に対して子どもの納得を得ることである.

2 × 医療法第1条の第4項に努力義務として規定されている.

3 ○ 医療行為の内容，危険性（合併症，予後），効果，他の選択肢等について適切かつ十分な説明をする必要がある.

4 ○ 患者には「知る権利」と「知らされない権利」がある.

A3-4 ································· 【解答】3

1 ○ 以前は保有する個人情報の取り扱い件数5000以上の事業者が法規制の対象であったが，平成27（2015）年の法改正により上記の要件が撤廃され，個人情報を1件でも取り扱うすべての事業者が対象となった.

2 ○ 本人からの求めがあった場合には，遅滞なくその開示を行わなければならないことは，個人情報取扱事業者の義務である.

3 × 紙媒体，電子媒体を問わず，映像や音声による情報も含まれる.

4 ○ 施術録に記載されている柔道整復師の施術（診察，検査，判断，後療法等）は患者の保有個人データである.

A3-5 ································· 【解答】2

個人識別符号とは，個人の身体的特徴や個人に割り当てられた番号をコンピューター等で読み取れるように変換した文字・番号・記号等のことである.身体的特徴を変換した符号としては，DNA，顔，虹彩，声紋，歩行の態様，手指の静脈，指紋・掌紋等があり，個人に割り当てられた符号としては，マイナンバー，運転免許証，旅券番号，基礎年金番号，健康保険証番号，住民票コード等がある.

1 × 匿名処理をしない限り個人情報に該当する.

2 ○

3 × 携帯電話番号やクレジットカード番号は，様々な契約形態や運用実態があり，およそいかなる場合においても特定の個人を識別することができるとは限らないこと等から，個人識別符号に

位置付けられていない．しかし，その他の情報と組み合わせられて容易に個人を識別できる場合は，個人情報に該当する．

4 × 同上

4 リスクマネジメント

A4-1 ....【解答】2

1 × アクシデントとは，間違ったことが実行され医療事故（有害事象）に至ってしまった出来事のこと．

2 ○ ヒヤリ・ハットとは，インシデントのことである．

3 × ハザードとは，悪い結果になるかわからないが，その可能性があるという意味であり，人や機器に対して危害や損害を与える可能性のある現象もしくは行為のことである．

4 × リスクとは，望ましくない出来事あるいは状態になる可能性とその影響の程度をいう．

A4-2 ....【解答】3

インシデント・アクシデントの定義については，国立大学付属病院医療安全管理協議会による影響度分類（影響レベル0〜5までの8段階）が参考になる．つまり，①医療側に過失があり，②患者に影響レベル3b以上の障害があり，③前記①と②に因果関係があるものをアクシデント（有害事象）とする．

1 × アクシデントである（影響レベル3bに該当）．

2 × アクシデントである（影響レベル3bに該当）．

3 ○ インシデントである（影響レベル2に該当）．

4 × アクシデント（影響レベル4aに該当）．

A4-3 ....【解答】1

1 ○ 起こった事実を確認（分析）して，原因を究明し，類似するインシデントの再発や医療事故・医療過誤の発生を未然に防止することが目的である．

2 × 責任追及に用いられることはない．

3 × インシデントレポートが懲罰決定の根拠になることはない．

4 × インシデントレポートを作成するのは，インシデントを起こしてしまった当事者だけではなく，当事者以外が同僚への注意喚起を意図として作成することもある．

A4-4 ....【解答】2

医療安全支援センターの目的は，医療に関する患者・住民の苦情・心配や相談に対応すること，医療機関，患者・住民に対して，医療安全に関する助言および情報提供等を行うことである．

1 × 医療事故調査・支援センターのことである．

2 ○ 医療安全支援センターの目的であり，主な業務の1つである．

3 × 医療事故調査・支援センターの業務である．医療機関からの報告を受けて，情報の整理・分析や再発防止に関する普及啓発等を行う．

4 × 主な業務の1つとして医療安全推進協議会を開催するが，これは苦情への対応等をセンター内で検討するためのものであり，研修を目的とはしていない．

A4-5 ....【解答】3

1 ○ 転倒防止のためにトイレや通路の手すり，段差やコード類の配線，床の状況（濡れていないか，パラフィンが付着していないか）等に配慮する必要がある．

2 ○ 柔道整復の技術を研鑽することは患者安全に直結する．

3 × マイクロ波は，ペースメーカ，体内金属，眼球には禁忌である．また，刺青，補聴器，パソコン，コイン，使い捨てカイロ，ラメ入り衣服等には，直接照射しないように注意・配慮が必要である．

4 ○ コッヘル法は主として回旋運動による整復法であり，上腕骨をてことして利用することになるため，骨粗鬆症を有する高齢者には骨折を伴うリスクがある．そのため，高齢者には他の整復法を第1選択とすることが推奨されている．

5 医療事故と医療過誤

A5-1 ....【解答】3

医療過誤は医療事故の1つで，医療従事者による医療行為中の人為的ミスが原因で，患者に被害が生じたものをいう．

1 × 医療事故（アクシデント）のことである．

2 × インシデントのことである．

3 ○ 医療過誤のことである．

4 × 医療事故（アクシデント）のことである．

A5-2 ....【解答】1

柔道整復師による施術は，委任者（患者）が受任者（柔道整復師）に診察を依頼し，柔道整復師が引き受けることで契約（民法に規定される準委任契約）が成立すると考えられている．この契約によって，柔道整復師は患者に対し民法上，「説明義務（民法第645条）」と「注意義務（民法第644条）」を負うことになる．

1　○　善良なる管理者としての注意義務は民法第644条に規定される.

2　×　柔道整復師に対する守秘義務は柔道整復師法第17条の2に規定される.

3　×　柔道整復師法第24条に規定される.

4　×　柔道整復師法第16条に規定される.

A5-3 ··· 【解答】4

1　○　医療過誤の法的責任として,民事責任,刑事責任,行政責任があるが,ほとんどが民事責任である.

2　○　柔道整復師法第8条(免許の取消し等)に規定される.罰金以上の刑に処せられた者は,免許の取り消しまたは業務の停止の行政処分が下りる可能性がある.

3　○　医療事故(アクシデント)である.

4　×　施術契約上の義務が果たされなかったことを債務不履行という.不法行為とは,故意または過失によって他人の権利または法律上保護される利益を侵害することである.

A5-4 ··· 【解答】2

1　×　善良なる管理者としての注意義務は民法第644条に規定される.

2　○　柔道整復師法第17条の2(秘密を守る義務)に規定される.

3　×　善管注意義務には,①結果予見義務(後遺症等の結果が生じうることを予見する義務)と,②結果回避義務(後遺症等の結果が起きないようにする義務)がある.

4　×　損害賠償とは,事故を起こした者に対し,不法行為または債務不履行に基づき,その損害を賠償することである.民法で規定されている.

A5-5 ··· 【解答】1

1　○　債務不履行とは契約違反のこと.

2　×　故意または過失によって他人の権利または法律上保護される利益を侵害すること.

3　×　医療者による債務不履行や不法行為によって損害を受けたときに,患者がその損害についての補償を求めること.

4　×　従業員が患者に損害を発生させた場合に,施術所もその従業員と連帯して被害者に対して損害賠償の責任を負う法制度のこと.

6 社会保険制度

A6-1 ··· 【解答】2

国民健康保険には,①全国の都道府県・市町村(特別区)が保険者となって運営をする地域保険と,②同業種毎に集まり都道府県知事の認可を受けて設立・運営する職別の国民健康保険組合がある.平成30年度から都道府県も保険者となったので,過去問題を解く際には注意が必要である.

1　○　職別で設立された国民健康保険組合が保険者となって運営している.

2　×　都道府県及び市町村(特別区)または国民健康保険組合である.

3　○　平成30年度から都道府県も地域保険の保険者となった.

4　○　地域保険は都道府県及び市町村が保険者となって運営している.

A6-2 ··· 【解答】2

1　×　共済組合の被保険者は,公務員,私立学校教職員やその扶養家族である.

2　○　国民健康保険の被保険者は,被用者保険の加入者,後期高齢者医療の加入者,生活保護受給者以外の人とその扶養家族である.自営業者や農林漁業,自由業,無職者も対象である.

3　×　協会けんぽの被保険者は,独自の保険組合を持たない企業の従業員やその扶養家族である.

4　×　組合健保の被保険者は,独自の保険組合を持つ大企業の従業員やその扶養家族である.

A6-3 ··· 【解答】1

後期高齢者医療制度は,75歳(一定の障害がある人は65歳)以上の人が加入する医療保険制度である.従来の老人保健制度に代わり,平成20(2008)年4月より施行された.

1　×　被保険者は75歳以上の人,または一定の障害と認定された65歳以上の人である.

2　○　広域連合とは特別地方公共団体である.市町村が国民健康保険と介護保険の2つの保険者として厳しい財政運営を強いられていることから,財政基盤の安定化を図るという観点から広域化が必要であるとして,都道府県を単位とした広域連合(都道府県内の全市町村が加入)を保険者とした.

3　○　1か月の医療費の自己負担額が一定を超えた場合,超えた分が払い戻しされる制度である.自己負担限度額は所得によって異なる.

4　○　自己負担割合は所得によって異なる.現役並み所得者は3割,一定以上所得のある人は2割,一般所得者は1割である.

A6-4 ··· 【解答】3

介護保険制度は,高齢者の介護を社会全体で支え合う

仕組みである．介護保険サービスは，65歳以上の人は原因を問わず要支援・要介護状態となったときに，40～64歳の人は末期がんや関節リウマチ等の老化による病気が原因で要支援・要介護状態になった場合に，受けることができる．

1 × 保険者は市町村（特別区）である．
2 × 被保険者は，①65歳以上の人（第1号被保険者），②40～64歳の医療保険加入者（第2号被保険者）である．
3 ○ 要介護認定の申請は市長村（特別区）に対して行う．
4 × 要支援1や2の人は，身体機能の低下を予防して要介護にならないために，予防給付が受けられる（介護給付は受けられない）．

A6-5 ································ 【解答】2
公的年金制度は，現役世代が支払った保険料を仕送りのように高齢者等の年金給付に充てるという「世代と世代の支え合い」という考え方を基本とした賦課方式で運営されている．また，日本の公的年金制度は，「国民皆年金」という特徴を持っており，20～60歳未満のすべての人が共通して加入する国民年金と，会社員が加入する厚生年金等による，いわゆる「2階建て」と呼ばれる構造になっている．

1 × 保険料は賦課方式（現役世代が納める保険料を，その時の年金受給者に充てる）である．
2 ○ 公的年金は，日本に居住する20～60歳未満のすべての人が共通して加入する国民年金（基礎年金）と，会社員や公務員等が加入する厚生年金の2階建てになっている．
3 × 日本に居住する20～60歳までのすべての人が年金制度の対象となっている（国民皆年金）．
4 × 会社員，公務員，私学教員，船員等は第2号被保険者（国民年金と厚生年金）である．自営業者や学生，無職者等は第1号被保険者（国民年金のみ）である．

---

7 社会福祉制度

A7-1 ································ 【解答】4
生活保護には，①生活扶助，②教育扶助，③住宅扶助，④医療扶助，⑤介護扶助，⑥出産扶助，⑦生業扶助，⑧葬祭扶助の8種類の扶助がある．

1 ○ 義務教育にかかる教材費，学校給食費，通学費等の扶助．
2 ○ 介護サービスの扶助．
3 ○ 葬祭をする費用の扶助．

4 × 授産は生活保護の扶助として定められていない．
※ 授産とは，就労または技能の修得のために必要な機会及び便宜を与えて，その自立を助長すること．

A7-2 ································ 【解答】1
1 ○ 生活保護法は，憲法第25条の理念に基づいて，国が生活に困窮するすべての国民に対し，その困窮の程度に応じて必要な保護を行い，最低限度の生活を保障するとともに，その自立を助長することを目的とする．
2 × 都道府県知事，市長，町村長が，保護の決定・実施の事務について福祉事務所長に委任をし，福祉事務所長が行政庁として保護の決定・実施の事務を行う．
3 × 生活保護法は，日本国憲法第25条（生存権）に規定する理念に基づき，国が責任を持って実施する（国家責任の原理）．
4 × 生活保護法は国民の最低限度の生活を保障しているため，ホームレス状態の人も保護の対象となる（住所の記載がなくても申請できる）．

A7-3 ································ 【解答】1
1 ○ 65歳以上で要介護3～5の認定を受けている人を入所させ，援助を行う公的な介護保険施設である．
2 × 65歳以上で環境的・経済的な理由（身寄りがない，収入がない等）から自宅で生活することができない人を入所させ，社会復帰を目指す施設である．介護サービスは行わない（対象は身体的な介助を必要としない老人）．
3 × 地域の高齢者に対して相談に応じたり，健康増進，教養の向上，レクリエーション等の機会を提供したりする施設である．
4 × 65歳以上で養護者（介護する家族）の病気等により，自宅で介護を受けることが一時的に困難となった人に短期間入所してもらい介護を行う施設である．ショートステイともいう．

A7-4 ································ 【解答】3
1 ○ 60歳以上で自立しての生活に不安がある人を受け入れ，無料または低額で食事の提供や日常生活上の支援を行う施設．
2 ○ 在宅で介護を受けている高齢者やその家族等を支援するために，介護の相談や指導，必要な保健サービスの情報等を受けることができる施設．
3 × 要介護1～5の人を対象とした在宅復帰や在宅療養支援を行うための保健施設．長期入院していた人が自宅へ戻るまでの期間にリハビリ目的で利用されることが多い．公的な施設のため介

護保険が適用される.

4 ○ 65歳以上で身体や精神上の障害があるために介護や支援が必要な人が，入浴や食事，機能訓練，介護方法の指導等を受けることができる日帰りの通所介護施設.

A7-5 ‥‥‥‥‥‥‥‥‥‥‥‥‥‥‥‥‥‥【解答】2
　老人福祉法で老人とは，65歳以上の者をいう（第5条の4）.

1	×	2	○	3	×	4	×

8 国民医療費

A8-1 ‥‥‥‥‥‥‥‥‥‥‥‥‥‥‥‥‥‥【解答】3
　令和元（2019）年度の状況で解答・解説する.

1 × 国民医療費の総額は，44兆3895億円であった.

2 × 国民所得に対する比率は11.06％である.

3 ○ 財源の半分は保険料（21兆9426億円）であり，公費が約4割（16兆9807億円），自己負担が約1割（5兆1837億円）である.

4 × 国民一人当たりの医療費は，年間35万1800円である.

A8-2 ‥‥‥‥‥‥‥‥‥‥‥‥‥‥‥‥‥‥【解答】3
　令和元（2019）年度の状況で解答・解説する.

1 × 柔道整復師の療養費は約3200億円である（8年連続でマイナス）.

2 × 年齢階級別では，65歳以上が61.0％，65歳未満が39.0％である.

3 ○ 人口一人当たりでは，65歳以上（75万4200円）が，65歳未満（19万1900円）の約4倍である.

4 × 診療種類別では，医科診療費（72.0％），薬局調剤費（17.7％），歯科診療費（6.8％）である.

A8-3 ‥‥‥‥‥‥‥‥‥‥‥‥‥‥‥‥‥‥【解答】4
　国民医療費は，国民が当該年度内に医療機関での傷病の治療のために支払った費用であり，医科診療費，歯科診療費，薬局調剤費，入院時食事生活医療費，訪問看護医療費，療養費，柔道整復療養費，あはき療養費等がある．介護保険法によるサービス等の費用は国民医療費に含まれない.

1 ○ 国民医療費に含まれる.

2 ○ 国民医療費に含まれる.

3 ○ 国民医療費に含まれる.

4 × 平成12（2000）年から介護保険制度が施行されたため，これ以降の介護保険法における訪問介護費や居宅・施設サービス等の費用は国民医療費には含まれない.

A8-4 ‥‥‥‥‥‥‥‥‥‥‥‥‥‥‥‥‥‥【解答】2
　国民医療費は傷病の治療のために支払った費用であるため，医療保険の給付対象は国民医療費に含まれるということになる．病気の予防（健康の維持）や正常分娩の費用等は国民医療費に含まれない.

1 × 健康診断等の費用は，疾病の治療を行うものではないので，国民医療費には含まれない.

2 ○ 外傷性が明らかな骨折，脱臼，打撲，捻挫に対する施術は国民医療費に含まれる.

3 × 正常な妊娠・分娩は国民医療費には含まれない．帝王切開による分娩では，医療行為による介入が必要となるため，国民医療費に含まれる.

4 × 病気の予防（健康の維持）を目的とした予防接種は国民医療費に含まれない.

A8-5 ‥‥‥‥‥‥‥‥‥‥‥‥‥‥‥‥‥‥【解答】2
　令和元（2019）年度の状況における柔道整復師の療養費は3213億円である（国民医療費における柔道整復師療養費の構成割合は0.7％である）.

1	×	2	○	3	×	4	×

9 柔道整復師と療養費

A9-1 ‥‥‥‥‥‥‥‥‥‥‥‥‥‥‥‥‥‥【解答】2
　柔道整復療養費の支給の可否を決定するのは保険者である（国民健康保険法第54条，高齢者の医療の確保に関する法律第77条）．各保険者は，柔道整復師の施術に係る療養費の算定基準（厚生労働省保険局長通知）に基づき支給額を決定する．審査体制の充実のため，都道府県ごとに審査委員会を設置している．療養費が「保険者がやむを得ないと認めるときに支給することができる」とされていることから，審査や点検で疑義が生じた場合には，保険者が必要に応じ患者や施術所への照会を行った上で，個別の事案に即して支給の可否について判断を行うことになる.

1	×	2	○	3	×	4	×

A9-2 ‥‥‥‥‥‥‥‥‥‥‥‥‥‥‥‥‥‥【解答】3

1 ○ 外傷性が明らかな骨折，脱臼，打撲，捻挫に対する柔道整復師による施術は，療養費の支給対象である（骨折・脱臼については，緊急である場合を除き医師の同意が必要）.

2 ○ 医師が療養に必要と認めたコルセットは療養費の対象である.

3 × 疲労性・慢性的な疾患，内科的原因による疾患については，療養費の支給対象外である.

4 ○ 登録（承諾）された施術所に勤務する柔道整復師は，受領委任の取扱いに係る施術を行うこと

ができる．その場合，当該施術に係る療養費の請求は施術管理者である柔道整復師が行う．

A 9-3 ⋯⋯⋯⋯⋯⋯⋯⋯⋯⋯⋯⋯⋯⋯**【解答】4**

1 × 償還払いのことである．

2 × 療養の給付（現物給付）のことである．

3 × 疲労性疾患は柔道整復療養費の支給対象外であるため，受領委任払い制度は適用されない．健康保険法による施術で回数券方式は違法である．

4 ○ 患者は柔道整復師に残りの保険負担分の受領を委任し，柔道整復師が患者に代わって保険者に申請する．そのため，施術療養費申請書に署名が必要となっている．

A 9-4 ⋯⋯⋯⋯⋯⋯⋯⋯⋯⋯⋯⋯⋯⋯**【解答】4**

柔道整復師の療養費受領委任払い制度は，保険者からの委任を受けた都道府県知事及び地方厚生（支）局長と，（公社）都道府県柔道整復師会会長の三者間で締結した「協定書（受領委任の取扱規程）」に基づき，成立している．したがって，柔道整復師が受領委任払い制度を取扱うためには，「協定書」に定める事項を遵守することについて，地方厚生（支）局長，都道府県知事に確約する（契約する）必要がある．

1 × 療養費の給付に厚生労働大臣は関与しない．

2 × 保険者からの委任を受けた都道府県知事及び地方厚生（支）局長と契約する必要がある．

3 × 療養費の給付に保健所は関与しない．

4 ○ 地方厚生（支）局長及び都道府県知事と契約を結ぶ必要がある．

A 9-5 ⋯⋯⋯⋯⋯⋯⋯⋯⋯⋯⋯⋯⋯⋯**【解答】1**

1 ○ 開設者が柔道整復師でない場合または開設者である柔道整復師が施術所で施術を行わない場合は，当該施術所に勤務する柔道整復師の中から開設者が選任した者を施術管理者とする．

2 × 受領委任の取扱いは，登録（承諾）施術所においてのみ認められる．トレーナー活動の現場（施術所外）で行われる施術は，療養費の支給対象外である．

3 × 登録（承諾）された施術所に勤務する柔道整復師は，受領委任の取扱いに係る施術を行うことができるが，当該施術に係る療養費の請求は施術管理者である柔道整復師が行わなければならない．

4 × 施術を行う者は柔道整復師である必要がある．学生（無資格者）が施術を行った場合は，療養費が支給されない．無資格者による施術は，柔道整復師法第 15 条において禁止されている違法行為である（罰則規定あり）．

10 柔道整復師法

A 10-1 ⋯⋯⋯⋯⋯⋯⋯⋯⋯⋯⋯⋯⋯⋯**【解答】4**

1 × 免許を与えるとは，柔道整復師名簿に登録することである．

2 × 柔道整復師免許は自然人のみに与えられた無形の身分や資格である．法人に与えられることはない．

3 × 法的効力は柔道整復師名簿への登録から発生し，終生存続する．

4 ○ 法により免許制度を設ける（資格を定める）ことで，一定水準の知識と技術を有する免許者のみが独占的に施術を行うこととなり，免許者の適正な業務運用を規律することとなり，これにより衛生水準の向上が図られる．

A 10-2 ⋯⋯⋯⋯⋯⋯⋯⋯⋯⋯⋯⋯⋯⋯**【解答】2**

1 × 免許を与えるかどうかは，厚生労働大臣が当該者の麻薬中毒の程度や有害性等を考慮して判断する（当該者が受けている治療等により障害の程度が軽減しているかどうかが考慮される）．したがって，免許が与えられることもあり得る．

2 ○ 免許申請者が精神機能障害者に該当し，免許を与えないこととするときは，申請者にその旨を通知し，求めがあったときには意見聴取をしなければならない．

3 × 柔道整復師国家試験合格は積極的資格要件である．

4 × 業務の停止が命じられることもあり，必ず資格を喪失するわけではない．

A 10-3 ⋯⋯⋯⋯⋯⋯⋯⋯⋯⋯⋯⋯⋯⋯**【解答】3**

1 ○ 現住所は名簿の登録事項ではない．そのため，現住所変更時に名簿の訂正は必要ない．

2 ○ 名簿登録の消除申請時に免許証または免許証明書を厚生労働大臣（指定登録機関）に返納しなければならない．

3 × 本籍地都道府県，氏名，生年月日，性別のいずれかに変更が生じたときは，30 日以内に名簿の訂正を申請しなければならない．

4 ○ 戸籍法第 87 条に規定される．①同居の家族，②その他の同居人，③家主，地主，管理人，④同居の親族以外の親族が該当する．

A 10-4 ⋯⋯⋯⋯⋯⋯⋯⋯⋯⋯⋯⋯⋯⋯**【解答】3**

1 × 柔道整復師の施術に伴う患部への湿布薬，膏薬の使用は認められている．

2 × 診断行為は医業である．医師でなければ医業はできない．超音波観察装置を用いて筋・腱・靱

帯・骨・神経等を観察することは可能である.

3 ○ 応急手当として骨折・脱臼の患部に施術をすることは認められているが,応急手当の後,医師の同意を得ずに引き続き施術をすることはできない.

4 × 応急手当としての徒手整復の回数に関する規定はない（1回とは限らない）.

A 10-5 ·· 【解答】4

1 ○ 秘密漏示罪（刑法133条）は絶対的親告罪に該当する.被害者からの告訴を必要とする.

2 ○ 柔道整復師法第17条の2に規定される.医師・薬剤師・助産師は刑法により規定される.

3 ○ 秘密とは,いまだ他者に知られていない内容であり,医療とかかわらない内容も含む.

4 × 守秘義務違反は50万円以下の罰金に処せられる.

11 関係法規

A 11-1 ·· 【解答】3

1 × 法律である.

2 × 厚生省（厚生労働省）により制定された省令である.

3 ○ 内閣が柔道整復師法に基づき,この政令を制定した.

4 × 文部省（文部科学省）と厚生省（厚生労働省）により制定された省令である.

A 11-2 ·· 【解答】3

1 ○ 医師法第17条により,医師でない者の医業は禁止されている.

2 ○ 「医療及び保健指導をつかさどる」ことは医師の任務（医師法第1条）である.

3 × 医師の守秘義務は刑法に規定されている.

4 ○ 医師国家試験に合格した後,2年以上の臨床研修が必修になっている.

A 11-3 ·· 【解答】1

再教育研修制度とは,①戒告処分や医業停止処分,業務停止処分を受けた場合,②再免許を受けようとする場合に受ける研修のことである.厚生労働大臣（准看護師は都道府県知事）は研修を受けるよう命ずることができる.対象は,医師,歯科医師,薬剤師,保健師,助産師,看護師,准看護師である.

1 × 理学療法士法には再教育研修が規定されていない.

2 ○ 保健師助産師看護師法第15条の2第2項に規定される.

3 ○ 保健師助産師看護師法第15条の2に規定される.

4 ○ 薬剤師法第8条の2に規定される.

A 11-4 ·· 【解答】2

応招義務とは,求めがあった場合に正当な事由がなければそれを拒んではならない,というもの.医師・歯科医師・薬剤師・助産師にあるが,保健師・看護師にはないことに留意すること.

1 ○ 薬剤師法第21条に規定される.ただし,調剤のできる薬局や病院等に勤務し,現実に調剤業務に従事している薬剤師に限定される.

2 × 看護師には規定されていない.

3 ○ 保健師助産師看護師法第39条に規定される.

4 ○ 歯科医師法第19条に規定される.

A 11-5 ·· 【解答】1

名称独占・業務独占の両方を有する職種は,医師,歯科医師,薬剤師,診療放射線技師,歯科衛生士,助産師,看護師,准看護師である.

1 ○ 診療放射線技師法第24条第1項,法第25条に規定される.

2 × 保健業務自体は業務独占ではないが,保健業務における名称独占が規定される（保健師助産師看護師法第29条）.

3 × 業務独占のみである（歯科技工士法第17条）.

4 × 名称独占のみである（臨床検査技師法第20条）.

12 (1) 定型的鎖骨骨折の診察および整復

A 12(1)-1 ·· 【解答】4

1 ○ 上肢の重量により下方に転位,大・小胸筋の作用により前・内方に短縮転位する.

2 ○ 遠位骨片の転位には上肢の重量（自重）が関与する.

3 ○ 近位骨片は胸鎖乳突筋（鎖骨頭）の牽引力により後上方に転位する.

4 × 大胸筋は上腕骨大結節稜に付着しているため,遠位骨片の骨片転位に関与する.

A 12(1)-2 ·· 【解答】4

1 × 完全に整復されても整復固定保持は困難であり,高率で変形癒合に陥る.

2 × 高齢者では骨の形成に時間がかかるが保存療法の成績は良い.定型的なものであれば保存療法を第1選択とするのが一般的である.

3 × 中央・遠位1/3境界部は外側の弯曲と内側の弯曲が移行する部位で,長軸方向からの重力と反力に対する抵抗が最も弱い部位である.このた

め，転倒時の衝撃が中央・遠位 1/3 境界部に屈曲力として作用し骨折する．

4 ○ 再整復を頻回に繰り返すことは遷延癒合や偽関節形成の要因となる．

A 12(1)-3 ・・・・・・・・・・・・・・・・・・・・・・・・・・・・・・・・・・・・・【解答】2

介達外力によるものが多く，肩部を衝いて転倒した際に発生するものがほとんどである．外力は鎖骨に対し屈曲力として作用する．

1 × 直達外力によるものは遠位端部で発生することが多い．これは体表面上で突出している遠位端部の方が外力を受けやすいためである．

2 ○ 屈曲骨折の第 1 型として作用するものが多い．

3 × この場合でも鎖骨に屈曲力が作用して骨折し得るが，最も多い機序ではない．

4 × この機序による肩部の損傷としては，肩鎖関節上方脱臼や腱板損傷の発生が多い．

A 12(1)-4 ・・・・・・・・・・・・・・・・・・・・・・・・・・・・・・・・・・・・・【解答】2

疼痛を緩和させるためには骨折部を安定させる必要がある．そのために，肘部を健側手で保持し（遠位骨片の安定化），頭頸部を患側に傾斜し，顔面部を健側に向け（胸鎖乳突筋の弛緩），胸椎は後弯傾向となり，すり足歩行を呈する．外観上，肩幅は減少し，患側の肩の位置が低くなる．

1 ○ 遠位骨片は大・小胸筋の牽引力により内方へ短縮転位するため，肩幅は減少してみえる．

2 × 乳様突起を骨折部に近づけるほど胸鎖乳突筋が弛緩するため，顔面部は健側を向く．

3 ○ 遠位骨片の前内下方転位に伴い，患側肩部は前方に突き出る（肩甲骨外転位）．その患肢の肘部を健側手で保持すると胸椎は後弯傾向となってしまう．

4 ○ 遠位骨片は上肢の重量により下垂するため，患側肩の位置は低くなる．

A 12(1)-5 ・・・・・・・・・・・・・・・・・・・・・・・・・・・・・・・・・・・・・【解答】1

1 ○ 第 1 助手は両肩を後外方に牽引（胸郭拡大）して短縮転位を除去する．この際，患者の第 7 胸椎付近に第 1 助手の膝頭から下腿近位端部が全体にあたるようにする．

2 × 第 1 助手の操作により短縮転位を除去する．

3 × 第 2 助手の操作により下方転位を除去する．

4 × 術者は両骨折端を把持して第 2 助手の操作時に整復する．

12(2) 定型的鎖骨骨折の固定

A 12(2)-1 ・・・・・・・・・・・・・・・・・・・・・・・・・・・・・・・・・・・・・【解答】3

鎖骨骨折の固定時に注目する点は，鎖骨の安定性を得るために肩甲骨をいかに胸郭上に固定させるかである．肩甲骨の最適ポジションとしては内転・挙上位で後上方に挙上させた状態となる．そうすることで，結果的に肩甲骨と共に遠位骨片を整復位に導く作用を促す．患者には胸を張った姿勢を指導し「胸郭開大」を保つことにより肩甲骨のポジションをコントロールし整復位を維持する．

1 × 肩甲骨上方回旋は脊柱から離れる位置となるので不適切．

2 × 肩甲骨外転は脊柱から離れる位置となるので不適切．

3 ○ 肩甲骨の挙上と共に遠位骨片は上方に導かれる．

4 × 上腕骨の位置に関しては特に定義されたものはない．

A 12(2)-2 ・・・・・・・・・・・・・・・・・・・・・・・・・・・・・・・・・・・・・【解答】4

鎖骨骨折の固定法は，8 字帯，デゾー包帯，セイヤー絆創膏，厚紙副子，T 字状木製板，バンド，ギプス，リング等のさまざまな方法がある．骨折の程度，状態や年齢等を考慮し適切な方法が選択される．

1 × ミッデルドルフ副子固定は上腕骨近位端部骨折や骨幹部骨折時に使用する．金属副子を三角状に作成し体幹と上肢を一定肢位に固定する方法である．

2 × ロバート・ジョーンズ固定は鎖骨脱臼時に使用される．絆創膏を使用して鎖骨遠位端部の圧迫と上腕の引き上げを同時に行う方法である．

3 × ハンギングキャスト固定は上腕骨近位端部骨折時に使用される．上肢に施したギプスの重量によって骨折部の整復固定を企図する持続牽引療法である．

4 ○ リング固定は鎖骨骨折時に使用される．

A 12(2)-3 ・・・・・・・・・・・・・・・・・・・・・・・・・・・・・・・・・・・・・【解答】3

セイヤー絆創膏固定法は絆創膏と枕子を用いる方法で転位の少ない場合に行うことが多い．絆創膏は 3 〜 4 cm 幅の伸縮性のないものを使用し，第 1 帯から第 3 帯を貼付する．枕子は腋窩枕子と両肩と肘部の皮膚保護用にあてる綿花枕子を使用する．絆創膏の各帯と枕子にはそれぞれに目的がある．

1 ○ 腋窩枕子：末梢牽引を行うためにテコの支点とする．

2 ○ 第 1 帯：肩を外方に引き鎖骨の短縮転位を防止する．

3 × 第2帯：患肢を挙上させて遠位骨片の下方転位を防止する.

4 ○ 第3帯：前腕の重量で骨折部を圧迫する.

A 12(2)-4 ....【解答】1

鎖骨骨折の固定材料には, 肢位保持を目的として使用される三角巾, 包帯, リング, ギプス等と骨折部の整復位保持を目的として使用される局所副子がある. 局所副子は厚紙や綿花を用いて作成し, 絆創膏や包帯で固定する. 鎖骨骨折の場合は, 近位骨片が胸鎖乳突筋の作用により上方へ再転位しないように上方から下方に圧迫しながら装着する. 最も圧迫の作用が効果的な近位骨片の骨折端部が装着位置として適切である.

1 ○ 近位骨片に与える整復作用の効果として最も適切である.

2 × 後上方転位した近位骨片を下方に圧迫する作用が弱い.

3 × 下方への圧迫作用が遠位骨片にも及んでしまうので不適切である.

4 × 上肢の重量により下垂している遠位骨片をさらに下方に圧迫作用を与えるので不適切である.

A 12(2)-5 ....【解答】4

固定管理において注目する点として以下のものがある. ①固定肢位の継続, ②皮膚障害, ③神経障害, ④血行障害, ⑤固定管理に対する患者の理解.

鎖骨骨折では整復位保持のために胸郭開大を維持することが重要となるため, 肩甲帯及び肩関節はある程度は窮屈な状態となることが想定される. そのために患者への説明や指導管理が欠かせない. 経時的にその時々に想定されるリスクを説明し, 二次的損傷を起こさないように十分な注意が必要である.

1 ○ 成人の場合, 約4週で包帯と三角巾のみとし, 8～9週間ですべての固定を除去する.

2 ○ リングや包帯が腋窩部を圧迫して神経障害を発症する危険があるので腋窩枕子を必ず使用する.

3 ○ 十分な注意をしていても神経・血管の圧迫障害が起こることがあるので, 患者が手指等にしびれを訴える場合は直ちに対応する.

4 × 受傷後, 数日間は患者から「骨折部でずれる感じ」や「骨折部で音がする」等の訴えを聞くことがあるが骨癒合が遷延しているわけではない. 明らかな再転位がなければ受傷後2週間でそれらの症状は消失するので再整復の必要はない.

13 上腕骨外科頸外転型骨折の診察および整復

A 13-1 ....【解答】4

1 ○ 外科頸部は海綿質の割合が高く, 骨の粗鬆化が早期に進行するため高齢者に好発する.

2 ○ 肩外転位, 肘部または手掌を衝いた際の屈曲力により発生するものが多い. 直達外力はまれである.

3 ○ 外転型骨折の近位骨片は内転転位, 遠位骨片は外転転位を呈するため, 両骨折端部は内側を向いている.

4 × 外・内転型どちらの骨折であっても, 大胸筋の作用で骨折部は前方凸となり, 上腕二頭筋や上腕三頭筋の作用で遠位骨片は上方に短縮する. 外転型骨折では近位骨片が内転転位, 遠位骨片が外転転位となるので骨折端部は内側へ向く. したがって, 前内方凸の変形となる.

A 13-2 ....【解答】1

1 ○ 受傷後は患肢の動揺を防ぐために上腕部を胸壁に密着させ, 上肢全体の重さを軽減させるために健側手で患肢を保持する.

2 × 肩関節内転位での転倒では, 内転型骨折が発生する.

3 × 外科頸骨折では骨折部を中心として血腫が出現するため, 三角筋膨隆部は健側よりも太くなる (肩関節烏口下脱臼では三角筋部の膨隆が消失する).

4 × 外科頸部で骨折が発生しても上腕骨頭への栄養血管は遮断されないため, 阻血性骨壊死は起こらない.

A 13-3 ....【解答】4

①遠位骨片の骨折端部直下には強力な大胸筋が付着しているため, どちらの骨折型であろうと骨折部は前方に引かれる. ②上腕二頭筋および上腕三頭筋が作用するため, どちらの骨折型であろうと遠位骨片は上方に引かれる (短縮転位). ③骨折端部の向きは, 外転型骨折では内側, 内転型骨折では外側である.

1 × 近位骨片が内転転位, 遠位骨片が外転転位となるから骨折端部は内方を向く.

2 × 上記①＋②＋③により, 遠位骨折端は前内上方へ転位する (遠位骨片の骨軸は前内方に偏位する).

3 × 遠位骨片が外転転位するため, 上腕軸は外転位をとる.

4 ○ 上記①により, 側方から観察すると骨折部は前方凸となる (前方凸変形).

A 13-4 ···································【解答】2

1 ○ 第1助手は腋窩に牽引用帯を通し，内上方に牽引することで近位骨片を固定する．

2 × 内方転位を除去するために術者の両手四指で遠位骨折端を内側から把持し，両母指を大結節部にあて，遠位骨片を外方に引き出す．

3 ○ 第2助手が内転する動作に合わせて遠位骨片を外方に引き出すことで内方転位が除去される．

4 ○ 第2助手が前方挙上する動作に合わせて遠位骨折端を直圧することで前方転位が除去される．

A 13-5 ···································【解答】3

1 ○ 外観の観察や外科頸部の触診により変形が消失していることを確認する．

2 ○ 肩外側部（三角筋部）の感覚障害により腋窩神経損傷の有無を確認する．

3 × 再転位を助長するので整復後に肩関節自動運動をさせることはない．

4 ○ 橈骨動脈の拍動により腋窩動脈損傷の有無を確認する．

14 上腕骨骨幹部三角筋付着部より遠位骨折の固定

A 14-1 ···································【解答】3

硬性材料として金属副子，ミッデルドルフ三角副子，ギプス等シーネを使用して肩関節から手関節まで固定する．さらに局所副子や綿花枕子を活用して骨折部の安定性を高め，かつ皮膚障害の予防に努める．ミッデルドルフ三角副子を装着するために体幹に包帯やサラシを巻くことがあるが，体幹を固定するためではない．

1 × 体幹の固定は必要ない．

2 × 上腕骨から起始する筋の作用と前腕運動を制限する観点から手関節までの固定が必要である．

3 ○ 肩関節から手関節までの固定が必要である．

4 × 肩関節が固定されないと上腕骨は不安定になる．

A 14-2 ···································【解答】3

上腕骨骨幹部三角筋付着部より遠位骨折の際，近位骨片は前外方，遠位骨片は後上方へ転位する．整復法の基本は，近位骨片に遠位骨片を合わせる方向に操作するため，この骨折の場合，遠位骨片には外転および前方へ力を加えることとなり，引き続きの固定肢位も同様の方向への支持力が加わることを要点としている．さらに固定肢位を決めるうえで機能肢位の観点も考慮しなければならない．

1 × 三角筋付着部より近位での骨折の場合に下垂位で固定するケースがある．

2 × 外転30度で固定するのは三角筋付着部より近位での骨折である．

3 ○ 適切な固定角度である．

4 × 外転90度は骨折部に鉛直方向の作用が強く再転位の原因となるうえ，機能肢位の観点からも外れる．

A 14-3 ···································【解答】3

固定肢位は整復終了時の肢位で骨片に整復操作の作用が引き続き加わることを基本としている．上腕骨骨幹部三角筋付着部より遠位骨折の整復操作において，遠位骨片には外転および前方へ力を加え，固定肢位も同様の方向への支持力が加わることを要点とする．さらに固定肢位を決めるうえで考慮しなければならない機能肢位の観点を踏まえると「肩関節70度外転・30～45度水平屈曲・軽度外旋位，肘関節90度屈曲位，前腕中間位，手関節中間位もしくは機能肢位」が適切な固定肢位となる．

1 ○   2 ○

3 × 整復操作，機能肢位の観点も踏まえて不適切である．

4 ○

A 14-4 ···································【解答】3

骨幹部は緻密質が多く骨癒合に不利とされており，骨癒合期間は斜骨折で約8週，横骨折で約10週である．それを踏まえて固定期間が設定されており，基本は7～10週である．さらに骨折のタイプや回復状況によって決定され，斜・螺旋状骨折は7～9週間，横骨折は骨折部の接触面積が小さいので骨癒合に不利となり9～11週とする．螺旋状骨折は斜骨折に比較して骨折部の接触面積が大きく癒合状態が良好なことが多い．

1 ○   2 ○   3 ×   4 ○

A 14-5 ···································【解答】1

1 ○ ミッデルドルフ三角副子固定は上腕骨骨幹部三角筋付着部より遠位骨折の固定法として適切である．

2 × 綿花枕子は近位骨片端外側と遠位骨片端内側および内顆にあてる．綿花枕子を近位骨片端前面と遠位骨片端後面および肘頭にあてるのは三角筋付着部より近位での骨折の場合である．

3 × スダレ副子は前・後側および内・外側の4面からあてて固定する．

4 × ロバート・ジョーンズ固定は肩鎖関節上方脱臼の際に行われる固定法である．

146

15(1) コーレス骨折の診察および整復

A 15(1)-1 ･････････････････････････････････ 【解答】1

遠位骨片には掌側凸の屈曲力による背屈強制と，近位骨片の回内に伴う相対的な回外強制が作用する．前方に手掌を衝いて転倒する場合，一般的には指先が前方に向いている．すなわち，前腕回内位で手掌を衝くことにより近位骨片には回内力が作用し，それに伴い遠位骨片には相対的に回外強制が作用している．

1 ○ 2 × 3 × 4 ×

A 15(1)-2 ･････････････････････････････････ 【解答】4

コーレス骨折の受傷時にみられる定型的変形として，①急峻な背側の突出，②なだらかな円形の掌側突出，③手関節の横径の増大，④手の橈側偏位がある．背側転位が高度になればフォーク状変形，橈側転位が高度になれば銃剣状変形がみられる．

1 ○ 2 ○ 3 ○ 4 ×

A 15(1)-3 ･････････････････････････････････ 【解答】4

1 ○ 腫脹は骨折部である前腕遠位部から時間の経過とともに手関節，手部，手指にまで波及し，患側手部全体にみられる．

2 ○ 疼痛のため，母・示指での「つまみ（ピンチ）動作」が円滑にできなくなる．

3 ○ 疼痛のため，患側手で物を握る（グリップ）運動が障害される．

4 × 橈骨小窩とはスナッフボックスのことである．この部位に限局性圧痛がある場合は手舟状骨骨折を疑う．

A 15(1)-4 ･････････････････････････････････ 【解答】1

1 × 前腕骨に効果的な末梢牽引を加えるために，肩関節 90° 外転位，肘関節 90° 屈曲位とする．

2 ○ 助手が近位骨折端部を把持する．

3 ○ 回内位で末梢牽引を行い，捻転転位，橈側転位，短縮転位を除去する．

4 ○ 術者の両母指による掌側への直圧と，両示指による背側への直圧で背側転位を除去する．

A 15(1)-5 ･････････････････････････････････ 【解答】3

屈曲整復法では，まず術者は，回外位にある遠位骨片を含めて手根部を把持し，両母指を遠位骨片の背側にあて，他の 4 指を掌側にあて回内位とし，橈側から遠位骨片，尺側から近位骨片を圧迫することで，捻転転位および橈側転位を除去する．

1 × 背側転位は最後に除去する．

2 × コーレス骨折の遠位骨片は尺側転位をとらない．

3 ○

4 × 捻転転位と橈側転位を除去した後に短縮転位を

除去する．

15(2) コーレス骨折の固定

A 15(2)-1 ･････････････････････････････････ 【解答】1

骨折の固定範囲は骨折部の近位および遠位の 2 関節が基本となる．前腕骨骨折の場合は肘関節と手関節が対象となる．具体的には上腕近位部から MP 関節手前まで固定が必要である．肘関節が固定されていないと長軸方向に不安定となり再転位を起こしやすいので，肘関節の動きを十分に制限するために上腕近位部から固定することが重要である．一方，指の拘縮を起こさないように MP 関節は可動できるように配慮して早期に手指の自動運動を開始することが多い．

1 ○ 肘関節，前腕，手関節を十分に固定するために必要な範囲である．

2 × 上腕中央部は筋腹の周径や形状が変化しやすく肘関節の安定が得られ難いので不適切．

3 × 上腕中央部は筋腹の周径や形状が変化しやすく，肘関節の安定が得られ難く，MP 関節の固定は前腕骨遠位端部骨折には必要なく，さらに指の拘縮を招きやすいので不適切である．

4 × 肘関節が固定されていないと再転位の危険性が高くなる．MP 関節は手指の拘縮の観点から固定するのは不適切である．

A 15(2)-2 ･････････････････････････････････ 【解答】4

一般的に骨折の固定法は，整復の際に骨折部に加えた力方向と整復終了時の肢位を考慮し，固定具にその作用を持続させることを目的としている．コーレス骨折の整復操作は肘関節 90° 屈曲位，前腕回内位で牽引を加えたのちに骨折部を適合させ最終的に手関節を軽度屈曲・尺屈位にして終了し，同時にその肢位が固定肢位となる．なお，短縮転位防止の観点から肘関節 90° 屈曲位と手関節軽度屈曲位で上肢をクランク状にして前腕の長さを確保することがポイントであるため，肘関節は確実に 90° 屈曲位を保つことが重要視される．さらに固定肢位は骨折部の癒合状態と共に変更することが望ましく，受傷 2 週後から徐々に掌屈角を減らし，機能肢位に近づけるように管理することが必要である．

1 × 2 × 3 × 4 ○

A 15(2)-3 ･････････････････････････････････ 【解答】2

基本的な固定期間は 4〜5 週間である．ただし，固定期間の決定に際して年齢，骨折の程度，合併症の有無，全身疾患の有無等の要件を考慮する必要がある．骨粗鬆症が考えられる場合は 1〜2 週延長することもある．

1 × 固定肢位の変更を考慮する時期ではあるが硬性の固定具が必要な期間である.

2 ○ 骨の癒合期間から考えて4〜5週間の硬性の固定具が必要である.

3 × 高齢者で特別なケースでは6週間固定することもあるが一般的ではない.

4 × 関節拘縮の観点からして適切ではない. 8週の固定が必要であれば受傷初期に手術の選択を判断すべきである.

A15(2)-4 ·· 【解答】2

コーレス骨折の固定材料には, 肢位保持を目的として使用される金属副子と骨折部の整復位保持を目的として使用される局所副子がある. 局所副子は主に厚紙を用いて作成し, 綿花枕子と共に整復位を維持するように用いる. 綿花枕子は褥瘡予防のために患肢の骨隆起部と硬性材料との間にあてて使用することにも大きな役割がある.

1 × 整復位維持や褥瘡防止の役割にあてはまらない.

2 ○ 褥瘡防止の目的で金属副子と肘頭の間に綿花枕子をあてる.

3 × 遠位骨片に掌屈作用を与えるために綿花枕子は背側にあてる.

4 × 遠位骨片に尺屈作用を与えるために綿花枕子は橈側にあてる.

A15(2)-5 ·· 【解答】1

固定後の注意点として疼痛, 手指の運動, 血流, 末梢神経の状態について確認することが重要である. 健側と比較することを基本事項とする.

1 × 受傷後1週は再転位に留意しなくてはいけないが, 指の運動は拘縮予防の目的で翌日から開始する. 手指の運動は血流の循環改善にも役立つ. 特に高齢者の場合は肩や肘関節に拘縮が生じることが多いので, 積極的に運動を行うように指示する.

2 ○ 整復または固定に不具合があれば, 本来適切な処置・管理で認められる疼痛の格段の軽減が得られない. 疼痛や手指の屈伸運動に伴う不自由さがある場合は, 早急に不具合の原因を見つけて対処しなくてはならない.

3 ○ 二次的血管損傷や緊縛包帯による血行障害の有無を確認するうえで「爪圧迫検査」は簡便に実施できる適切な方法である. 必ず健側と比較すること.

4 ○ 二次的末梢神経損傷の有無を確認するなかで運動性神経機能と感覚性神経機能に注意をすることが重要である. 常に手指の運動状態, 指先の感覚異常が現れていないか健側と比較しつつ確認する.

16 第5中手骨頸部骨折の固定

A16-1 ·· 【解答】1

固定範囲は整復位を維持するうえで安定する肢位であり, かつ関節拘縮を予防するという観点から決定する. 指を使用することで基節骨を介してMP関節に外力が加わり転位する可能性が高いので受傷初期は, 指の使用度を下げるために手関節と指を機能させないようにすることが一般的である. 回復の経過とともに固定範囲や肢位を変更しながら管理指導する.

1 ○ 手関節から指尖までの固定をして指の使用制限をすることが望ましい.

2 × 手関節の可動によって指先の使用機会が増えるために患部の固定力が損なわれる.

3 × 不意の外力や指の使用によって再転位の危険性が高い.

4 × 遠位からの介達外力および指の使用によって再転位の危険性が高い.

A16-2 ·· 【解答】2

MP関節を90°屈曲位にすると側副靱帯が緊張するため, 靱帯が付着している基節骨と中手骨頭を一体として整復に必要な力を効果的かつ安定して操作することが可能となる. その利点から整復は90°屈曲位で実施する. 一方, MP関節, IP関節ともに90°屈曲位で固定するとPIP関節の屈曲拘縮が生じるため望ましくない. 整復位の維持と関節拘縮予防の観点から理想的な固定肢位は手関節軽度背屈位, MP関節40〜70°屈曲位, IP関節軽度屈曲位である.

1 ○

2 × 拘縮予防の観点から90°屈曲位は不適切である

3 ○   4 ○

A16-3 ·· 【解答】3

固定期間は硬性材料を使用している期間を基本として考える. 第5中手骨頸部骨折の場合は, 約3〜5週間とする. 多くの場合は硬性の固定材料を約3週経過時点で除去し, その後, 受傷5〜6週頃まではバディーテープや軟性の固定材料で経過観察しながら後療法を続けることが一般的である.

1 ×   2 ×

3 ○ 3〜5週間が適切である

4 ×

A16-4 ·· 【解答】4

固定材料はアルミ副子を使用する. 固定方法は背側と

掌側といずれも可能である．さらに固定力を強化するために合成樹脂素材を用いて補強することがある．アルミ副子は手関節を含み第5中手骨及び小指の肢位を固定することを目的とし，環指を含めてアルミ副子をあてることはない．これは小指と環指の指関節位が並行でないため両指をアルミ平面上に固定することで安定度を低下させてしまうからである．側方への安定性についてはバディーテープや合成樹脂素材，包帯等で行う．

1　○　背側にアルミ副子をあてる時は掌側に綿花枕子を握らせて固定する．

2　○　掌側にアルミ副子をあてる時は背側から合成樹脂素材で補強して固定する．

3　○　指については小指を対象に採型して固定する．

4　×　環指と小指をアルミ副子で同時に採型することで骨折部の安定性が増強することはない．

A 16-5 ⋯⋯⋯⋯⋯⋯⋯⋯⋯⋯⋯⋯⋯⋯⋯【解答】2

　枕子は以下の使用法がある．①整復位保持のために圧迫枕子として．②皮下組織の薄い骨隆起部に褥瘡防止のため．③掌側で汗をかきやすい部位に肌の保護材として．手部背側は皮下組織が薄く硬性材料と接触して褥瘡等の皮膚障害を起こしやすいため綿花枕子を活用する．手部掌側は背側に比べて皮下組織が厚いので褥瘡のリスクは少ないが，固定具との接触により皮膚の白色化および皮膚障害が懸念される．

1　○　固定具を背側にあてる時は褥瘡防止の目的で綿花枕子を使用する．

2　×　整復位を安定させるためにロール状にした枕子を握らせたり，皮膚の白色化を防止するために固定具との間に枕子を活用したりする．掌側にあてる枕子の目的は褥瘡防止のためではない．

3　○　整復位を維持するために背側から圧迫枕子を使用することがある．

4　○　環指に添える場合は指間の皮膚障害防止の目的で綿花枕子を使用する．

---

17 下腿骨骨幹部骨折の固定

A 17-1 ⋯⋯⋯⋯⋯⋯⋯⋯⋯⋯⋯⋯⋯⋯⋯【解答】2

　固定範囲は年齢や症状に応じて若干の差が考えられるが，「骨折部の上下2関節を固定する」という骨折に対する固定法の概念を踏まえて膝関節と足関節の2関節を確実に固定する必要がある．膝関節の固定に関しては大腿近位部もしくは中央部から下腿中央部もしくは遠位部まで，足関節の固定に関しては下腿近位部もしくは中央部からMP関節手前まで両関節を確実に固定するためにそれぞれの必要条件を併せて選択すると大腿中央部

からMP関節手前までが適切と考えられる．

1　×　　2　○　　3　×　　4　×

A 17-2 ⋯⋯⋯⋯⋯⋯⋯⋯⋯⋯⋯⋯⋯⋯⋯【解答】2

　固定肢位は骨折線の走行や転位状況に応じて若干の差が考えられる．肢位の決定は整復時に操作した力を患肢に継続させて整復位を維持することが基本となる．加えて骨折部に与える筋の刺激や関節拘縮を予防する点を考慮すると，膝関節は30～40°屈曲位，足関節は0～20°底屈位の範囲が適切である．膝関節伸展位は下腿に回旋力が加わりやすく骨折部を不安定にさせる．骨折部は前方凹変形となることが多く，足関節背屈位は変形を増強させるベクトルとなるため不適切である．

1　×　　2　○　　3　×　　4　×

A 17-3 ⋯⋯⋯⋯⋯⋯⋯⋯⋯⋯⋯⋯⋯⋯⋯【解答】3

　固定期間は骨折部位や転位状況に応じて若干の差が考えられるが，8～10週間が適切である．下腿骨中・下1/3境界部は栄養血行が乏しく，特に横骨折は仮骨形成が不良となることがあり，状況によっては固定期間が1～2週増えることがあるが，それは特殊なケースと考える．

1　×　　2　×　　3　○　　4　×

A 17-4 ⋯⋯⋯⋯⋯⋯⋯⋯⋯⋯⋯⋯⋯⋯⋯【解答】3

　固定材料として，金属副子，ギプス，シーネ，厚紙副子，すだれ副子，綿花枕子，包帯等から必要に応じて選択され活用され，それぞれに特有の目的がある．下肢の肢位を維持するためのギプスや金属副子，骨折部を直接的に支持する局所副子，皮膚や神経等の保護作用としての綿花枕子等である．金属副子による固定の場合，膝関節と足関節の肢位を維持することで骨折部の安定性を得ることを目的とし，さらに骨折部の安定性を強化するために局所副子を活用することが多い．局所副子には下肢の肢位を固定するまでの能力はない．

1　○　　2　○　　3　×　　4　○

A 17-5 ⋯⋯⋯⋯⋯⋯⋯⋯⋯⋯⋯⋯⋯⋯⋯【解答】4

　PTBキャスト（patellar tendon bearing）は膝蓋腱荷重キャストの名称であり，膝蓋腱で体重を支えて下腿以下の免荷を目的とした固定法である．膝関節を動かしながら早期より患肢に荷重が可能なので保存療法や術後の外固定に活用される．利点として①膝関節の拘縮予防，②負荷によるポンプ作用，③骨癒合が完了する前から歩行可能等がある．欠点は①靴の着脱ができない，②足関節固定による拘縮，③皮膚のトラブル等がある．一般的には腫脹が軽減してから用いるが，PTBキャストを熟知し，使用に関して十分な検討が必要である．

1　○　　2　○　　3　○　　4　×

18 肋骨骨折の固定

A18-1 ･･【解答】4

　肋骨骨折固定の目的は以下の4項目が要点である．①呼吸運動を抑制して骨折部の安静を図る．②動揺による臓器の二次的損傷や転位の増大を防ぐ．③疼痛の軽減を図る．④局所を圧迫する．

　肋骨骨折の場合，一般的に整復を要することは少ないため，固定の目的は長管骨の骨折のように整復位を維持するためという項目は当てはまらない．

1　○　　2　○　　3　○　　4　×

A18-2 ･･【解答】2

　固定材料は，巻軸包帯，サラシ，弾性包帯，絆創膏，厚紙副子，胸部固定帯（バストバンド）等があり単独もしくは組合せて使用することがある．胸郭は呼吸により胸囲や形状が変化するため，それに対応できる軟性材料が使用されることが一般的である．硬性材料としては厚紙副子を包帯やサラシと組合せて使用することがあるが，金属副子を使用することはない．

1　○　　2　×　　3　○　　4　○

A18-3 ･･【解答】3

　肋骨骨折の絆創膏固定は，屋根瓦状型，竹矢来状型，格子状型がある．いずれの場合も絆創膏固定を実施するときは注意点として以下の項目がある．①使用テープは5cm幅を基本とし体形に合わせて適宜変更する．②完全呼気状態で貼付する．③下方から始めて上方へ向けて貼付する．④貼付範囲をアルコール綿で清拭する．⑤カット綿またはガーゼを乳頭にあてる．⑥多毛の人は剃毛する．さらに各貼付型によりそれぞれの注意点がある．

1　○　貼付前に清拭を行い，固定期間中も常に皮膚状態に留意する．

2　○　絆創膏貼付時は肋骨骨折に限らず乳頭部の保護は常時実施する．

3　×　屋根瓦状に貼付するときは肋骨弓からはじめて上方にすすめる．

4　○　体毛の状況によっては密着度が低下することと除去時の皮膚刺激を考慮すると剃毛することが望ましい．多毛の場合には特に注意する．

A18-4 ･･【解答】4

　絆創膏固定は屋根瓦状型が代表的で注意点として以下の項目がある．①胸部全周ではなく前後の正中線を数cm越える範囲で貼付する．②呼気状態で呼吸を止めて貼付する．③絆創膏は1/2～1/3程度重ねて肋骨弓下縁から上方に向かって貼付する．④損傷部の上下の肋骨を含めて骨折部の上下10cmの範囲に固定力が均等に

かかるように貼付する．⑤皮膚の状況や衛生面に注意しながら適宜交換する．

1　○　　2　○　　3　○

4　×　たとえゆっくりとしても呼吸しながら貼付すると効果が低下する．呼気状態で呼吸を止めるように指導の下，タイミングを計って手際よく貼付する．

A18-5 ･･【解答】3

　副子固定の注意点として以下の項目がある．①厚さ2mm程度の厚紙副子を使用して絆創膏固定と同様の範囲にあてられる大きさのものを使用する．②絆創膏固定と併用することもある．③厚紙副子の内側には衝撃の緩和および肌の保護剤として綿花枕子またはフェルトパッドを厚紙副子より大きめにあてる．④サラシ，もしくは巻軸帯で固定する．

1　×　厚さ2mm程度の厚紙を使用して副子を作成し絆創膏固定と同様の範囲に厚紙副子をあてる．

2　×　助手に厚紙副子を支えてもらうときは健側に位置するように指示する．患側は術者のポジションである．

3　○　厚紙副子の内側には衝撃の緩和および肌の保護剤として綿花枕子またはフェルトパッドをあてる．

4　×　重度の損傷時には絆創膏固定と厚紙副子を併用して患部の安静および固定に努める．

19(1) 肩鎖関節上方脱臼の診察および整復

A19(1)-1 ･･････････････････････････････････【解答】4

1　×　第Ⅰ度損傷では肩鎖靱帯に部分断裂がみられる．

2　×　烏口鎖骨靱帯が完全断裂するのは第Ⅲ度損傷である．

3　×　病態は「第Ⅰ度：捻挫」「第Ⅱ度：不全脱臼」「第Ⅲ度：完全脱臼」である．

4　○　単純X線像（立位）における鎖骨遠位端が肩峰に対して1/2程度上方へ転位したものが第Ⅱ度損傷，肩峰上面より上方へ転位したものが第Ⅲ度損傷である．なお，単純X線写真撮影は立位で行う必要がある（背臥位では上肢の重量が除去され転位が軽度となるため）．

A19(1)-2 ･･････････････････････････････････【解答】3

1　○　肩関節外転運動は，胸鎖関節を支点として鎖骨が挙上していくので，肩鎖関節へ強いストレスが加わる．損傷程度による差異はあるが，第Ⅲ度損傷では肩関節の挙上（とくに外転）運動は強く制限される．

2　○　著明な階段状変形を呈するため，反跳症状（ピアノキーサイン）がみられる．

3　×　肩鎖関節脱臼では鎖骨遠位端部に限局性圧痛は認めない．鎖骨遠位端部に限局性圧痛があれば，鎖骨遠位端部骨折を疑う．

4　○　第Ⅲ度損傷では，中等度あるいは境界不明瞭（びまん性）で高度な腫脹を呈する．

A 19(1)-3 ························· 【解答】2

1　○　鎖骨の上方転位に伴い，鎖骨遠位端部と肩峰との間に深い窪みがみられる．

2　×　胸鎖乳突筋を弛緩させるために頭部を患側に傾ける．鎖骨骨折の疼痛緩和肢位と似た外観を呈することが多い．

3　○　上肢の重量が疼痛を引き起こすので，健側手で患肢肘部を保持し，患肢の動揺を防いでいる．

4　○　鎖骨遠位端部骨折の変形に類似した外観を呈するので鑑別が必要となる（限局性圧痛の部位が明らかに異なる）．

A 19(1)-4 ························· 【解答】1

肩鎖関節上方脱臼における診察，整復，固定時の患者の肢位は座位である．患肢の重量が疼痛を引き起こすので，移動，脱衣，診察，整復，固定時のすべてにわたり，患肢を保持して安定させる介助が求められる．

1　×　　2　○　　3　○　　3　○

A 19(1)-5 ························· 【解答】1

1　×　患者の後方に位置させる．

2　○　患側上腕または両側上腕を把持させる．

3　○　患側上肢を後上方に挙上させ，胸を張った肢位とさせる．

4　○　助手の膝部を脊柱部にあて，背部を固定する．

19(2) 肩鎖関節上方脱臼の固定

A 19(2)-1 ························· 【解答】3

上方に転位した鎖骨を復位させるために最も有効に力を伝えられる部位は「てこの原理」に基づき関節に近い遠位端である．さらに肩甲骨側の肩峰は上方に持ち上げる状態が両骨を復位させるために最も有効な手段となる．

1　×　圧迫部位が関節部から離れているので鎖骨への整復力が作用しないため，不適切．

2　×　圧迫部位が関節部から離れているので鎖骨への整復力が有効ではないため，不適切．

3　○　整復力として鎖骨への伝達力が最も有効である．

4　×　鎖骨への整復力と共に肩峰に対しても上方から押さえ込むことになり不適切．

A 19(2)-2 ························· 【解答】2

損傷の程度によって固定の方法および期間は異なり，年齢や性別についても考慮する必要がある．
吊り包帯や三角巾による提肘の目安は，第Ⅰ度損傷で3〜4週，第Ⅱ度損傷で5〜6週，第Ⅲ度損傷で7〜8週が一般的である．

1　×　提肘期間が短い．

2　○　第Ⅰ度損傷の提肘は3〜4週が適切である．

3　×　5〜6週の提肘は第Ⅱ度損傷の場合である．

4　×　7〜8週の提肘は第Ⅲ度損傷の場合である．

A 19(2)-3 ························· 【解答】3

症状の回復や局所の皮膚状態等も考慮しながら経過観察および固定管理を進める．局所副子と共に絆創膏での圧迫固定の目安として，第Ⅰ度損傷で2〜3週，第Ⅱ度損傷で3〜4週，第Ⅲ度損傷で5〜6週が一般的である．局所副子を除去して1〜2週経過した後に，吊り包帯や三角巾による提肘を除去する経過をたどる．

1　×　局所副子による圧迫期間はⅠ度損傷だとしても最低2週が必要である．

2　×　2〜3週の局所副子による圧迫固定は第Ⅰ度損傷の場合である．

3　○　第Ⅱ度損傷の局所副子による圧迫は3〜4週が適切である．

4　×　5〜6週の局所副子による圧迫固定は第Ⅲ度損傷の場合である．

A 19(2)-4 ························· 【解答】4

固定材料として絆創膏，厚紙副子，枕子，包帯，三角巾を使用する．損傷の程度によって使用する材料と方法は異なる．基本的な考え方としては鎖骨遠位端部を局所副子や絆創膏で整復方向に押さえ込み肩峰端は上肢と共に上方に持ち上げるように肢位を決めて固定する．肩鎖関節上方脱臼の場合，整復されても整復力を常に持続させないと簡単に再転位してしまうので十分な注意が必要である．Ⅲ度損傷の場合はデゾー包帯を活用して三角巾は使用せず上肢を体幹に固定することもある．

1　×　リング固定は鎖骨骨折の固定に使用する．

2　×　ハンギングキャストは上腕骨近位端部や骨幹部の骨折時に使用する．

3　×　クラーメル副子は上肢および下肢の固定に使用するが肩鎖関節上方脱臼の際は使用しない．

4　○　ロバート・ジョーンズの固定法は肩鎖関節上方脱臼の絆創膏固定法である．

A 19(2)-5 ························· 【解答】4

肩鎖関節上方脱臼の固定の特徴として「整復位の保持が難しい」，「固定期間中は常に持続的圧迫が必要である」の2点がある．肩鎖関節部の支持力が回復するま

では整復位維持のために固定期間中は常に持続的圧迫が必要である．固定法で第Ⅰ度損傷の時，鎖骨遠位端部を上方から押さえ込む絆創膏を前面は乳頭部下，背面は肩甲骨下角より下までの範囲に貼付する．貼付するときは上腕を上方に持ち上げた状態で均等な張力がかけられるように注意する．第Ⅱ・Ⅲ度損傷の時に使用するロバート・ジョーンズ法は胸部正中線を越えた健側胸部から始め，鎖骨遠位端部を圧迫し通過，上腕後面を下降，肘をまわり上腕前面を上行し鎖骨遠位端部を通過し健側肩甲骨下部に終わる．

1 ○ 第Ⅰ度損傷で上方から圧迫する絆創膏は乳頭部の下まで貼付し固定力を強固にする．

2 ○ 第Ⅰ度損傷で上方から圧迫する絆創膏は肩甲骨下角の下まで貼付し固定力を強固にする．

3 ○ ロバート・ジョーンズ法は胸部正中線を越えた位置から始めて固定力を強固にする．

4 × ロバート・ジョーンズ法では上腕を引き上げながら鎖骨遠位端部を通過する．上肢の重みを利用して鎖骨遠位端部を下方に押し下げるように作用させる．

20(1) 肩関節烏口下脱臼の診察および整復

A 20(1)-1 ‥‥‥‥‥‥‥‥‥‥‥‥‥‥‥‥‥【解答】1

1 × 前方へ手を伸ばして（肩関節屈曲位）手掌を衝いて転倒した場合，長軸圧により上腕骨頭は肩関節の後方へ脱臼する．

2 ○ 肘部が肩部より後方に持っていかれるほど，上腕骨頭を前方に押し出す外力が作用する．

3 ○ 肩部後方から前方に向かう外力が上腕骨頭に直接加わることで発生する．

4 ○ 投球動作や背負投げ等の外転・外旋強制でさらに水平進展が強制されることで，上腕骨頭は前方に押し出される．

A 20(1)-2 ‥‥‥‥‥‥‥‥‥‥‥‥‥‥‥‥‥【解答】3

1 × 烏口下脱臼では肩関節 30° 外転・内旋位に弾発性固定される．後方脱臼では肩関節下垂・内旋位に弾発性固定される．

2 × 烏口下脱臼では腋窩神経損傷および筋皮神経損傷を合併することがあるが，橈骨神経損傷は合併しない．

3 ○ 正常な上腕骨頭は肩甲骨関節窩の位置にあるが，脱臼により上腕骨頭が烏口下（肩甲骨関節窩より下方）に移動するので，上腕は長くみえる（仮性延長する）．

4 × 反跳症状（ピアノキーサイン）は肩鎖関節上方

脱臼や TFCC 損傷でみられる．

A 20(1)-3 ‥‥‥‥‥‥‥‥‥‥‥‥‥‥‥‥‥【解答】2

1 ○ 上腕骨頭が烏口突起下に位置するため，肩峰下は空虚となる．これにより，肩峰が角状に突出し，三角筋部の膨隆は消失し，モーレンハイム窩が消失する．

2 × 後方脱臼では烏口突起が突出する．

3 ○ 上腕骨頭が烏口突起下に位置し，同部で膨隆を形成することにより，モーレンハイム窩は消失する．

4 ○ 肩関節 30° 外転・内旋位に弾発性固定する．

A 20(1)-4 ‥‥‥‥‥‥‥‥‥‥‥‥‥‥‥‥‥【解答】3

1 ○ コッヘル法は「回転法」に分類される．

2 ○ コッヘル法における最初の整復操作は，背臥位または座位の患者の肘関節 90° 屈曲位とし，一手で肘部，他手で前腕遠位部を把持し，患側上腕を末梢牽引しながら側胸壁に接近するように内転する．

3 × 主として回旋運動による整復法であり，上腕骨を「てこ」として利用するので，骨粗鬆症を有する高齢者では上腕骨骨折を生じる危険性があるため，高齢者には用いないようにする．

4 ○ 肘関節 90° 屈曲位とし，一手で肘部，他手で前腕遠位部を把持し，患側上腕を末梢牽引する．

A 20(1)-5 ‥‥‥‥‥‥‥‥‥‥‥‥‥‥‥‥‥【解答】2

1 ○ ヒポクラテス法は「踵骨法」である．

2 × 患者の腋窩に踵部，足部外側縁をあて，さらにこの足底部を深く入れて「てこ」として活用する整復法であるため，腋窩神経損傷を引き起こす危険性がある．

3 ○ 患者を健側に寄せて背臥位とすることが求められる．

4 ○ 助手は患者の頭側に位置し，両肩部を固定する．

20(2) 肩関節烏口下脱臼の固定

A 20(2)-1 ‥‥‥‥‥‥‥‥‥‥‥‥‥‥‥‥‥【解答】2

肩関節烏口下脱臼の固定範囲は肩関節のみが正しい．肩鎖関節，肘関節，前腕部に包帯や三角巾が被覆する部分があるが関節運動を制限するための目的ではない．三角巾による提肘は上肢の重みにより肩関節が下垂しないように管理するための目的である．上肢帯，肘関節，前腕は拘縮予防の目的で早期から自動運動を開始すべきである．

1 × 肩鎖関節は固定範囲に含まれない．

2 ○ 肩関節のみの固定が適切である．

3 × 肘関節の固定は必要ない．関節拘縮を助長してしまう．

4 × 肘関節および前腕の固定必要ない．関節拘縮を助長してしまう．

A 20(2)-2 ································ 【解答】1

　肩関節烏口下脱臼時に損傷度が高い前方関節支持機構を構成する軟部組織の傷口を拡げない目的で，前方を近づけて軟部組織の回復を期待する方法が一般論とされている．年齢や損傷状態によっては他の方法も論じられているが，現状としては軽度屈曲・内旋位が基本とされる．

1 ○　　2 ×　　3 ×　　4 ×

A 20(2)-3 ································ 【解答】4

　固定期間は一般的に 3 週間である．ただし，30 歳代以下では，反復性脱臼の予防を優先して 5 〜 6 週間の固定をする．一方，40 歳代以上では，関節拘縮の予防を優先して 3 週間固定とする．

1 ○ 30 歳代以下では，反復性脱臼の予防を優先して固定期間を長めにして 5 〜 6 週間とする．

2 ○ 30 歳代以下では，反復性脱臼の予防を優先して固定期間を長めにして 5 〜 6 週間とする．

3 ○ 一般的な固定期間は 3 週間である．

4 × 40 歳代以上は関節拘縮の予防を優先して 3 週間固定とする．

A 20(2)-4 ································ 【解答】1

　ギプス等シーネ，厚紙副子，スダレ副子等を局所副子として，それらを包帯で固定する方法が一般的である．腋窩枕子は神経圧迫を予防するために用いられる．三角巾の目的は固定よりも上肢の重量を肩関節にかけないようにすることが重視される．金属副子は主に体肢の肢位を固定するために用いられるため，肩関節烏口下脱臼の固定材料としては使用されず不適切である．

1 × 金属副子固定は一般的ではない．

2 ○ 局所副子として肩関節部に使用する．

3 ○ 局所副子として肩関節部に使用する．

4 ○ 神経の圧迫を予防するために用いられる．

A 20(2)-5 ································ 【解答】3

　固定法は，局所副子と綿花枕子を包帯で固定し三角巾で提肘する方法が一般的である．

1 × ロバート・ジョーンズ固定は肩鎖関節上方脱臼の固定法である．

2 × ハンギングキャストは上腕骨近位端部骨折及び上腕骨骨幹部骨折の固定法である．

3 ○ 肩関節の麦穂帯包帯固定は肩関節烏口下脱臼の固定法として用いられる．

4 × セイヤー絆創膏固定は鎖骨骨折の固定法である．

21(1) 肘関節後方脱臼の診察および整復

A 21(1)-1 ································ 【解答】1

1 × 肘関節過伸展強制により上腕骨遠位端が前方に押し出され，関節包前面が断裂し，上腕骨遠位端が前方に転位することで肘関節後方脱臼が発生する．

2 ○ 脱臼位にある骨が周囲の軟部組織の神経終末を刺激しているため，持続性疼痛（自発性の連続痛，連続性脱臼痛）がみられる．この疼痛は適切な整復により軽快する．

3 ○ 正常肘では肘伸展位とした時に，肘頭はヒューター線（内側上顆と外側上顆を結ぶ線）上に位置する．後方脱臼では上腕骨に対して尺骨は後方に転位するため，肘頭はヒューター線よりも高位となる．

4 ○ 患肢の動揺を避けるために健側手で患側の前腕遠位部を保持して安定化を図る．

A 21(1)-2 ································ 【解答】1

　上腕骨遠位端が前方に転位し，その後面に前腕骨が接することで，肉眼的に前腕が短縮し，肘頭が後方に突出する典型的な変形が認められる．

1 ○ 正常な上腕三頭筋腱は起伏のない平らな面として触知できるが，そこに肘頭が後方突出するため上腕三頭筋腱が緊張して，あたかもアキレス腱があるかの如く索状に触れることができる．

2 × 滑車切痕が後方に転位するため前腕長は仮性短縮する．肘関節前方脱臼では仮性延長する．

3 × 肘頭高位となるということは，ヒューター三角は正常ではない（二等辺三角形が乱れる）．

4 × 肘頭は後方に突出するため，上腕骨顆上伸展型骨折との鑑別が必要となる．

A 21(1)-3 ································ 【解答】3

　徒手整復の要点は以下のとおりである．まず前腕を最大回外位として橈骨頭の動きを自由にし，上腕長軸方向と前腕長軸方向への同時牽引により，後方に転位した鈎状突起先端を上腕骨滑車下端まで引き下げる．さらに前腕長軸方向への牽引を持続しながら，鈎状突起が上腕骨滑車先端を越えると同時に肘関節を屈曲して整復する．

1 ○ 患者を座位または背臥位として整復する．

2 ○ 助手は患側肩上部に位置し，上腕近位部を把持する．

3 × ローゼル法という整復法であり，一般的ではない．ローゼル法は，肘関節を過伸展し，肘頭窩から鈎状突起を浮上させ，長軸方向への牽引を加えながら上腕骨滑車部を後方に圧迫して整復

する．過伸展により肘前面の損傷を助長するため，危険性が高く，用いるべきではない．

4 ○ 前腕長軸方向への牽引を持続しながら，鈎状突起が上腕骨滑車先端を越えると同時に肘関節を屈曲して整復する．

A 21(1)-4⋯⋯⋯⋯⋯⋯⋯⋯⋯⋯⋯⋯【解答】1

1 × 肘関節屈伸および前腕回内・外の可動性を慎重に確認する．その際，発生機序である肘関節最大伸展位にしてはならない．

2 ○ 正中神経の固有感覚領域であるため，整復の前後に確認しなければならない．

3 ○ 固定前は橈骨動脈で，固定後は爪床圧迫により血流障害の有無を確認する．

4 ○ 橈骨神経の固有感覚領域であるため，整復の前後に確認しなければならない．

A 21(1)-5⋯⋯⋯⋯⋯⋯⋯⋯⋯⋯⋯⋯【解答】2

1 ○ 正中神経は肘関節前面を走行しているため，上腕骨遠位の前方転位により過伸長されて損傷することがある．

2 × 成人では内側上顆骨折の合併は少なく，内側側副靱帯損傷となるものが多い．内側上顆に骨端軟骨が存在する年齢では，内側側副靱帯損傷よりも内側上顆骨折を合併することが多い．

3 ○ 内・外側側副靱帯ともに損傷されるが，受傷時に外反強制が作用するものがほとんどであるため，内側側副靱帯損傷の発生が多い．

4 ○ 前腕を回外位とし肘関節に軸圧を加えながら，外反力を加えると，橈骨頭が後外側に亜脱臼する現象を肘関節後外側回旋不安定症という．外側側副靱帯損傷（橈側側副靱帯）や外側尺側側副靱帯等が損傷することによりみられると考えられている．

21(2) 肘関節後方脱臼の固定

A 21(2)-1⋯⋯⋯⋯⋯⋯⋯⋯⋯⋯⋯⋯【解答】3

　骨損傷のない脱臼の場合，脱臼時に発生する軟部組織損傷の回復を目的とした固定が施される．

　肘関節脱臼の場合，肘関節と前腕の運動性に注目して固定範囲が決定される．強固な固定は神経や血管の圧迫損傷を惹起するため注意を要する．

1 × 上腕遠位部では肘関節の固定力が足りない．手指は関節運動および筋作用についても固定の必要はない．

2 × 上腕中央部では肘関節の固定力が足りない．

3 ○ 肘関節と前腕の運動を制限するためには適切な範囲である．

4 × 前腕遠位部までの固定では前腕の運動が止められない．

A 21(2)-2⋯⋯⋯⋯⋯⋯⋯⋯⋯⋯⋯⋯【解答】2

　固定肢位は受傷時に発生する軟部組織損傷の安静度と良肢位の観点から肘関節90°屈曲位，前腕中間位とする．手関節は固定範囲に含まれているが肢位については特別な記載がないものの，掌背屈0°もしくは良肢位が望ましい．肘関節は90°屈曲位が基本であるが腫脹等により患者が疼痛や圧迫感を強く訴えた場合は，軽度屈曲位としてもよい．軟部組織損傷の合併については内側側副靱帯が最も多く，前腕運動から靱帯に加わる外力を考慮すると中間位が適切である．経過観察の中では，受傷1週頃から屈曲角や前腕部の肢位を変化させて拘縮の予防に努める．

1 × 前腕回外位は肘関節内側軟部組織に伸長力が加わるために不良．

2 ○ 肘関節および前腕の肢位ともに正しい．

3 × 前腕回内位は肘関節に外反作用が加わるために不良．

4 × 鋭角屈曲位は腫脹の影響により皮膚，神経，血管へ圧迫障害のリスクが高くなるので不良．

A 21(2)-3⋯⋯⋯⋯⋯⋯⋯⋯⋯⋯⋯⋯【解答】3

　固定期間は高度な靱帯損傷のない脱臼では3週間を基本とする．肘関節に不安定性がみられる場合は4週間以上の固定が必要なこともある．金属副子等の硬性材料による固定は3週間として，その後は包帯，サポーターや三角巾等の軟性材料で管理しながら後療法を継続する．

1 ×　　2 ×　　3 ○　　4 ×

A 21(2)-4⋯⋯⋯⋯⋯⋯⋯⋯⋯⋯⋯⋯【解答】2

　使用する固定材料は金属副子，ギプス等シーネ，厚紙副子，すだれ副子，枕子，包帯，三角巾等がある．上肢の肢位を固定するための硬性材料，局所の圧迫と安定性を目的とした局所副子，腫脹軽減や骨隆起部との接触性の刺激を避けるための綿花枕子，提肘により上肢の重みを軽減させるために三角巾等を活用する．硬性材料は後面にあてることを基本とし，肘頭の骨隆起部は接触による皮膚障害予防を目的に綿花枕子をあてる．上肢全体には早期腫脹軽減を目的として綿花枕子をあてる．患部に必要となる固定強度と腫脹に対する配慮のうえでシリンダー状にギプス固定をすることは良策ではない．

1 × 金属副子は後面にあてて上肢を固定する．

2 ○ 厚紙副子やすだれ副子は局所副子として活用する．

3 × シリンダーギプスは管理上，望ましくない．

4　×　三角巾は肢位を維持するためではなく上肢の重みを保持することを目的とする.

A 21(2)-5 ································· 【解答】3

　硬性材料, 軟性材料, 枕子等を使用するが, それぞれが目的に沿った特性を持つ. 枕子は硬性材料との間に挟んで肌の保護材にする場合と「RICE」処置のコンプレッション効果の目的で腫脹部にあてる場合がある. 包帯固定を施行するときの注意としては, 腫脹に伴い緊縛状態にならないようにすることと, 手指の運動を妨げない範囲で実施することである. 固定中は拘縮予防の目的で受傷1週前後から肘関節の角度や前腕の肢位を少しずつ変化させる配慮が必要である.

1　○　骨隆起部に皮膚の保護材として綿花枕子をあてる.

2　○　コンプレッションの目的で上肢全体に綿花枕子をあてる.

3　×　手指の動きは十分にできるように包帯で固定してはいけない.

4　○　拘縮予防の観点から受傷後1週後には肢位の変更を考慮する.

22 肘内障の診察および整復

A 22-1 ································· 【解答】1

1　○　発生機序は前腕回内位の状態で保護者が手を引っ張る等の牽引作用が加わることが多いため「引っ張り症候群」ともいわれる.

2　×　病態として認識されているのは「橈骨頭が橈骨輪状靱帯からはずれかかっている状態（近位橈尺関節の亜脱臼）」であり, 単純X線写真で橈骨頭と靱帯との位置関係は示すことができない. さらに幼小児の橈骨頭は軟骨成分であるため橈骨頭の輪郭を正確に描出できない.

3　×　肘関節を主に上肢の筋力作用が低下するため, 肘内障の状態では肘関節のみならず肩関節, 手関節, 手指の運動について機能障害が及ぶ. 患児は上肢全体を動かさなくなる.

4　×　幼小児の橈骨頭は軟骨成分であるため橈骨頭の輪郭を正確に描出できない. 単純X線写真での異常は認められないため, 画像診断よりも発生機序や患肢の状況から病態を判断することが重視される.

A 22-2 ································· 【解答】3

1　×　前腕は回内位を呈する. 受傷機序は前腕回内位の状態で牽引作用が加わるため, その状態で肢位は固定されている.

2　×　幼小児の特性としての関節弛緩性を基盤として, 発育過程にある橈骨頭が軟骨成分であることが発生の因子であり, 強力な外力で靱帯組織に断裂や損傷が発生しているわけではない. そのため, 出血による腫脹は認めない.

3　○　圧痛部位は広く言えば肘外側部に認められる. 病態が橈骨頭の位置異常を主点においているため, 圧痛部位としては肘外側部の近位橈尺関節, 腕橈関節が適切である. 腕尺関節に圧痛はない.

4　×　外観上, 上肢は下垂しているが脱臼部での延長転位は認められない.

A 22-3 ································· 【解答】2

1　○　靱帯損傷がないため, 整復後に固定する必要もなく, 予後は良好である. また, 成長に伴い橈骨頭の形態が完成すると輪状靱帯と橈骨頭はしっかり固定され, 肘内障は起こらなくなる.

2　×　靱帯組織に断裂や損傷は発生していない. 出血による腫脹は認めない.

3　○　好発年齢が学齢前の幼小児でとくに2〜4歳であるため, 自覚症状の訴えは曖昧であることが想定される. そのため発生機序や他覚的所見を手掛かりにして病態の判断が求められる. 鎖骨若木骨折や肘関節の骨折および捻挫を除外しつつ肘内障の特徴的な所見を見出して, 肘内障と確定できる知識が必要である.

4　○　発生機序は肘部に加わる牽引力である. 牽引作用は2つのパターンがあり, 臥位で寝転んでいる時に肘部が身体に巻き込まれて自重が牽引力として作用することによるもの, 保護者等が育児中に手を引っ張る等の動作によるものである. 後者が圧倒的に多い.

A 22-4 ································· 【解答】1

1　○　整復時に整復音を母指で触知できる（耳に聴こえる音ではない）. 整復時のクリック音は整復確認としても活用されている.

2　×　肘を動かしているうちに自然整復されるものもある.

3　×　牽引力により発生しているので, 牽引により整復されることはない. 徒手整復を複数回試みても整復できない場合は, 肘内障以外の疾患を考慮し, 単純X線写真等の検査が必要となる.

4　×　一般的に固定をする必要はない. 短期間で頻回に再発する場合は, 数日の固定が有効なことがある.

A 22-5 ································· 【解答】2

1　○　整復後の確認として, 上肢の自動運動を誘導し

155

（バンザイさせる，お菓子や玩具をとらせる等），上肢が使用できることを確認する．

2　×　患肢が右の場合，術者の左手で肘関節部付近を把持し，左母指を橈骨頭にあてる．

3　○　整復の際は患児を立位または座位とするが，保護者等に前方を向かせて抱いてもらったり，隣に座ってもらったりした方が患児は安心する．

4　○　靱帯組織に損傷がないため，橈骨頭が復位すれば機能障害はみられない．

23 示指PIP関節背側脱臼の固定

A23-1 ....【解答】1
手部の固定および安静についての考え方として近位に関しては，手関節を固定することで手指を使用し難くし，遠位は指先を含んで固定することで指の機能を低下させるという点に注目している．指の場合，DIP関節が固定され関節運動が制限されていても，固定具が先端まで含まれていないと日常生活動作において指先の使用頻度が増すことが懸念され，さらには不慮の外力で介達的に刺激を受けることにもなりかねない．患者のバックグランドや受傷状況，経過においては回復状況に応じた対処が必要であるが，受傷初期の安静固定の範囲は手関節から指先を包むように含んで固定することが理想的である．

1　○　手関節と指関節および指先を含む固定が正しい．

2　×　DIP関節が固定されていても指先からの介達的な外力が加わってしまう．

3　×　手関節が固定されていないと指の使用頻度が増してしまう．

4　×　手関節が固定されていないことと指先が含まれていないことで安静度が低下する．

A23-2 ....【解答】4
基本的な固定肢位は指関節軽度屈曲位，手関節20〜30°背屈位（良肢位）である．指関節はいわゆるボールを握るような軽度屈曲位（MP関節，PIP関節，DIP関節ともに20〜30°屈曲位）として，手関節は20〜30°背屈位として患部の安静をはかる．稀に合併損傷がある時にはこの限りではなく，適宜固定肢位を変更させなければならない．

1　○　MP関節は軽度屈曲（20〜30°屈曲位）

2　○　PIP関節は軽度屈曲（20〜30°屈曲位）

3　○　DIP関節は軽度屈曲（20〜30°屈曲位）

4　×　手関節は20〜30°背屈位（良肢位）

A23-3 ....【解答】2
固定期間は2週間を基本とする．ただし，合併損傷

として正中索，掌側板，側副靱帯損傷がある場合は固定期間が延長される．固定肢位は軽度屈曲位が基本であるが，軽度屈曲位固定を継続すると屈曲位拘縮を起こしやすいのでPIP関節を伸展位に近づける配慮が必要である．さらに固定による手指拘縮の発生要因として浮腫の持続による線維化があるので，固定期間中は浮腫の予防と改善のため患肢の挙上と固定部位以外の自動運動の管理指導をする．

1　×　　2　○　　3　×　　4　×

A23-4 ....【解答】2
基本的な固定法は指関節軽度屈曲位で2週間である．ただし，合併損傷がある場合は固定法を変更しなければならない．正中索損傷がある場合は，PIP関節を伸展位として正中索が最も近づく状態として4〜8週間の固定が必要である．掌側板や側副靱帯の損傷があるときは指関節軽度屈曲位で3週間の固定が必要である．指の掌側にある手綱靱帯はPIP関節屈曲位で弛緩するため，指関節軽度屈曲位を継続すると屈曲位拘縮を起こしやすい．そのため経時的にPIP関節を伸展位に近づける配慮が必要である．

1　○　正中索損傷がある場合は4〜8週間の固定が必要である．

2　×　正中索損傷がある場合はPIP関節を伸展位として正中索が最も近づく状態として固定が必要である．

3　○　掌側板損傷が合併しているときは指関節軽度屈曲位で3週間の固定が必要である．

4　○　側副靱帯損傷が合併しているときは指関節軽度屈曲位で3週間の固定が必要である．

A23-5 ....【解答】1
基本的な固定法は前腕遠位部から指先端まで，MP・PIP・DIPの各関節は軽度屈曲位で2週間である．ただし，合併損傷の状況によっては随時変更を加える．金属副子は示指のみとし，掌側および背側にあてる方法がある．背側からの固定は浮腫に対して有利な固定とされており，早期の運動療法に対しても手指部のテープ固定を外すのみで運動を実施することができ有利である．しかし，指関節軽度屈曲位固定を継続すると屈曲位拘縮を起こしやすいので，経時的にPIP関節を伸展位に近づける配慮が必要である．金属副子は示指のみを基本とするが，包帯やテープで隣接指に添えることが必要である．その際には指間に肌の保護材として綿花枕子を入れることに配慮を要する．手関節の固定については肢位を変更するのではなく，1週間程度で固定除去することが基本事項である．

1　×　手関節は肢位を変更するのではなく1週間程度

で固定を除去する.

2 ○ 屈曲位拘縮を起しやすいので経時的に伸展位に変更する.

3 ○ 金属副子は示指のみで包帯やテープで中指と隣接指固定(バディー)とする.

4 ○ 金属副子は掌側と背側からの方法があり,背側固定は浮腫対策に有利とされており,早期の運動療法に際しても手指部のテープ固定を外すのみで運動が実施できる利点がある.

24 肩腱板損傷の診察

A 24-1 ‥‥‥‥‥‥‥‥‥‥‥‥‥‥‥‥ 【解答】3

1 × 上腕二頭筋長頭腱炎の評価に用いる検査法である.肘関節屈曲位,前腕回内位から,前腕を回外させる.このときに抵抗を加え結節間溝部の疼痛を誘発する.

2 × 肩関節下方不安定症(動揺性肩関節)の評価に用いる検査法である.患者の上腕を下方へ引き下げた際に肩峰と上腕との間に間隙ができるかどうかをみる.

3 ○ 手背を腰部にあて,その手背を腰部から離すこと(肩関節内旋運動)ができるかどうかで肩甲下筋の働きをみる.

4 × 上腕骨外側上顆炎の評価に用いる検査法である.前腕回内位,手関節背屈位とし,検者は手背から屈曲方向に抵抗を加え,外側上顆に疼痛が誘発されるかどうかをみる.

A 24-2 ‥‥‥‥‥‥‥‥‥‥‥‥‥‥‥‥ 【解答】3
 烏口肩峰アーチ下での衝突や挟み込み(第2肩関節の通過障害)の有無を鑑別する検査法である.肩関節内旋位にて挙上し,肩甲骨の上方回旋を制動することで肩峰下への接触圧を高め,第2肩関節の通過障害の有無を調べている.肩峰下に疼痛が誘発されれば腱板損傷や肩峰下滑液包炎が疑われる.

1 ○ 2 ○ 3 × 4 ○

A 24-3 ‥‥‥‥‥‥‥‥‥‥‥‥‥‥‥‥ 【解答】3

1 ○ 断裂部で圧痛を認める.

2 ○ 疼痛が強いときは肩関節自動外転運動が不能なものもある.また,他動での肩関節外転運動は可能であっても外転位を保持することができないものもある.

3 × ほとんどは介達外力あるいは退行変性による発生であるが,肩部の打撲等により直達外力で発生することもある.

4 ○ 腱板断裂は退行変性により断裂に至るものもあ

る.そのため,腱板断裂の発生頻度は年齢とともに増加する.

A 24-4 ‥‥‥‥‥‥‥‥‥‥‥‥‥‥‥‥ 【解答】2

1 × 陳旧例では棘上筋および棘下筋に筋萎縮を認める.棘上筋の上には僧帽筋が覆っているので,棘上筋の萎縮はわかりにくいことに留意しなければならない.

2 ○ 初期の疼痛が強く,肩関節外転運動制限が長期に及ぶことで肩関節拘縮が発生し得る.

3 × 烏口突起の1横指外側に圧痛を認める場合は腱板疎部損傷を疑う.腱板疎部は肩甲下筋腱と棘上筋腱との間隙であり,関節包および滑膜組織,烏口上腕靱帯,上関節上腕靱帯より構成される.肩関節の円滑な運動と安定化に重要な部位である.腱板疎部損傷は炎症・癒着を起こす拘縮型,不安定性と疼痛を呈する不安定型とに大別される.

4 × 原則として保存療法を選択する.スポーツ選手で運動能力の低下が許されないときや,症状が強いときは観血療法を考慮する.

A 24-5 ‥‥‥‥‥‥‥‥‥‥‥‥‥‥‥‥ 【解答】2

1 ○ 腱板断裂による炎症が二次的に肩峰下滑液包に波及し,肩峰下滑液包炎が生じる.夜間痛は肩峰下滑液包が圧迫されて充血するためと考えられ,患側の肩を下にして熟睡することができないものが多い.

2 × 若年者の腱板は強靱で弾力性を有するため,この年齢層での腱板断裂の発生は比較的まれである.一方,中年以降になると退行変性が進行するため,軽微な外力でも断裂を生じ,また明らかな外傷がなくても腱板断裂が発生する.

3 ○ 肩外転60~120°の挙上域では,腱板断裂部と二次的に炎症を生じた肩峰下滑液包が肩峰下面と烏口肩峰靱帯に圧縮されるため疼痛が増強すると考えられる.

4 ○ 完全断裂(全層断裂)例に肩関節造影を行うと,肩関節腔から肩峰下滑液包へ造影剤が流出し,両者の間に交通が確認できることが知られている.すなわち,腱板断裂と同時に関節包や滑液包の損傷を合併している.

25 上腕二頭筋長頭腱損傷の診察

A 25-1 ‥‥‥‥‥‥‥‥‥‥‥‥‥‥‥‥ 【解答】1
 上腕二頭筋長頭腱は結節間溝内で方向を変えるという解剖学的特徴から結節間溝で機械的刺激を受けやすい.

方向を変えるときに内側にある小結節と摩擦しやすい構造になっていて，腱炎や腱鞘炎，断裂等が発生し，加齢的変化に伴い発生頻度が高くなる．上腕横靱帯が断裂すると上腕二頭筋長頭腱が小結節を乗り越えて脱臼することもある．

1　×　摩擦しやすいのは小結節である．

2　○　解剖学的特性から結節間溝での損傷が多い．

3　○　40歳以上になると加齢的変化に伴い腱の変性が生じるため発生頻度が高くなる．

4　○　重量物の挙上等によって上腕二頭筋が腱の張力を超えて収縮した時に発生しやすい．

A25-2 ··· 【解答】4

上腕二頭筋長頭腱断裂は結節間溝部で発生することが最も多い．加齢的変化で腱の変性を伴っているケースが多く，腱板損傷と合併している場合もある．若年者での発生における特徴として筋腱移行部での断裂が多いことがあげられる．腱の張力を超えて筋収縮した時，突然の強い伸長力が作用したとき等に発生しやすく，断裂音と共に疼痛が出現する．筋腹は遠位側に移動し腫瘤状に膨隆するので筋腹の近位側に腱性の索状物を触れ同部位に圧痛を認め，経時的に上腕部に皮下出血斑が出現する．日常生活に大きな支障をきたすことは少ない．

1　○　解剖学的特徴から結節間溝部での断裂が最も多い．

2　○　若年者の場合は加齢的変化による腱の変性がないため，筋腱移行部で断裂が多い．

3　○　筋腹は遠位方向への収縮による作用と重力にしたがい，遠位側に移動する形をとる．

4　×　結節間溝部は触診により空隙を触れることはあるが圧痛は認めない．筋腹側の断端は遠位側に移動しているため，筋腹の近位側に触れる腱性の索状物に圧痛が認められる．

A25-3 ··· 【解答】3

腱と小結節の摩擦によって発生する．特に肩関節の外転・外旋の反復運動で発生しやすい．結節間溝部に圧痛を認め，徒手検査によって同部位の疼痛の有無を確認することが必要である．徒手検査法としてはヤーガソンテスト，スピードテスト，肘屈曲テストがある．著明な可動域制限はない．

1　○　結節間溝内で方向を変える時に，内側にある小結節と摩擦しやすい構造になっている．

2　○　結節間溝内で方向を変える解剖学的特徴から結節間溝で機械的刺激を受けやすく，圧痛は同部位に強く現れる．

3　×　腱と小結節の摩擦によって発生するが，特に肩関節の外転・外旋の反復運動で発生しやすい．

4　○　運動時痛はあるが著明な可動域制限が現れることは少ない．

A25-4 ··· 【解答】4

上腕二頭筋長頭腱炎の徒手検査では結節間溝部での摩擦を大きくして疼痛の有無を確認する．一般的にスピードテスト，ヤーガソンテスト，肘屈曲テストがある．上腕二頭筋長頭腱断裂の場合は結節間溝部での摩擦は生じないので，陽性とならないので注意すること．

1　×　リフトオフテストは，肩腱板損傷等で肩甲下筋の機能評価に用いる検査法である．手背を腰部にあて，その手背を腰部から離すこと（肩関節内旋運動）が可能か確認する．

2　×　インピンジメントサインは，肩腱板断裂等で棘上筋や棘下筋の機能評価に用いる検査法である．肩関節を内旋・挙上し，肩峰下と大結節を衝突させて疼痛の有無を確認する．

3　×　ライトテストは，胸郭出口症候群の評価に用いる検査法である．両側の橈骨動脈を触知しながら他動的に肘関節を90°屈曲，肩関節を90°外転・外旋位として橈骨動脈の拍動が減弱・消失するかを確認する．

4　○　ヤーガソンテストは上腕二頭筋長頭腱炎の評価に用いる検査法である．肘関節伸展位，前腕回内位から前腕を回外するように指示する．この時，抵抗を加え結節間溝部の疼痛の有無を確認する．

A25-5 ··· 【解答】3

スピードテストは上腕二頭筋長頭腱炎の評価に用いる検査法である．肘関節伸展位，前腕回外位，肩関節45°屈曲位で患肢を前方挙上させる際に抵抗を加え，上腕二頭筋腱に対して伸張性収縮の負荷をかけることにより結節間溝部の疼痛の有無を確認する．

1　○　　　　　2　○

3　×　肩関節のスタートポジションは屈曲位である

4　○

26 大腿部打撲・肉ばなれの診察

A26-1 ··· 【解答】1

1　×　損傷程度にもよるが，膝関節の屈曲制限がみられる．

2　○　荷重や膝関節運動に伴う疼痛を避けるために，患肢での荷重（接地）時間を短く，健側での荷重時間を長くする歩行となる．

3　○　重症例では筋内圧が上昇するため，起立や歩行が不能となるものもある．

4 ○ 筋内圧が過度に上昇することで急性コンパートメント症候群を合併することがある.

1 × 大腿四頭筋部への直達外力で発生する.

2 ○ 骨化性筋炎を後遺することがある.損傷された筋組織に生じた血腫を中心に発生する.受傷後早期に他動的に動かしたり,スポーツ活動に参加したりすることが発症を助長することが知られている.受傷後2〜3週後に硬結として触知され,単純X線像に薄い骨化像を認めるようになる.受傷後早期の医接連携が重要となる.

3 × RICE処置の際,膝関節最大屈曲位として固定する.損傷筋の伸長を保つことで血腫形成を抑制し,膝関節屈曲制限を予防するためである.

4 × ダッシュによる遠心性収縮で発生するのは肉ばなれである.打撲は直達外力で発生する.

1 × 損傷程度による分類でのⅡ度損傷は,筋腱移行部(特に腱膜)の損傷である.筋腱移行部(腱性部・付着部)の完全断裂はⅢ度損傷であり,重症である.

2 ○ 発症の危険因子として,筋疲労,柔軟性低下,不適切なウォーミングアップ等がある.

3 ○ 初期固定はRICE処置に従う.損傷部をパッド等で圧迫することで出血を減少させることは,血腫形成の抑制につながる.

4 ○ 損傷程度を評価する方法として,腹臥位とし膝屈曲角度を計測する方法がある.同じ状態で角度ではなく,踵と殿部の距離を計測する方法もある(踵殿部間距離).損傷程度が重症なほど膝は屈曲できない(踵と殿部の距離は延長する).

1 ○ 疾走(短距離,ハードル)や水平跳躍(走幅跳,三段跳)では大腿二頭筋の受傷が多いことが知られている.

2 ○ 損傷程度の確認方法として,まず腹臥位とし膝関節を十分に伸展できるかを確認する.できる場合は背臥位としSLRテストにて疼痛の出現,角度を確認する.

3 ○ 重症例では断裂した部位に陥凹を触知できる.受傷後,経時的に腫脹が出現してくると陥凹は触れにくくなる.

4 × 肉ばなれは遠心性収縮で発生することがわかっている.

1 × 自動収縮(膝屈曲)に抵抗を加えるため,患者を腹臥位とし,膝関節を90°屈曲位とし,一手で患側の下腿遠位端部を把持し,他手は骨盤部(殿部)にあて,患者に膝関節屈曲を指示するとともに,抵抗を加え疼痛の部位や程度を評価する.

2 ○ ハムストリングスの収縮力低下を代償するために尻上がり現象が生じることがあるので留意する必要がある.

3 × 患者をベッドに背臥位とし,患者の患側に位置し,一手で患側の下腿遠位端部を把持し,他手は骨盤部(殿部)にあて,患側膝関節伸展位のまま,ゆっくり患肢を挙上して疼痛の出現や角度を評価する.

4 × SLR(下肢伸展挙上)テストで評価する.重症であるほど挙上できる角度は小さくなる.

27(1) 膝関節側副靱帯損傷の診察

1 × 外側側副靱帯損傷の評価に用いる検査法である.背臥位とし,一手で膝内側を押さえ,他手で足部を把持し,膝関節30°屈曲位として軽く瞬間的に膝内反力を加え,不安定性の有無をみる.

2 × 前十字靱帯損傷の評価に用いる検査法である.背臥位で膝関節伸展位とし,一手で足部を握り,他手を大腿外側部に当て,膝部に外反と下腿内旋を加えつつ,足底部から膝関節へ軸圧を加え,徐々に膝を屈曲させた際,膝屈曲30°付近で瞬間的にガクッと脛骨外側が前外方に亜脱臼するかどうかをみる.

3 × 腸脛靱帯炎の評価に用いる検査法である.背臥位で膝関節屈曲位とし,外側関節裂隙から近位10 cm部に圧迫を加えながら膝の屈伸を行わせた際に疼痛が誘発されるかどうかをみる.

4 ○ ベッド等から患側下肢の下腿部を出して重力にさらし,下肢の自重により膝関節内側に外反ストレスがかかることで,不安定性や疼痛が誘発されるかどうかをみる検査法である.

膝内側側副靱帯は大腿骨内側上顆から脛骨内側部に向かって後方から前方に走行し,膝関節の外反および下腿外旋を制御している.そのため,主に膝関節へ外反力が強制(下腿骨軸が外反)されることにより内側側副靱帯(特に大腿骨付着部付近)が伸長し,損傷する.

1 × 主に膝十字靱帯が損傷する.

2 ○

3　✕　主に膝外側支持機構（膝外側側副靱帯，膝窩筋腱，膝窩腓骨靱帯等）が損傷する.

4　✕　主に前十字靱帯が損傷する.

A 27(1)-3・・・・・・・・・・・・・・・・・・・・・・・・・・・・・・・・・・・・・【解答】1

1　✕　患者をベッドに背臥位とし，術者は検査する側に位置する．一手で下腿近位内側を把持し，他手を大腿遠位外側にあて，膝関節 30° 屈曲位として膝部に外反力を加える.

2　〇　30° 屈曲位で患部の疼痛，あるいは健側と比較して動揺性があれば陽性とする.

3　〇　膝伸展位でも外反動揺性が認められる場合は，関節包損傷や前十字靱帯損傷の合併が疑われる.

4　〇　30° 屈曲位で外反動揺性がみられない場合は前十字靱帯損傷の合併は考えられないので，膝伸展位で実施しなくてよい.

A 27(1)-4・・・・・・・・・・・・・・・・・・・・・・・・・・・・・・・・・・・・・【解答】4

1　✕　コンタクトスポーツで膝外側からの直達外力が加わることによる接触性と，ジャンプ着地やストップ，ターン動作等による非接触性とに大別されるが，接触性損傷の発生が多い.

2　✕　接触性損傷（膝外側からの直達外力）では，膝外反強制とともに下腿外旋強制が加わることが多い．そのため，前十字靱帯損傷や内側半月板損傷を合併するものが多い.

3　✕　原則，Ⅲ度の単独損傷では保存的治療を行う．初期固定としてギプスやシャーレが用いられ，その後は膝装具が用いられている．ギプス固定を行わずに膝装具を用いて早期から積極的に可動域訓練や筋力増強訓練を行う方法もある．ただし，Ⅲ度損傷は十字靱帯損傷や半月板損傷を合併していることが多く，特に前十字靱帯損傷の合併例には手術が必要になる場合が多い.

4　〇　単独損傷では関節血腫は通常認めない，あるいはあっても少量である．前十字靱帯損傷が合併する場合には著明な関節血腫を認めることが多い．ただし，関節包損傷の合併があると膝内側に広範な皮下出血斑を認め，関節血腫が少量のこともある.

A 27(1)-5・・・・・・・・・・・・・・・・・・・・・・・・・・・・・・・・・・・・・【解答】2

　膝外側側副靱帯は大腿骨外側上顆から腓骨頭に付着する細い筒状の靱帯で，大腿骨および脛骨の外側縁とはやや離れて走行する．膝関節の内反を抑制している．交通事故やラグビーのタックル等の高エネルギーが膝内側に作用し，膝内反が強制され発生する．単独損傷はまれで，後方の関節包を含む後外側支持機構（外側側副靱帯，膝窩筋腱，膝窩腓骨靱帯等）損傷として発生する

とが多い．十字靱帯損傷（特に後十字靱帯損傷）を合併することが多い．重症例では荷重不能となる.

1　〇　　2　✕　　3　〇　　4　〇

27(2) 膝関節内側側副靱帯損傷の固定

A 27(2)-1・・・・・・・・・・・・・・・・・・・・・・・・・・・・・・・・・・・・・【解答】2

　内側側副靱帯をはじめとする膝関節靱帯損傷および半月板損傷の固定角度は一般的に軽度屈曲位とされている．骨や軟部組織の安定性や支持性の概念からすると軽度屈曲位は優位な角度ではない．しかし，多くの症例が腫脹や疼痛によって完全伸展や完全屈曲が困難となり，免荷するために地面までの距離を保つという点においても軽度屈曲位は生活しやすい肢位であり疼痛も緩和される．内側側副靱帯の後方線維は伸展位で張力がかかるため受傷初期は患部に無理なストレスをかけないためにも有効と思われる．大腿部の筋の緊張度からしても全ての筋が平均的にリラックスできるポジションでもあることから好んで使用されてきた．膝関節軽度屈曲位歩行が筋活動に及ぼす影響について普通歩行と有意差はないとの報告もあることから受傷初期は軽度屈曲が固定肢位の基本とされている．必ずしも靱帯の再生に望ましい肢位として選択されたわけではない.

1　✕　　2　〇　　3　✕　　4　✕

A 27(2)-2・・・・・・・・・・・・・・・・・・・・・・・・・・・・・・・・・・・・・【解答】2

　膝関節軽度屈曲として大腿近位部から下腿遠位端部まで固定する．固定の際に注目することは，関節運動として屈曲伸展運動，立脚および遊脚時に加わる内反・外反外力や内旋・外旋外力に対して安定させることである．膝関節を構成する長管骨を考えると関節裂隙からより長い範囲で固定することが望ましい.

1　✕　股関節や足関節を固定することで不要な関節拘縮や筋力低下を招くため不適切である.

2　〇　膝関節より近位部および遠位部の安定および固定力として適切な範囲である.

3　✕　足関節の固定は必要ない．下腿の回旋力に対する安定性には下腿遠位部まで固定することで十分に得られる.

4　✕　大腿遠位部からの固定では膝関節の動きを十分に支持できない．また，足関節およびその遠位の関節を固定することは，運動機能低下や関節拘縮の点からして不適切である.

A 27(2)-3・・・・・・・・・・・・・・・・・・・・・・・・・・・・・・・・・・・・・【解答】2

　固定材料は，ギプス材，金属副子，厚紙副子，テーピング，綿花，包帯等があり，損傷の程度によって使い分ける.

1 ○ 軽度損傷（不安定性がないⅠ度損傷）は，ジョーンズ包帯，弾性包帯，テーピング等で固定する．その後サポーター等に変更し継続する．

2 × Ⅱ度およびⅢ度損傷の際に使用するギプス材によるシャーレの場合，前後に二分した後ろの部分を患部後面に使用し包帯で固定する．

3 ○ 局所副子は厚紙もしくはキャスト副子を使用し，膝関節の内・外側にあてて包帯で固定し患部の動揺性を軽減させる．

4 ○ Ⅰ度損傷の初期やⅡ度およびⅢ度損傷の回復期にテーピングを活用することがある．基本的に固定肢位は軽度屈曲位で行う．主に内・外側の支持性や回旋に対する不安定性に対処するために施行することが多い．

A 27(2)-4 ⋯⋯⋯⋯⋯⋯⋯⋯⋯⋯⋯⋯⋯⋯⋯⋯⋯⋯ 【解答】4
　靱帯組織の治癒過程は創傷の基本的な治癒過程と同様である．断裂により生じた間隙に血腫から肉芽組織が形成され，肉芽組織が靱帯様組織に変化し，さらに経時的に成熟した靱帯組織に近づく段階で細胞外基質は張力方向に線維を配列させる．この変化は損傷後およそ6週で著明となるためリハビリテーションプログラムの設定にあたって修復組織に負荷をかけ始める時期の目安としている．
　Ⅱ度損傷は荷重痛のない症例ではギプスシーネ除去後に包帯固定に変更する．Ⅲ度損傷でもギプスやキャスト固定を実施する．ギプス固定除去後は関節不安定性を確認しながら支柱付きサポーター等で患部を保護する．

1 ○ 軽度損傷（不安定性のない）Ⅰ度損傷はジョーンズ包帯，弾性包帯等で3週間固定する．

2 ○ 靱帯組織再生の特性を考慮して約6週間固定を基本とする．荷重痛がない場合は熱可塑性副子や厚紙副子固定を使用する．

3 ○ 荷重痛の有無にて固定期間に相違はない．材料はギプスシーネを用いて軽度屈曲位にて6週間の固定を行う．

4 × Ⅲ度損傷でもギプスやキャスト固定での保存療法が行われ観血療法の選択は少ない．

A 27(2)-5 ⋯⋯⋯⋯⋯⋯⋯⋯⋯⋯⋯⋯⋯⋯⋯⋯⋯⋯ 【解答】1
　テーピングの適応は損傷の程度によって目的やタイミングが異なり，Ⅰ度損傷の場合は受傷初期から，Ⅱ・Ⅲ度損傷の場合は回復期において筋力低下の状況，関節可動域制限，機能および損傷の回復程度を配慮しつつ施行する．材料は1.5〜2インチ幅のホワイトテープを使用し，大腿中央部から下腿中央部の範囲に膝関節軽度屈曲位でヒールアップして下腿三頭筋の筋腹を引き挙げた状態で実施することを基本とする．主な目的は内側側副

靱帯にストレスが大きい外反を制限し関節の安定性を図ることである．サポートテープはXサポートを基本として内側側副靱帯上の関節裂隙の高さで全てのテープを交差させ，下腿から大腿方向に引き上げるように貼る．さらにテープは膝蓋骨にかからないように注意する．

1 × 下肢の周径に応じて1.5〜2インチ幅のホワイトテープを使用する．

2 ○ テーピング固定は基本的に大腿中央部から下腿中央部の範囲に行う．

3 ○ 外反の不安定性に対して支持させるのであればテープの方向は下腿部を大腿部に近づける方向が適切である．大腿部から遠位にテープを貼付すると膝関節に外反力を加えるように作用してしまう．

4 ○ サポートを重視したい部分で交差させることが基本事項である．

28 膝関節十字靱帯損傷の診察

A 28-1 ⋯⋯⋯⋯⋯⋯⋯⋯⋯⋯⋯⋯⋯⋯⋯⋯⋯⋯⋯⋯ 【解答】3

1 × 膝側副靱帯損傷の評価に用いる検査法である．腹臥位で膝関節を90°屈曲位とし，両手で足部を把持し，検者の下腿を患者の大腿後面にあて，足部を天井への長軸方向に牽引を加えながら下腿を内外旋し，膝内側または外側部に疼痛が誘発されるかどうかをみる．

2 × 肘内側側副靱帯または膝内側側副靱帯の評価に用いる検査法である．ベッド等から患側下肢の下腿部を出して重力にさらし，下肢の自重により膝関節内側に外反ストレスがかかることで，不安定性や疼痛が誘発されるかどうかをみる．

3 ○ 背臥位で膝関節伸展位とし，一手で足部を握り，他手を大腿外側部に当て，膝部に外反と下腿内旋を加えつつ，足底部から膝関節へ軸圧を加え，徐々に膝を屈曲させた際，膝屈曲30°付近で瞬間的にガクッと脛骨外側が前外方に亜脱臼するかどうかをみる検査法である．

4 × 後十字靱帯損傷の評価に用いる検査法である．

A 28-2 ⋯⋯⋯⋯⋯⋯⋯⋯⋯⋯⋯⋯⋯⋯⋯⋯⋯⋯⋯⋯ 【解答】1
　膝関節外反強制を受けて生じる複合損傷は男性に多く，ラグビーやフットボール，柔道等で発生することが多い．一方，単独損傷の場合，ジャンプ着地，急停止，急な方向転換，ジャンプの踏切り等，非接触型損傷が多い．女性に多く，バスケットボール，器械体操，バレーボール，ハンドボール等の減速動作の多い種目に好発する．

1 ◯ 2 × 3 × 4 ×

A 28-3 ··· 【解答】3

1 ◯ 受傷後12時間以内に関節腫脹（関節血腫）が生じ，関節の腫脹，熱感を認める．

2 ◯ 受傷時に断裂音（pop音）を自覚することが多い．

3 × 「引っかかり感（キャッチング）」は半月板損傷に特徴的な症状である．半月板は軟骨の保護や膝を安定させる役割を担っているため，半月板を損傷すると膝屈伸の際に痛みや引っかかりを感じるようになる．

4 ◯ 受傷時に膝が外れたような脱臼感を自覚することが多く，その後の膝の不安定感が存続する．

A 28-4 ··· 【解答】1

　患者をベッドに背臥位とし，術者は検査する側に位置する．患者の膝関節を90°屈曲位，下腿中間位とし，術者の殿部を患者の前足部に乗せて固定し，術者の両母指を脛骨近位端部にあて，四指で下腿近位端部後方を把持し，両手で下腿を後方に押し込む．健側と比較し，脛骨の後方への移動が大きい場合を陽性とする．膝屈曲位にした時，すでにサギングを生じているため，後方への移動量を過小評価しないよう注意する．同様にサギングを生じているため，脛骨前方動揺と誤らないよう注意する．

1 × 2 ◯ 3 ◯ 4 ◯

A 28-5 ··· 【解答】1

1 × 脛骨の前方引き出し時にエンドポイント（靱帯が緊張し骨の移動が「カクッ」と止まる感触）の感触が不明瞭であり，前方不安定性がみられる場合を陽性と判断する．

2 ◯ 膝関節を約20〜30°の軽度屈曲位とし，なるべく患者に力を抜かせた状態とする．

3 ◯ 前十字靱帯の新鮮損傷では，関節血腫や疼痛により膝関節の屈曲が制限されている場合が多く，各種徒手検査が施行不能なケースが多い．受傷直後の評価において有効な徒手検査法である．

4 ◯ 大腿部の筋緊張が強いほど膝関節が固定され，靱帯機能の評価が困難になる．患者の下肢を把持する際に検者の指先に力が入りすぎていると筋緊張を増大させることとなり，それが細かい感覚を触知しづらくなることにも留意する必要がある．

29 膝関節半月板損傷の診察

A 29-1 ··· 【解答】3

1 × 膝内側側副靱帯損傷と肘内側側副靱帯損傷の評価に用いる検査法である．ベッド等から患側下肢の下腿部を出して重力にさらし，下肢の自重により膝関節内側に外反ストレスがかかることで，不安定性や疼痛が誘発されるかどうかをみる．

2 × 腸脛靱帯炎（ランナー膝）の評価に用いる検査法である．背臥位で膝関節屈曲位とし，外側関節裂隙から近位10cm部に圧迫を加えながら膝の屈伸を行わせた際に疼痛が誘発されるかどうかをみる．

3 ◯ 背臥位または座位で膝関節を屈曲位にして，下腿に内・外旋力を加え，クリックの有無や疼痛が誘発されるかどうかをみる検査法である．

4 × 前十字靱帯損傷の評価に用いる検査法である．背臥位で膝関節伸展位とし，一手で足部を握り，他手を大腿外側部に当て，膝部に外反と下腿内旋を加えつつ，足底部から膝関節へ軸圧を加え，徐々に膝を屈曲させた際，膝屈曲30°付近で瞬間的にガクッと脛骨外側が前外方に亜脱臼するかどうかをみる．

A 29-2 ··· 【解答】4

　患者を背臥位とし，股関節・膝関節を最大屈曲位にして，一方の手を内外側関節裂隙にあて，他方の手で足部を把持する．内側半月板の評価では膝関節を最大屈曲位，下腿外旋位とし，膝関節を徐々に伸展する．動作の途中で関節裂隙にクリックの触知や疼痛があれば陽性とする．外側半月板の評価は下腿内旋位として実施する．

1 ◯ 2 ◯ 3 ◯ 4 ×

A 29-3 ··· 【解答】4

　単独損傷では運動痛，荷重痛，関節裂隙の圧痛，荷重痛，引っかかり感，クリック，嵌頓症状（ロッキング），腫脹（関節水腫や関節血腫）等がみられる．関節不安定性はみられない．

1 ◯ 半月板が弁状に断裂し，その弁（フラップ）が大腿骨顆部の前方に転位すると，顆間窩や脛骨大腿関節面に嵌頓して膝関節が屈曲したまま伸展不能となる．

2 ◯ 「引っかかり感（キャッチング）」は半月板損傷に特徴的な症状である．半月板は軟骨の保護や膝を安定させる役割を担っているため，半月板を損傷すると膝屈伸の際に痛みや引っかかりを感じるようになる．

3 ○ 損傷した側の関節裂隙に限局性圧痛を認める.
4 × 単独損傷ではみられない. 膝靱帯損傷を合併している場合であれば, 損傷靱帯の機能不全による不安定性がみられる.

A29-4 ··· 【解答】2

1 ○ 半月板は加齢に伴い変性するので, 40歳以上では軽微な外傷でも半月板損傷が起こりやすくなる. 明確な受傷機転がないままに発症することもある.
2 × 小児では円板状半月による損傷が起こり得る. 円板状半月は先天的な形態異常で, 外側半月板が円板状に丸く, 大きく, 肉厚である. 形態的に常に過酷な荷重環境に置かれているため, 繰り返される日常的な荷重負荷により徐々に変性や断裂が生じ, 軽微な外傷や明確な受傷機転がないままに疼痛を訴えることがある. 小児期から症状が出現するものが多い.
3 ○ 大腿四頭筋は免荷や固定による廃用性筋萎縮および外傷に直接由来する反射性抑制等により, 早期に筋力低下をきたすことがある. 特に内側広筋は膝関節最終伸展域にて有意に活動すると考えられており, 膝関節の伸展障害が長引くと内側広筋の著明な萎縮が生じる.
4 ○ 半月板損傷により膝関節の中に炎症が引き起こされると, それに反応し滑膜が刺激され, 過剰な関節液が産生されてしまう.

A29-5 ··· 【解答】2

1 × 膝関節外反, 下腿外旋を伴う外傷で発生することが多く, その場合は内側側副靱帯損傷や前十字靱帯損傷を合併するものが多い.
2 ○ 膝関節外反, 下腿外旋強制では外側半月板で軸を形成する軸圧安定化のため, 重心後方化が加わることにより内側半月板後節が大腿骨内顆によって後方に押し出される格好となる. また, 内側半月板はほぼ全周にわたり周囲の関節包や内側側副靱帯と密に連続していることから, 関節運動に伴う半月板の可動性は外側半月板より小さく, 受傷時の外力が加わりやすい.
3 × 膝関節屈曲位で荷重がかかっている状態に下腿の回旋が強制されて発生する.
4 × 膝を屈曲すると半月板は後方に移動し, 深屈曲位になるほど後節が挟まれる. そのため, 内側半月板後節に最もストレスがかかるため, この部位での発生が多い.

30 下腿三頭筋肉ばなれの診察

A30-1 ··· 【解答】1

腓腹筋筋線維は type Ⅱ (速筋) の筋線維であり, 速く大きな収縮に対応する. これに対してヒラメ筋は type Ⅰ (遅筋) の線維であり, 持久走に対応している. したがって, 1回の外力による急性外傷として発生する下腿三頭筋肉ばなれは腓腹筋に発生することが多く, 特に踏ん張り (ストップ動作) 等に膝関節伸展位で足関節背屈する際に大きな伸長負荷がかかる内側頭筋腱移行部に好発する.

1 ○ 足関節背屈時に足部の外がえし, 外転運動も複合して起こっているため, 外側頭よりも内側頭の方が伸長負荷は強い.
2 × 踵の外側に重心を置いた状態 (後足部内反) で足関節背屈した際は, 外側頭筋腱移行部に生じやすい.
3 × ヒラメ筋肉ばなれは慢性外力の継続による障害であることが多く, 膝屈曲位で登坂ランニング等を行った時にヒラメ筋内側筋腱移行部に生じやすい.
4 × 起始部, 停止部ではなく, 筋腱移行部に生じやすい.

A30-2 ··· 【解答】2

1 × 過労性脛部痛あるいは脛骨過労性骨膜炎のことである.
2 ○ Hood, Powell らがテニス選手に腓腹筋肉ばなれが多く発生したことから「テニスレッグ」として報告して以来, このように呼称されている.
3 × 大腿部打撲のことを「チャーリーホース」あるいは「ももかん」等と呼称している.
4 × 衝突性外骨腫 (脛骨と距骨の前方インピンジメントによる骨棘) のことである.

A30-3 ··· 【解答】2

1 ○ 下腿中央部内側 (腓腹筋内側頭筋腹から筋腱移行部) に腫脹がみられる.
2 × 重症例では断裂部 (腓腹筋内側頭筋腹から筋腱移行部) に陥凹がみられる. アキレス腱狭小部の陥凹はアキレス腱断裂を意味する.
3 ○ 受傷翌日くらいから皮下出血斑が下腿遠位部, 足部, 足趾部まで拡がる.
4 ○ 荷重痛のため, 免荷歩行や患側のすり足歩行を呈する.

A30-4 ··· 【解答】1

1 ○ 抵抗下での足関節自動底屈運動による腓腹筋自体の収縮力が, 損傷部に張力として作用するた

め疼痛が増強する.

2　×　アキレス腱断裂の評価に用いるマトレステスト
　　　の陽性所見である.

3　×　アキレス腱断裂の評価に用いるトンプソンテス
　　　トの陽性所見である.

4　×　重度の損傷では腓腹筋自体の収縮力が損傷部に
　　　作用するため,つま先立ちは不能である.

A30-5 ‥‥‥‥‥‥‥‥‥‥‥‥‥‥‥‥‥‥‥‥【解答】1

1　×　加齢に伴う変性が基盤にあるため,30歳を境に
　　　年代が高くなるほど発生が多い.

2　○　受傷時にpop音の聴取や殴打されたような感覚
　　　があったと訴えることが多い.

3　○　足関節底背屈運動による伸縮力が損傷部に作用
　　　するため,疼痛が増強する.

4　○　損傷の程度によるが,歩行時に疼痛を感じる程
　　　度から歩行不能となるものまである.

---

31 アキレス腱断裂の固定

A31-1 ‥‥‥‥‥‥‥‥‥‥‥‥‥‥‥‥‥‥‥‥【解答】2

　大腿中央部からMP関節手前まで固定するという意
見が一般的である.これは下腿三頭筋の起始・停止およ
び筋の作用を考慮したうえで膝関節と足関節を固定する
という考えによるものである.しかし,文献によっては
機能予後の観点やアキレス腱断裂部に加わる腓腹筋の作
用はさほどないという考えの基に膝関節の固定は必要な
いと記載されている場合もある.足趾に関しては,つま
先立ちができないという点で注目されるが,指導管理の
上でつま先荷重しないことを前提に固定範囲からは除外
されている.柔整整復学・理論編の現在の捉え方は「膝
関節と足関節の安静固定」が必要とされているため,大
腿中央からMP関節手前までが正解となる.

1　×　　2　○　　3　×　　4　×

A31-2 ‥‥‥‥‥‥‥‥‥‥‥‥‥‥‥‥‥‥‥‥【解答】2

　柔整整復学・理論編では,アキレス腱断裂受傷初期に
固定する関節として膝関節と足関節が規定されている.
断端部を近づけて癒合させるために下腿三頭筋の作用を
考慮し,膝関節を屈曲,足関節を底屈して固定する.患
部の状態によって若干の差はあるが,膝関節の屈曲は
「軽度屈曲位から90°」とし,足関節は「自然下垂位か
ら最大底屈位」の範囲が適切とされている.症状の経過
に合わせて膝下からの固定に変更し,足関節は底屈角度
を減少させて徐々に中間位へと移行する.

1　×　膝関節は屈曲位とする.膝関節拘縮の観点から
　　　して軽度屈曲位が望ましい.伸展位は腓腹筋に
　　　よってアキレス腱に張力が加わるため不適切で

ある.

2　○　断端部を接近させるために自然下垂位から最大
　　　底屈位にすることが適切である.

3　×　受傷初期の固定角度として足関節0°では断端部
　　　が接近しないので不適切である.

4　×　MP関節の屈伸運動によるアキレス腱断裂部への
　　　力学的な悪影響はない.ただし,つま先立ちは
　　　行わないように指導管理する.

A31-3 ‥‥‥‥‥‥‥‥‥‥‥‥‥‥‥‥‥‥‥‥【解答】3

　固定による神経の圧迫障害は,硬性材料と骨との間に
挟まれた部位や予測以上の腫脹が認められた時にギプス
や包帯で緊縛された部位で発生する.アキレス腱断裂受
傷時に膝関節から下腿部及び足関節を固定した場合に神
経の圧迫障害は骨隆起部で発生しやすい.ギプスや金属
副子が腓骨頭部を通過する総腓骨神経を圧迫し神経障害
を起こすことが考えられる.そのため固定期間中は常に
腓骨頭部の圧迫がないことを必ず確認しなければならな
い.

1　×　伏在神経障害は大腿部内側で発生することがあ
　　　るが,アキレス腱断裂の固定で起きる可能性は
　　　低い.

2　×　脛骨神経が硬性材料や包帯等の圧迫因子で障害
　　　を発生する可能性はあるものの総腓骨神経に比
　　　較するとかなり低い.安易にせず可能性がある
　　　ことは念頭に置くとよい.

3　○　腓骨頭部を走行する総腓骨神経が障害を発生す
　　　る可能性がある.

4　×　アキレス腱断裂の固定範囲は坐骨神経の絞扼や
　　　圧迫障害を起こす場所に相当しない.

A31-4 ‥‥‥‥‥‥‥‥‥‥‥‥‥‥‥‥‥‥‥‥【解答】1

　固定時に硬性材料が骨隆起部にあたり褥瘡をはじめと
する皮膚障害や神経障害を発生することがある.アキレ
ス腱断裂の固定時に発生しやすい場所として腓骨頭部,
踵骨部,内果,外果等があげられる.神経障害について
は腓骨頭部,褥瘡等の皮膚障害については踵骨部に特に
注目することが必要である.アキレス腱については,ア
キレス腱を強く圧迫するような特殊な固定をしない限り
発生することはない.

1　○　　2　×　　3　×　　4　×

A31-5 ‥‥‥‥‥‥‥‥‥‥‥‥‥‥‥‥‥‥‥‥【解答】3

　固定期間は約6週間を目安とするが,回復状況に応
じて固定の範囲や肢位,荷重の程度を適宜変更する.治
癒過程において3週でコラーゲン線維が整然と配列し,
4週で配列した線維芽細胞とコラーゲン線維が腱の断裂
端に侵入し腱の連続性が明らかとなる.4週以降のアキ
レス腱断裂部では腱を連結する瘢痕の肥大とリモデリン

グが並行して進行すると考えられている．以上の内容を基に固定管理法が考案されている．

1 ○ 1週を経過すると断裂部はパラテノンから移動した線維芽細胞で充満し，2週で線維芽細胞が腱の長軸に沿って配列する．この時期までは，足底を地面に着けることで反射的に起こる筋収縮によって加わる腱への張力を避けるべきと考える．

2 ○ 2週で線維芽細胞が腱の長軸に沿って配列し連続性が現れることと膝関節固定による拘縮リスクを排除する点において膝関節以下の固定とする．

3 × 2〜3週で足関節の自動背屈・自動底屈が可能であれば固定角度を変更する．未だこの時期では底屈位が望ましい．最大底屈位から自然下垂位もしくは軽度底屈位に変更して腱に若干の張力を与える．0°は角度が強すぎる．

4 ○ 4週以降は，腱を連結する瘢痕の肥大とリモデリングが並行して進行するというデータから4〜5週で足関節軽度底屈位のヒール付きギプスで部分荷重歩行を開始する．固定除去は6週間を目安にする．固定除去の目安は，足底部全体をついて荷重した時に不安感がないことを判断基準とする．

32(1) 足関節外側靱帯損傷の診察

A 32(1)-1 ⋯⋯⋯⋯⋯⋯⋯⋯⋯⋯⋯⋯⋯⋯⋯⋯【解答】2

外果に比して内果は短く，距骨の内側壁を支えることができないため，距骨は内反しやすい．そのため，内がえし強制が起こりやすく，外側靱帯（前距腓靱帯，踵腓靱帯，後距腓靱帯）が損傷されやすい．一方，前脛腓靱帯は主に外がえし強制で損傷される．足関節背屈時に腓骨は外旋し，上方に移動することが知られている．また，足関節背屈により距骨が脛骨と腓骨の間に滑り込み，外果を上方・外側に押し上げるため脛腓間が開大し，損傷する．

1 × 主に足関節底屈位での内がえし強制によって発生する．

2 ○

3 × 内がえし強制によって発生する．前距腓靱帯と合併して損傷するものが多い．

4 × 主に足関節背屈位での内がえし強制によって発生する．

A 32(1)-2 ⋯⋯⋯⋯⋯⋯⋯⋯⋯⋯⋯⋯⋯⋯⋯⋯【解答】3

主に前距腓靱帯の機能を評価するのは前方引き出しテストである．

1 × 背臥位または長座位とする．

2 × 足部をベッドの端から出し足関節を軽度底屈位とする．これは腓腹筋を弛緩させるためである．そのため，膝関節も軽度屈曲位にした方がよいという考えもある．

3 ○ 単に前方に引き出すだけでなく，足部に軽度内転を加える．これは三角靱帯前方部（前距脛靱帯，脛舟靱帯）を弛緩させるためである．

4 × 健側に比較して距骨の前方移動量が大きい場合を陽性とする．内反傾斜の増大は内反動揺性テストの陽性所見である．

A 32(1)-3 ⋯⋯⋯⋯⋯⋯⋯⋯⋯⋯⋯⋯⋯⋯⋯⋯【解答】1

1 × 前脛腓靱帯損傷の評価に用いる検査法である．

2 ○ 腓骨と距骨を連結している靱帯の損傷程度が重度であるほど距骨の内反動揺性が大きくなるため，距骨傾斜角は増大する．

3 ○ 受傷時にpop音を自覚しているものもある．

4 ○ 荷重や足関節運動に伴う疼痛を避けるために，患肢での荷重（接地）時間を短く，健側での荷重時間を長くする歩行となる．

A 32(1)-4 ⋯⋯⋯⋯⋯⋯⋯⋯⋯⋯⋯⋯⋯⋯⋯⋯【解答】3

1 ○ 靱帯損傷によって関節包が断裂すると関節内出血が生じるため，足関節全体に著明な腫脹や皮下出血斑がみられる．

2 ○ 著明な内反動揺性による距骨傾斜角の増大により距骨が外果から離れ，その間に間隙を触れることがある．

3 × 前距腓靱帯，踵腓靱帯，後距腓靱帯の圧痛はもちろん，それ以外に前脛腓靱帯に圧痛がみられることはある（内がえし強制にて腓骨と距骨を連結していた外側靱帯が断裂することにより，距骨の外側が腓骨を押し出すように作用し，脛腓間が離開して損傷する）．内がえし強制で三角靱帯損傷は考えなくてよい．

4 ○ 足関節の底背屈により外側靱帯それぞれの緊張度は異なるものの，いずれの靱帯も内がえし強制にて損傷部に伸長負荷が加わるため，疼痛が増強する．

A 32(1)-5 ⋯⋯⋯⋯⋯⋯⋯⋯⋯⋯⋯⋯⋯⋯⋯⋯【解答】1

1 × 腓骨と距骨を連結している靱帯の損傷程度が重度であるほど距骨の内反動揺性が大きくなるため，距骨傾斜角は増大する．

2 ○ 足関節底屈位での内がえし強制による前距腓靱帯の単独損傷が最も多い．

3 ○ Ⅰ度損傷でも受傷直後に起立不能となることもあるし，Ⅱ度損傷でも著明な腫脹と皮下出血斑がみられることから，損傷の程度とは必ずしも

4 ○ 長・短腓骨筋，第３腓骨筋は関節を安定させる
役割を有しているため，これらの外がえしの筋
力を増強させることは再発防止に有用である．
具体的には，膝関節を屈曲して踵を床につけた
状態で両足部の近位にチューブをかけて足部の
外転動作を行う．足部の外転動作を強調しすぎ
ると下腿の外旋動作で代償しやすくなってしま
うことに注意する．

32(2) 足関節外側靱帯損傷の固定

A 32(2)-1 ·· 【解答】3

靱帯組織の治癒過程は創傷の基本的治癒過程と同様で
ある．断裂により生じた間隙に，血腫から肉芽組織が形
成され，肉芽組織が靱帯様組織に変化し，さらに経時的
に成熟した靱帯組織に近づく段階で細胞外基質は張力方
向に線維を配列させる．この変化は損傷後およそ６週
で著明となるためリハビリテーションプログラムの設定
にあたって修復組織に負荷をかけ始める時期の目安とし
ている．これらの考えを基に解剖学的条件や力学的要素
を考慮したうえで各部位においての固定期間が設定され
ており，足関節外側靱帯断裂の場合，固定期間は６～８
週間が必要とされている．

1 ×　　2 ×　　3 ○　　4 ×

A 32(2)-2 ·· 【解答】2

靱帯組織の治癒過程において断裂により生じた間隙に
靱帯様組織が再生され成熟に近づく変化は損傷後およそ
６週で著明となるため，リハビリテーションプログラム
の設定にあたって修復組織に負荷をかけ始める時期の目
安としている．前距腓靱帯部分断裂の場合，靱帯線維が
損傷されず温存されている部分があるため，解剖学的条
件や力学的要素を考慮したうえで完全断裂時の約1/2
の固定期間が設定されている．約３週間が適切である．

1 ×　　2 ○　　3 ×　　4 ×

A 32(2)-3 ·· 【解答】4

受傷時に加わった外力とは逆方向，もしくは中間位で
固定することが基本である．足関節0°（中間位という
表現もある）は外側靱帯のすべての線維が安定してお
り，踵部が中間位もしくは外反位にあれば踵腓靱帯が安
定した位置となる．踵部が内反すれば踵腓靱帯が引き伸
ばされた状況になるので不適切である．

外側靱帯完全断裂の場合は６～８週間の固定が必要
である．シーネ，ギプス，金属副子等で固定し，経過を
見ながらサポーターやテーピングに適宜変更しつつ後療
法を行う．

1 ○　　2 ○　　3 ○　　4 ×

A 32(2)-4 ·· 【解答】4

1 ○ スターアップは内がえしや外がえしを制限する．
内がえしを制限する場合は下腿内側から始めて
内果→ 足底 → 外果を通過し下腿外側で終わる．

2 ○ ホースシューは足部内・外転を制限すると共に
スターアップの固定力をさらに強固にする．中
足部外側から始めて外果 → 踵部後方 → 内果を
通過し中足部内側に終わる．

3 ○ フィギュアエイトは足関節底屈を制限する．外
果のやや上方から始めて足関節前面 → 内側足底
アーチ中央部 → 足底 → 外側足底アーチ → 足関
節前面 → 内果やや上方 → 外果やや上方のス
タート地点に終わる．

4 × ヒールロックは踵を固定し内がえしや外がえし
を制限する．背屈や底屈を制限する効果はない．
内側ヒールロックは下腿内側から始めて外果 →
踵後方 → 踵内側 → 足底 → 中足部外側に終わ
る．

A 32(2)-5 ·· 【解答】2

基本手技としてアンカー，スターアップ，ホース
シュー，サーキュラーがあり，それぞれのテープに目的
が異なり，固定効果を上げるためにテープを貼る方向や
順番を考慮しながら施行することが要点となる．

①アンカーは「いかり」の意味をもち，その後に貼る
テープの土台となり，はがれたりずれたりしないよう
にするために最初に行う．

②スターアップは足関節の内がえしや外がえしを制限す
る役割があり，足関節外側靱帯損傷の時は最も優先さ
れるサポートテープであるため，アンカーの直後に実
施する．

③ホースシューは足部内・外転を制限すると共にスター
アップの固定力をさらに強固にする役割があるサポー
トテープで，スターアップの後に実施する．

④サーキュラーはそれまでに貼ったサポートテープの効
果をさらに上げるために施すテープである．スター
アップやホースシューを貼った後に実施する．

実施する順番として①アンカー②スターアップ③ホー
スシュー④サーキュラーが適切である．なお，サーキュ
ラーの後に最初にアンカーを貼った部位に最終的にロッ
クテープを貼ることは一般的である．

1 ×　　2 ○　　3 ×　　4 ×

33 包帯法

A33-1 ·· 【解答】2

1　○　亀甲帯を扇状帯ともいう.

2　×

3　○　三節帯を三角帯，三角巻きともいう.

4　○　麦穂帯を人字帯，スパイカ帯ともいう.

A33-2 ·· 【解答】2

　螺旋帯は第1行に第2行を1/2から2/3重ねて被覆するものをいう. 第1行と第2行の間に間隔をあけて螺旋状に被覆するものは蛇行帯である.

1　○　　2　×　　3　○　　4　○

A33-3 ·· 【解答】2

1　×　頭（帯頭）が1つのもの. 通常の巻軸包帯のこと. 頭部・顔面部を被覆する単頭帯とは異なるので注意すること.

2　○　サラシや包帯に切り込みを入れ，頭（帯頭）を（並列に）複数にした多頭帯のことである. 並列帯ともいう. 腹部，胸部，腰部，骨盤部の術創の保護，固定に用いられる.

3　×　指先から指根部までを螺旋状に被覆する包帯法のこと.

4　×　指先を折転させて被覆する包帯法のこと.

A33-4 ·· 【解答】2

1　○　巻軸帯は環行帯に始まり環行帯で終わる.

2　×　原則，四肢では遠位部から近位部に向かって巻く.

3　○　施術者の利き腕や患部の状態によるが，通常，順巻きの表巻きが原則である.

4　○　母指と四指で巻軸を握り，指尖を支点にして包帯を転がすように巻いていく. または，母指と他指で巻軸をはさみ，転がすように巻いていく.

A33-5 ·· 【解答】3

1　○　巻き始め部は動きの激しい部位や弛緩しやすい部位としないこと.

2　○　巻き終わり部の結び目が患部を圧迫しないようにすること.

3　×　管理上，巻き終わり部は正面からみえる位置にした方がよい. 巻き終わり部が後面になると結び目が患部を圧迫する原因となる.

4　○　2巻以上を巻くときは，2巻目の帯尾を1巻目の帯頭の下方に入れ，1周環行してから巻くとよい. 巻き戻しの際に1巻目の帯頭が浮き上がり，見つけやすい（探しやすい）.

索 引

【著者略歴】

大橋　淳（柔道整復師，修士：教育学）
1992年　東北柔道専門学校（現：仙台接骨医療専門学校）卒
2004年　仏眼医療学院（京都仏眼医療専門学校）専任教員
2010年　京都仏眼医療専門学校学科長
2011年　佛教大学大学院教育学研究科生涯教育専攻修士課程修了
2012年　宝塚医療大学保健医療学部講師
2014年　宝塚医療大学保健医療学部准教授
2020年　常葉大学健康プロデュース学部准教授
2021年　常葉大学健康プロデュース学部教授

山本啓司（柔道整復師）
1985年　中部柔整専門学校（現：米田柔整専門学校）卒
1988年　白山整形外科勤務
1994年　米田医院勤務
1994年　米田柔整専門学校非常勤講師
2009年　仏眼医療学院（京都仏眼医療専門学校）専任教員
2012年　京都仏眼医療専門学校学科長
2018年　やまもと接骨院院長
2022年　米田柔整専門学校校長

イラスト：**安達瑠見子**（柔道整復師）
2018年　京都仏眼医療専門学校卒
2018年　米田医院勤務
2022年　さのいえ接骨院院長

柔道整復師国家試験必修問題対策
必修強化書　秘密の勝負テキスト&問題集　ISBN978-4-263-24096-0

2023年9月5日　第1版第1刷発行

　　　　　　　　　著　者　大　橋　　　淳
　　　　　　　　　　　　　山　本　啓　司
　　　　　　　　　発行者　白　石　泰　夫
　　　　　　　　　発行所　医歯薬出版株式会社

〒113-8612　東京都文京区本駒込1−7−10
TEL. (03)5395−7641（編集）・7616（販売）
FAX. (03)5395−7624（編集）・8563（販売）
https://www.ishiyaku.co.jp/
郵便振替番号 00190−5−13816

乱丁，落丁の際はお取り替えいたします　　　　印刷・あづま堂印刷／製本・榎本製本

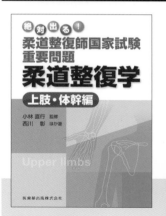

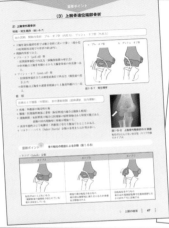
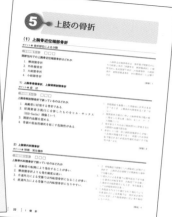

 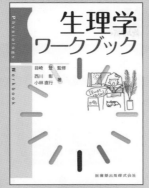 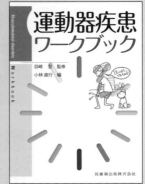
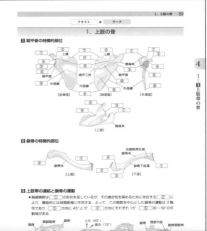

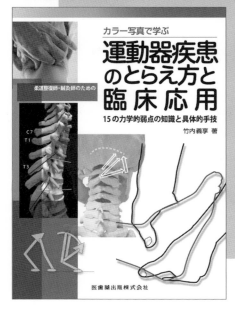
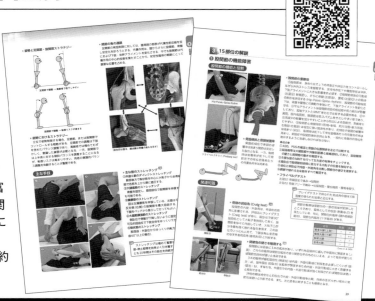